シリーズ編集

野村総一郎 防衛医科大学校病院・病院長
中村 純 産業医科大学医学部精神医学・教授
青木省三 川崎医科大学精神科学・教授
朝田 隆 筑波大学臨床医学系精神医学・教授
水野雅文 東邦大学医学部精神神経医学・教授

多様化したうつ病を
どう診るか

編集
野村総一郎
防衛医科大学校病院・病院長

医学書院

〈精神科臨床エキスパート〉
多様化したうつ病をどう診るか

発　行　2011年10月15日　第1版第1刷©
　　　　2012年 8 月15日　第1版第2刷

シリーズ編集　野村総一郎・中村　純・青木省三・
　　　　　　　朝田　隆・水野雅文

編　集　野村総一郎
発行者　株式会社　医学書院
　　　　代表取締役　金原　優
　　　　〒113-8719　東京都文京区本郷 1-28-23
　　　　電話 03-3817-5600(社内案内)

印刷・製本　三美印刷

本書の複製権・翻訳権・上映権・譲渡権・公衆送信権(送信可能化権を含む)
は(株)医学書院が保有します.

ISBN978-4-260-01423-6

本書を無断で複製する行為(複写,スキャン,デジタルデータ化など)は,「私
的使用のための複製」など著作権法上の限られた例外を除き禁じられています.
大学,病院,診療所,企業などにおいて,業務上使用する目的(診療,研究活
動を含む)で上記の行為を行うことは,その使用範囲が内部的であっても,私的
使用には該当せず,違法です.また私的使用に該当する場合であっても,代行
業者等の第三者に依頼して上記の行為を行うことは違法となります.

[JCOPY] 〈(社)出版者著作権管理機構　委託出版物〉
本書の無断複写は著作権法上での例外を除き禁じられています.
複写される場合は,そのつど事前に,(社)出版者著作権管理機構
(電話 03-3513-6969,FAX 03-3513-6979,info@jcopy.or.jp)の
許諾を得てください.

■執筆者一覧

野村総一郎	防衛医科大学校病院・病院長
黒木　俊秀	国立病院機構肥前精神医療センター・医師養成研修センター・センター長
井原　　裕	獨協医科大学越谷病院こころの診療科・教授
馬場　　元	順天堂大学精神医学講座・准教授
山田　貴志	昭和大学精神医学教室
金井智恵子	昭和大学精神医学教室
岩波　　明	昭和大学精神医学教室・教授
加藤　進昌	昭和大学精神医学教室・主任教授
中込　和幸	国立精神・神経医療研究センター・トランスレーショナル・メディカルセンター・臨床研究支援部長

(執筆順)

■精神科臨床エキスパートシリーズ
　刊行にあたって

　近年，精神科医療に寄せられる市民の期待や要望がかつてないほどの高まりを見せている．2011年7月，厚生労働省は，精神疾患をがん，脳卒中，心臓病，糖尿病と並ぶ「5大疾患」と位置づけ，重点対策を行うことを決めた．患者数や社会的な影響の大きさを考えると当然な措置ではあるが，「5大疾患」治療の一翼を担うことになった精神科医，精神科医療関係者の責務はこれまで以上に重いと言えよう．一方，2005年より日本精神神経学会においても専門医制度が導入されるなど，精神科医の臨床技能には近時ますます高い水準が求められている．臨床の現場では日々新たな課題や困難な状況が生じており，最善の診療を行うためには常に知識や技能を更新し続けることが必要である．しかし，教科書や診療ガイドラインから得られる知識だけではカバーできない，本当に知りたい臨床上のノウハウや情報を得るのはなかなか容易なことではない．

　このような現状を踏まえ，われわれは《精神科臨床エキスパート》という新シリーズを企画・刊行することになった．本シリーズの編集方針は，単純明快である．現在，精神科臨床の現場で最も知識・情報が必要とされているテーマについて，その道のエキスパートに診療の真髄を惜しみなく披露していただき，未来のエキスパートを目指す読者に供しようというものである．もちろん，エビデンスを踏まえたうえでということになるが，われわれが欲して止まないのは，エビデンスの枠を超えたエキスパートの臨床知である．真摯に臨床に取り組む精神科医療者の多くが感じる疑問へのヒントや，教科書やガイドラインには書ききれない現場でのノウハウがわかりやすく解説され，明日からすぐに臨床の役に立つ書籍シリーズをわれわれは目指したい．また，このような企画趣旨から，本シリーズには必ずしも「正解」が示されるわけではない．執筆者が日々悩み，工夫を重ねていることが，発展途上の「考える素材」として提供されることもあり得よう．読者の方々にも一緒に考えながら，読み進んでいただきたい．

　企画趣旨からすると当然のことではあるが，本シリーズの執筆を担うのは第一線で活躍する"エキスパート"の精神科医である．日々ご多忙ななか，快くご執筆を引き受けていただいた皆様に御礼申し上げたいと思う．

本シリーズがエキスパートを目指す精神科医，精神科医療者にとって何らかの指針となり，目の前の患者さんのために役立てていただければ，シリーズ編者一同，望外の喜びである．

2011年9月

シリーズ編集　野村総一郎
　　　　　　　中村　　純
　　　　　　　青木　省三
　　　　　　　朝田　　隆
　　　　　　　水野　雅文

■ 序

　かつてうつ病の臨床は，非常に単純であったように思われる．「真面目で几帳面な人がかかるのだから，励まさないで，安静にさせ，抗うつ薬を与えれば治る」というものである．もちろんうつ病が，必ず治癒する軽い病気として考えられていたわけではないが，少なくとも目指すべき治療論は単純明快であったといえよう．

　しかしいつの頃か，なかなかに複雑さを帯びてきた．1つはうつ病の状態像変化である．皮肉なことに，旧来の三環系抗うつ薬に代わる画期的な新薬SSRIが登場した時期とほぼ一致して，「抗うつ薬を与えておけばよい」という楽観的な治療観が修正を迫られてきた．おりしも「うつ病は心の風邪」というキャンペーンが行われていたが，これもまるで楽観的な治療観の最後のあがきのような表現であって，今やうつ病の実態を全くわかっていないコトバとしてひどく評判が悪い．このような変化はちょうど日本経済の長期低落傾向がいよいよ顕になってきた時期とも重なるようである．この意味するところは社会文化的考察の次元であるが，いずれにしろうつ病は「簡単な治療論」で立ち向かいうるような簡単な病気ではないことが，いよいよ明らかとなってきたのである．

　またもう1つは，世代ごとのうつ病への注目である．子どもや産後，更年期や老年期といった各世代で，それぞれにうつ病が発症する．考えてみると当然のことではあるが，従来にはこの視点が乏しかった．また，いろいろな精神疾患にうつ病が併発するという事実にも，あらためて注意が向けられるようになった．これらは米国流の操作的診断の功績といえるかもしれない．わが国の伝統的精神医学では，「診断とは鑑別」であり，うつ病であれば他の病気ではないというのが基本の考え方であって，「併発」という発想は生まれにくかったが，統合失調症も，不安神経症も，器質脳障害も「うつ病のような状態」に陥ることが再発見されたのである．

　以上のような変化は，新しい時代の息吹とも感じられ，精神医学の進歩の一側面ともいえるであろうが，第一線の臨床家をいささか戸惑わせている面もあるのではないかと思われる．いや，誠実にうつ病臨床に取り組む臨床家ほど，やや自信を失っているように感じられることすらある．そこで本書では，多様化し，かつ複雑化したうつ病の諸問題の整理を試みることにした．取り上げた課題は，疾患概念，診断，治療と多岐にわたるが，いずれも臨床家が日々感じている実際的な疑問点ばかりである．これらを学問的に扱うことは非常に難しく，おそらくまともに取り上げれば，「こうい

うこともあれば，そういうこともある」「いろいろあってよくわからない」ということになりかねない．それではいかにもまずいので，ここではアカデミズムの厳密さを追求するよりも，この段階で臨床家が何を知り，どうそれを日常臨床に生かすべきなのか，という視点で，気鋭の臨床家を厳選し，どちらかというと読み物的に通読できるような内容を目指した．読者の皆様が楽しんで読み，考えが整理できる一助となると幸いである．

2011年9月

編集　野村総一郎

目次

第1章　現代型のうつ病をどうとらえるか　　　（野村総一郎）　1

- 典型的な症例，Aさん……………………………………………………………1
- Aさんのどこが「現代型」といえるのか……………………………………………4
- 米国精神医学会診断基準 DSM-Ⅳ での位置づけ …………………………………5
- 「現代型のうつ病」を巡る国内外での研究…………………………………………6
  1. 日本での研究　7
  2. 欧米での研究　10
- 現代型のうつ病の位置づけ，日本と欧米の比較…………………………………13
- 治療について文献から………………………………………………………………16
- まとめに代えて―Q&A ……………………………………………………………19
  - （附）双極スペクトラム障害の薬物療法……………………………………23

第2章　非定型うつ病に対する薬物治療の覚書　　　（黒木俊秀）　26

- はじめに―「無定形」化する非定型うつ病…………………………………………26
- 治療の対象となる非定型うつ病とは何か…………………………………………29
  1. 非定型うつ病は日本の臨床には馴染みうすい　30
  2. 非定型うつ病は異種の病態の集合体　32
  3. 非定型うつ病のスペクトラムを3Dイメージ化してみる　36
  4. 非定型うつ病のジレンマを覚悟しよう　39
- 非定型うつ病の薬物療法のエビデンス……………………………………………40
  1. MAOIは本当に有効なのか　41
  2. SSRIとMAOIはどちらが有効なのか　44
  3. その他の薬物・治療について　46
- 非定型うつ病の治療の原則…………………………………………………………47
  1. 非定型うつ病の薬物治療はいわゆる対症療法である　47
  2. 処方の際に精神療法的な配慮を心がける　49

- 非定型うつ病の薬物治療の実際……………………………………………………52
  1. 睡眠　52
  2. 食欲　53
  3. 麻痺・倦怠感　54
  4. 不安・恐怖　56
  5. 生殖機能　57
  6. 疼痛　58
  7. 問題行動　59
- 終わりに―薬理学的彷徨の果てに………………………………………………61

第3章　「生活習慣病」としてのうつ病　　　　　　　　　　　　　（井原　裕）67

- 具体例の提示……………………………………………………………………67
  1. 若年者の睡眠相後退によるディプレッション　67
  2. ビジネスマンの睡眠不足によるディプレッション　70
  3. 働く女性の睡眠不足による不安発作　73
  4. 習慣飲酒者のディプレッション　75
  5. ストレス過少によるディプレッション　77
- 「生活習慣病」概念における睡眠の軽視…………………………………………79
- ディプレッションに対する療養指導の実際………………………………………80
  1. 睡眠の絶対量　80
  2. 睡眠相の安定化　81
  3. 午前のすごし方，午後のすごし方　82
  4. アルコール・コーヒー・紅茶・緑茶　83
  5. 運動習慣　83
  6. 性生活　84
  7. 対人交流　84
- 産業精神保健における療養指導の意義……………………………………………85
- 生活習慣自体は個人の自由…………………………………………………………86
- 低侵襲療法としての生活習慣指導…………………………………………………88
- 生活習慣指導の利点…………………………………………………………………89
- 生活習慣指導とは何でないか………………………………………………………91
- 生活習慣指導の限界…………………………………………………………………93
- 医師・患者のパートナーシップ……………………………………………………94
- おわりに―無理なく，無駄なく，おだやかに……………………………………94

第4章　老年期うつ病診療のポイント　　（馬場 元）　97

- 疫学　97
- 要因　98
  1. 脳器質的要因（脳血管性病変）　98
  2. 身体的要因　99
  3. 心理社会的要因　101
- 診断と臨床特徴　102
- 鑑別診断　103
  1. 認知症　103
  2. アパシー　106
- 薬物療法　106
  1. 高齢者一般の留意点　106
  2. 抗うつ薬の選択　108
  3. 抗不安薬の併用　113
  4. 不眠への対応，睡眠導入薬の併用　114
  5. 増強療法　115
- 精神療法　120
- 非薬物的身体療法　122
  1. 運動療法　122
  2. 光療法　123
  3. 断眠療法　123
  4. 電気けいれん療法（ECT）　123
  5. 経頭蓋磁気刺激療法（TMS），迷走神経刺激療法（VNS）　124
- ケア　124
- 予後　126

第5章　発達障害からみたうつ病の臨床　（山田貴志，金井智恵子，岩波 明，加藤進昌）　129

- 発達障害の概説　129
  1. 発達障害の定義　129
  2. 発達障害の広がり　130
  3. 自閉症スペクトラム障害と広汎性発達障害　131
- 自閉症スペクトラム障害（ASD）　131
  1. 疫学　131
  2. 症候学的特徴　133
  3. ASDにおけるうつ病発症の心理社会的要因　138
  4. うつ病はASDの2次障害なのか？　139

5. 治療　140
- 注意欠如・多動(性)障害(ADHD) ……………………………………………………141
  1. 疫学　141
  2. 症候学的特徴　142
  3. 診断のポイント　142
  4. ASDとADHDの併存，鑑別　143
  5. 薬物療法　143
- 症例 ………………………………………………………………………………………145

第6章　統合失調症に併発したうつ病への対応　　（中込和幸）　152

- ARMSにおける抑うつ状態 ……………………………………………………………153
- 急性期における抑うつ状態 ……………………………………………………………154
- 精神病後抑うつ状態(PPD) ……………………………………………………………156
- 再発前駆症状としての抑うつ状態 ……………………………………………………159
  1. 再発前駆症状　159
  2. 前駆症状への介入　160
  3. 慢性期・安定期の抑うつ状態への介入は？　161
- 薬物によるうつ状態 ……………………………………………………………………162
  1. 薬原性ディスフォリア　162
  2. 主観的ウェルビーイング　164
- 主観的QOLと心理社会機能の乖離 ……………………………………………………165
  1. 治療目標としての主観的満足感，QOL　165
  2. 統合失調症のQOLに寄与する構成概念は？　166
  3. 主観的QOLと心理社会機能レベルとの関連　167
- おわりに …………………………………………………………………………………168

● 索引 …………………………………………………………………………………………175

第1章

現代型のうつ病をどうとらえるか

　最近のうつ病はずいぶん変わってきたという声をしきりに聞く．確かに外来診察でも，従来とは一味，二味異なるタイプをみかけることが多くなったような気がする．
- しかし，これは本当にうつ病が変化したためなのか？
- それとも，精神科を気楽に受診できるようになった結果，これまでは病院に来なかったタイプの患者が精神科医の前に現れたにすぎないのか？
- うつ病の定義が変わり，従来ならうつ病とは呼ばなかったケースをそう呼ぶようになっただけのことなのか？
- あるいは，時代が移ろい，日本人の国民性が変わったので，うつ病も変化したようにみえるのだろうか？

　いろいろな角度から考えてみる必要性がありそうである．
　この厚みのあるテーマに真正面から向き合うのは，筆者の実力を超える作業であるが，この問題を巡る内外の研究成果をまとめつつ，臨床家としてどのように対応したらよいのかも含めて考えてみたい．まずは，臨床現場で最近よく経験する典型的な1例を，やや詳しくみることから始めることする（実際の症例ではなく，多くの典型例を基に筆者が創作した）．

● 典型的な症例，Aさん

(1) 発症前のAさん

　一部上場商社の独身営業マン．主治医のもとを最初に訪れたのは29歳のとき．
　まあ平凡といってよい中流サラリーマン家庭で育った人である．受験に熱心な母親の後押しもあり，中高一貫付属校を経て，一流私大に進学．大学時代はサークル活動などもやったことはあるが，「面白くない」，「意味がない」と言ってすぐ辞め，あとはゼミに顔を出す程度で，熱心に勉強やクラブに取り組むこともなかった．しかし友人は結構多く，仲間うちでの飲み会を企画することもよくあったし，バイトをしては稼いだ金で海外旅行を楽しんだりもした．「好きなことができて，まず満足のいく学生時代だった」，「私はこういう環境さえ与えられれば，人生を謳歌できるのです」と後に回想して述べている．
　大学卒業後は今の商社に入社．地方支社を経て本社勤務．当初は工業部品の営業担

当となったが，「こんな小さな物を扱うのはつまらない」という思いが強く，仕事にやりがいを感じないものの，目の前の仕事はこなしていたので，周りからの評価は悪くはなかった．ただ，この頃からオンラインゲームにはまり，帰宅後は数時間にわたり熱中して，その世界ではいっぱしの有名人となったりした．とはいえ，そのために仕事に穴をあけることはなく，職場ではゲームのことは全く知られていなかった．まずは「普通に適応していた」レベルだったといえよう．

(2) 初診に至るまで

　入社6年目に東南アジアとの交易部門に配属替えとなり，現地とのやりとりで英語を使う場面が増えた．一流大学を出ているというプライドがあって，自ら海外出張を買って出たり，積極的提案をするので，最初から高いレベルの仕事が回された．しかしその実，英語はあまり得意でなく，現地出張時にコミュニケーションがうまくいかず，あるとき現地営業所から苦情が届いた．そのことで上司から叱責されはしなかったが，「まあ，無理するなよ」と言われたことが，実力もないのに背伸びしていると皮肉られたように感じられ，逆に大きなショックとなった．これが契機となったのか，ひどく落ち込む日々が目立つようになる．「自分は要領よく立ち回ることができないので，上司に誤解され，損をする」，「こんな扱いを受けたのでは，うつ病になっちゃいますよ」と周囲に語り，実際に会社を休み始めた．

　「病気なら診断書が要る」と人事課から言われたのをきっかけに精神科クリニックを受診．「うつ病」との診断書を得て，薬物治療が開始されたが，気力は一向に出ず，不眠，頭の回転が鈍った，頭痛を主体とした身体症状，さらに「いっそ死んだほうがよい」という気持ちもしばしば湧いてきた．また微熱もしばしば認め，内科でスクリーニング的な検査を受けたが，感染症や膠原病などは否定され，「不明熱」とされた．精神科での治療を1年続けたがほとんど改善傾向がみられず，「休養が必要」との診断書が継続して出ていた．この時点で，紹介状なしで，母とともに主治医のもとを受診．

(3) 受診時の状態

　第一声は「今の先生はただ薬を出すだけで，カウンセリングをしてくれないので，こちらに替わろうと思って来たのです」であった．理路整然と経過や心情を語り，疎通性は良好に思えた．会社には全く出ておらず，現在は父母のいる実家に同居している．日常生活は，深夜までオンラインゲームに参加してすごすことが多いが，日中は昼すぎまで眠っており，昼夜逆転パターンに近い．「動こうとすると疲れた感じで，すぐに横になってしまう．うつ病って，本当に恐い病気です」と言う．ただ「週に1回くらいは昼から3時間くらい銀座の散歩をします．体力が落ちるのも恐いですから．このときは必死の覚悟で行くのです」とのこと．職場については，「どうせ仕事は生活のためと割りきっていたから，期待はしていなかったんですよ．でも東南アジアの貧しい子どもを助けたいっていうのが，学生時代からの僕の夢ですから，心に期するものがあったんですが…会社がもっと長い目でみてくれれば…と残念です．私はいつも

上司に恵まれないのですよ」などと語る．

　主治医はまず診断と病状の把握に努めることに力を注ぐことにした．慎重な問診で，併発障害がないこと，大うつ病性障害に該当することが明らかとなった．ハミルトンうつ病評価尺度（17項目版）で評価すると16点だが，発病初期には27点くらいの重症度があったことが推察された．現在は抑うつ気分や制止，希死念慮はかなり改善してきているようには思えたが，気力の低下や身体愁訴，上述のような日常生活リズムの乱れが目立った．前医の処方は3種類の抗うつ薬併用だが，Aさんの表現によれば，「初めはSSRIだけだったけど，効果が出ないので，だんだん追加されてきて増えた」とのことであった．これらをふまえて主治医は，これまでの診断や薬物治療は大きく間違ってはいないこと，したがってうつ病に対する治療を継続するが，抗うつ薬の整理は行うこと，所謂カウンセリング的に気持ちや考え方を聴いていくことなどの方針を告げた．Aさんは了解した様子であったが，「苦しんでいるので，何とかしていただければ…その思いだけです」と，あくまで受け身の態度が感じられた．

(4) その後の経過

　Aさんは診察予約時間に1時間以上遅れることも多かったが，ほぼ休まず外来には通った．診察時に母が同席することが多く，「この子は正直すぎるからうつ病になったのです」など自己解釈を加え，Aさんもそれに頷くというパターンがみられた．SNRI（ミルナシプラン）の単独投与に変え，2か月が経過した時点で，日常生活にかなり改善がみられ，気力も出てきたように思われたので，会社と復職の相談をそろそろ開始してはどうかと主治医がもちかけたところ，その日の夕方に本人から主治医に切羽詰まった様子の電話が入り，「不安が出て…焦って，うつがひどくなってきた．まず身体を鍛えることから始めないと，とても無理です」と言ってきた．翌日外来を訪れ，「せっかくここまで治ってきたのに，焦ることになって残念です．もっと散歩ができるようにならないとダメなので，出直します」と述べる．そこには，復職を提案した主治医への非難が含まれているように感じられないこともなかったが，これをきっかけに主治医との関係性が大きく崩れるようなことはなかった．

　その後も通院はするものの，生活状況の改善はみられず，必ずしも明確な誘因がなくても「調子が悪いです．食欲もないし，落ち込んで…もう治らないのかなとも思います」と，かなり憂うつ気分や精神運動制止が強い病像をしばしば示した．また自殺企図はなかったが，「死ねたら楽です．偶然に生きているだけだと思う」との表現で慢性的に希死念慮を訴えた．一方で，民間のゼミナールで講座を受講したり，気功教室に通い始めたり，短期間ではあるが過活動的ではないかと思われるエピソードもよくみられた．仕事については，「1日も早く出たいと思っているのですが，身体がついてこない．こうなると焦ってはダメです．会社の医務室にも時々連絡するのですが，焦らないでといわれますし…」と動く様子がなく，時々微熱もみられ，近くの内科にも受診して「不明熱」との診断書をもらってきて，主治医に提出したりした．主治医は「ここに診断書を出してもらう必要はない」と苦笑せざるをえなかったが，「先生に実

際につらいのだとわかってほしいから」とのこと．そもそも休み始めるきっかけとなった仕事のことや職場での様子を話題とすると，一応説明はしてくれるものの，あまり気乗りしない様子で，「憂うつ感がなくなったら，行けます」と話の内容が深まらず，ただ上司のことになると，「人間味がなさすぎる．人を傷つけて平気だから．また細かなことを言ってくると思うと，嫌になります」とやや饒舌になり，「私が提案したことなのに，いつのまにか自分のアイデアにしている．ずるいです」など生き生きとした人間描写をしてくれるのが常であった．

このような状態で，初診して2年の経過のなかで薬物治療もさまざま工夫したが，全く復職のできない状態が続き，希死念慮の訴えや日常生活の乱れもそれほど改まることもなく，慢性的に経過している．

● Aさんのどこが「現代型」といえるのか

以上がまずは典型的な「現代型のうつ病」といえようか．決して珍しい症例ではなく，臨床家が日常的に接するに違いないタイプである．これがなぜ現代型，あるいは巷間にいう「新型うつ病」とされるのか？　わが国で伝統的に考えられていたうつ病像と大きく異なる点があること，またこのようなタイプはごく最近急速に目立ってきたからに違いない．

ここで，わが国において伝統的に考えられてきたうつ病の病型について簡略化して示せば，表1-1のようになる．これに器質性，反応性のカテゴリーを加えてもよいが，基本は3タイプで整理されているといえよう．この分類は，臨床症状を基にしつつ，原因をそれとなく想定しており，各タイプの病前性格をそれとなく区別している．つまり，双極性と単極性は「内因性」であって，ストレスなど外的要因ではなく，体質や人格構造などの内部的要因が絡む．ただし，性格は異常でも不適応的でもなく，むしろ過剰に適応的であって，それが状況との絡みで破綻したときに発病すると考えられていた．これに対して神経症性はいわばノイローゼの延長線上にあり，重症度でいえば内因性よりも軽いのが常であって，「あんなに気にするから憂うつになるのだ」など，弱力的な不適応性格と心因性要素で考えられることが多い．

これらのうつ病が古典的なうつ病観であるとすれば，上に示した症例（Aさん）はどのような点が「新型」であるのか．

- 明確な躁状態はないので単極性か神経症性ということになろうが，重症度において神経症性と言い難く，病前性格において単極性と言い難い．

表 1-1　わが国でのうつ病の古典的分類

原因	サブタイプ	躁状態	うつ状態	性格
内因性	双極性	ある	ある	循環気質（活発，陽気）
内因性	単極性	ない	ある	メランコリー親和（真面目，几帳面，気配り）
心因性	神経症性	ない	ある	神経症的

- もともとの適応レベルはそれほど低くはなく，神経質，不安の強さなども過度ではないので，神経症性としてくくれない．
- しかし単極性の特徴とされた几帳面さ，真面目さ，組織への帰属意識の高さ，融通の利かない硬さなどがみられず，双極性との関連が強い循環性格やマニー型などの特徴も色濃くはない．こだわり性は強そうにも思えるが，オンラインゲームなどネット社会のツールにほぼ限局されており，生活全般への執着性は感じにくい．
- 主治医との関わりはひどく悪くはないものの，信頼感に支えられた良好な関係とは言いがたく，精神療法的にも深まらず，むしろ主治医が逆転移を感じるすれすれの関係が続く．これは古典的なうつ病全般，少なくとも単極性うつ病の治療者患者関係とは多少異質かもしれない．
- よくよく注意すると軽い躁状態もあるようにもみえ，本当に単極性なのか，と迷うこともある．
- 抗うつ薬が比較的よく効くという古典的なイメージと異なり，薬物療法がそれほど有用とは思いにくい．

　もちろん，表 1-1 のようなまとめは確固としたものではないので，古典的なうつ病観にあっても，多くの例外が存在したであろう．しかしそれにしても，A さんのようなタイプはかつてのうつ病イメージでくくりきれないことは確かである．このようなケースをいったいどうとらえるか？　まず操作的診断でどう評価するかを考えたうえで，これと関連した内外の研究成果をざっとみることにする．

米国精神医学会診断基準 DSM-Ⅳ での位置づけ

　DSM-Ⅳ でどう位置づけられるかを検討してみる．DSM-Ⅳ 診断によれば，ここ 2 年以上の経過の中で大うつ病性障害に該当する時期も多く，気分変調性障害とは診断されにくい．しかし大うつ病エピソードに常時該当するわけではない（2 か月以上該当しないことも多い）ことから，慢性には不該当．結論としては，「大うつ病性障害，反復性」と診断され，社会機能が低いことから，経過中の大半が中等症と評価される（コード番号 296.32）．縦断経過では「エピソード間歇期に完全寛解を伴わないもの」と記述できるように思われる．

　ただし，診断的論点は数多くある．なかでも最も迷いが出るのは，「本当に大うつ病エピソードに該当するのだろうか」という点であろう．大うつ病エピソードの症状 9 項目中 5 項目にはほとんどの期間該当するので，操作的診断上は問題ないように思えるが，例えば「ほとんどすべての活動への喜びの減退」とはたしていえるかどうかは，実は不明確である．A さんの表現を文字どおりに受けとめれば，まさに「すべてにわたり喜べない」となるし，A さんは常にそれを強調するのだが，ゲームなどはむしろ楽しんでいるのではないかと思えないこともない．しかし，この点について A さんは「ゲームは苦しくて，吸い寄せられるようにやっているので，苦痛以外の何物でもない．どうかそこをわかってほしい」と述べ，そう述べられると，「喜びは減退し

ている」と判定せざるをえない．自殺念慮についても同様の面があり，「いつもむなしくて，死ねたら楽です」と診察のたびに強調されると，希死念慮にカウントすることになるが，自殺企図はなく，母からは「あまり苦しそうな感じはみたことがない．いつもごろごろしてだらしないとしかみえない」との情報もあり，本当に持続的な自殺願望があるのか，疑問なしとはしない．一事が万事こうであって，診断は微妙である．これは操作的診断の方法論上の問題点かもしれないし，「じっくり時間をかけて診断すれば必ず正確な診断はつく」のだとは思われる．しかし現実の臨床場面ではなかなかそうもいかず，なかば安易に操作的診断が行われてしまうのも実態であろう．

　もう1つの診断的迷いは，しばしばみられる過活動のエピソードをどう評価するかである．これを軽躁状態と判断すれば，診断は双極Ⅱ型障害となってしまう．もっとも，DSM-Ⅳの軽躁病エピソードは，基本的には持続期間の短い躁病エピソードと規定されていること，また抗うつ薬投与中であれば除外することが推奨されているので，なかなか「該当する」と診断できないが実情である．したがって，操作的な方法でAさんを双極Ⅱ型とすることは困難というのが結論であろう（ただし，双極傾向性 bipolarity を広くとる「双極スペクトラム（11頁参照）」の概念[1]をもってくれば，ここに位置づけられる可能性が出てくる．この問題は後にも論じる）．

　そのほか問題となるものは，状況に左右されるやや過敏な性格傾向，過眠とも解せられる面があること，倦怠が強いことなどから，特定用語として「非定型」を付与するべきかどうかであろう．ただ，過食を伴わないことや，過眠というより昼夜逆転傾向であること，対人関係パターンは自己愛的ではあるが敏感さからくる対人不適応的な側面が強いとはいい難いことなどから，DSM-Ⅳ診断では正式に非定型うつ病（13頁参照）と診断することはできないと思われる．

「現代型のうつ病」を巡る国内外での研究

　次にこのようなケースの診断について，内外でどのような研究が行われているかをみる．ただ，欧米圏の業績では「最近新しいうつ病が出現した」という観点から論が進められることは少ないようである．これは欧米では「昔も今もうつ病はいろいろ」であるとみなされており，病状が変化してきたという発想を生まないためかもしれない．これに対して日本の場合，出発点に「うつ病＝単極＝メランコリー性格」という固定したセットが定着しており，その図式とどこかの点で異なるタイプが出れば「新型出現」とみなしやすい土壌があったためか，新類型についての提言が多い．

　このような差異もあって，日本と欧米圏では切り口がかなり異なるが，ここではAさんのようなケースについての類型論的な研究につき順を追って整理したいと思う．

1 | 日本での研究

(1) 逃避型抑うつ（広瀬[2]）

広瀬が1977年に提唱した，現代型に連なる最も先駆的な概念[2]であり，現在でも多くのケースが該当し，むしろその有用度が増しているようにも思われる．つまり，「現代型」の萌芽はすでに半世紀近く前からあり，現在も続いていることになる．

ここに示されているのは，エリートサラリーマンがちょっとした困難状況をきっかけに挫折，ずるずるうつ状態が続き，なかなか復職しない．努力を放棄し，逃げている状態，ととらえられる．心理的なメカニズムとしては，ヒステリー性の色彩が濃いが，弱力性である．自己愛的で，甘い現実認識と幻想的自信過剰があって，そのギャップに茫然自失したような状態と考えられる．躁状態は示さず，基本的には内因性うつ病とみなされている．ただし最近広瀬は，軽躁を示すことはあるといい，操作的診断では非定型うつ病に近い面があるという指摘も行っている[3]．伝統的な薬物療法，精神療法とも奏効しにくいとされるが，復職という観点からは上司との関係が重要であり，格別の配慮が得られることにより好転する場合もあるという．ただし，逆に会社の厳しい処遇によって，治療への動機づけが高まることで，精神療法が有効になることもあるとされており，「何が幸いするかはケース・バイ・ケース」としかいえないと広瀬は述べている[3]．また入院治療，特に病院からの通勤がプラスに働く場合もあるとされているのは，治療論として興味深い．

(2) 現代型うつ病（松浪[4]）

1991年に提唱された概念である．ただし，これは新たな病型の提案ではなく，内因性うつ病の諸特性が時代変化とともに変わってきている，との社会文化論の一端として示されたものである．つまり，「内因性という本質は変わってはいないのだが，時代の移ろいによって，病像が変わった」ということである．しかし時代の変化とともにすべての内因性うつ病がこうなるわけではないので，新しいタイプの提唱としてみることもできるかと思われる．具体的には，表1-2のような「現代にみられるうつ病の特徴」が挙げられている．1991年といえば，ちょうどバブル経済が崩壊する瀬戸際，いわば高度成長期の末期であり，その後に続く低成長経済の世とはかなり違った社会状況である．しかし，ここで描かれているものこそ「典型的な現代型のうつ病」としてぴったりくる，と感じる精神科医が今でも多いのではないだろうか．その点では，このような病像変化をもたらした社会の変化は20年以上前から始まり，現代に連なっているといえよう．もっとも，松浪によれば現代型うつ病の病状を呈するのはあくまで軽症例であり，軽症であるゆえに病像修飾がなされたものととらえている[5]．だとすると，軽症例が受診するようになったからこそ，現代型が目立つようになった，と解釈できるかもしれない．

「現代型うつ病」のもう1つの特色は，仕事や職場に絡めて論じられている点であって，①職場に一体化する傾向が少ない，②職場で几帳面さを発揮する人が少ない，③

表1-2 松浪による現代型うつ病の特徴

①比較的若年の男性に多い
②症状が出そろわない発症早期に受診する(不全型)
③当惑ないし困惑を訴える
④制止が主景であり，身体的不定愁訴を訴えることがある
⑤趣味などの快を求める私的活動領域を持っていることが多い
⑥対他配慮性が少なく，自己中心的に見える
⑦組織への一体化を密かに忌避，罪責感の表明が少ない
⑧几帳面，律儀ではなく，インクルデンツ*を回避している
⑨レマネンツ*を恐怖している；締め切りに弱い，職場恐怖症的心理を有する

*インクルデンツとレマネンツ：Tellenbachが提唱した内因性うつ病発症理論の中心概念．インクルデンツは「高い要求水準を厳守しないと自己実現ができないという特性」，レマネンツは「要求水準に後れをとった状況」であり，両者が相まってうつ病一歩手前に陥るとされる．
〔松浪克文：現代のうつ病論，診断学的問題．神庭重信，黒木俊秀(編)：現代うつ病の臨床，pp 75-97，創元社，2009より〕

自分のペースが乱されることに不安があり，組織に組み込まれることを忌避している，とも述べられている[5]．これらもその後，産業保健の領域でしきりに指摘されるようになった面であり，松浪の先駆性が光るというべきであろう．

治療については，その中心にある「自分の人生の克服課題だ」と考え，「病気よりも心理的なもの」と解釈する傾向と，身体的愁訴に象徴される「病感」という2つの不協和があることが注目されている．そして，心理面は受容しつつ，身体的な面に重点を置くことが推奨される．ここで重要なのは，生活リズムの調整であるという．ただ，ほぼ円滑に仕事をし，生活できるようになるのには，1〜2年から数年を要するとも記されている．これは治療困難性の指摘ともいえよう．

(3) 未熟型うつ病(阿部[6])

1995年に阿部らによって提唱されたタイプである．「未熟型」という名前からくるイメージは，「人格が成熟しておらず，幼稚で手前勝手な性格の人が陥るうつ状態」，「治療は人格的な成長を促すこと」というものであろうが，必ずしも「人格的未熟」ということを意味しておらず，「定型的なうつ病にまで疾病構造が成熟しない」という意味である．ただ阿部によれば，「未熟型うつ病」というのを最初に用いたのは1978年の宮本[7]であり，①依存的，わがまま，自己中心的，顕示的で他人の目を気にする，②些細なきっかけから，③生気的抑うつにおちこみ，④葛藤は存在すれど，神経症的加工をあまりこうむらない，と記述されている．これはまさに「未熟型」というイメージである．

これに対して阿部らが提唱した「未熟型うつ病」の場合，①病像として著しい制止を示す一方で，激しい不安，焦燥，自殺衝動を伴う．これを双極性障害における躁うつ混合状態とすることが可能である，②他者への攻撃性が高く，他罰的で，自責感が弱い，③抗うつ薬の効果は一時的で，自立を促す精神療法が必要，などの特徴が挙げられている．重要なポイントは，全体として未熟型が重症である点は，松浪が提案した

現代型うつ病と全く異なる点である．つまり，現代型うつ病では軽症であるがゆえに時代性の変化を受けやすいのに対し，未熟型は攻撃的，激越的，行動化が目立ち，しかも難治であるという点で重症化しやすいのである．

このようなタイプのうつ病がなぜ生じるのか，他の病型とどう違うのかについて関心がもたれるところであるが，阿部は発生メカニズムについての仮説を提唱している．簡単にいえば，生まれつきのエネルギーが低く，人格構造が安定しているメランコリー型に対して，未熟型ではエネルギーは高いが人格構造が不安定であり，「執着性格の頓挫型」と表現できる．ただ，「未熟型うつ病は現代的な病像である」と述べられている一方で，時代性や社会構造の変化といった視点からはあまり論じられていないようである．未熟型はあくまで内因性であり，生得的要素が大きい重症例である．ただ人格構造の部分（つまり，安定か不安定か）は環境の要素を大きく受けるものであり，未熟型を「現代型」と規定しうるのは，その点に拠っているといえよう．

(4) 職場結合性うつ病（加藤[8]）

これも疾病分類上の新たなタイプを提唱したというものではなく，現代の産業・職場状況下で内因性うつ病がどのように病状変化したのかを述べた論文のなかで用いられている．人格構造の特徴よりも，社会状況の変化が強調された概念といえよう．その背景には，日本のみならずグローバルなレベルで労働時間が延長し，職場が完全主義と他者配慮性を徹底させる「メランコリー親和型化」したこと，相手を真摯に慮る「われわれ」意識の希薄化が生じたことなど，職場構造の変化が，うつ病，特に双極Ⅱ型の発生を促進しているとの重要な指摘がある[9]．さらに，このような背景から生じた職場結合性うつ病は「人類の経験している新たな質の産業革命に呼応する新種の『神経衰弱』と把握できる」としている．このような病因論は，今指摘される多くの「現代型のうつ病」一般に非常にうまく当てはまるように思われる．確かに，現代型は職場不適応，長期求職，過労自殺との関連で語られることが多いのである．

症状論については，新しいタイプの提案ではないので，基本的に病識のなさ，レマネンツ（負目性；自分が要求しても取り残される感じ）の存在など，内因性うつ病そのものであるとされているが，不安症状の色彩が強いこと，自責感が強くなく，周囲への攻撃性が強いことなどの特徴も指摘されている．これは他に提案された「現代型のうつ病」と共通する点である．

治療論ではまず，プライベートな休息時間をしっかりとること，それが行われた後に，いろいろなリハビリテーション的な活動に徐々に参加すること，主治医と職場との可能なかぎりの連携，賦活的な目的で用いる抗うつ薬には一定の注意が必要なことなどが強調されている．これらは地味なアドバイスであるが，現代型一般について留意すべきことの基本となろう．

(5) ディスチミア親和型（樽味[10]）

2005年に論文が出て以来，アカデミズムのみならず一般社会に急速に広まった名

表1-3 ディスチミア親和型の特徴

主訴	「やる気が出ない」「ストレスで…」など漠然とした表明
現症	表情は深刻でなく，疲弊した感じ，悲哀感も強くないが，元気はない．問えば抑うつ症状を訴える
症候	うつ病の診断基準は満たされる．不全感，倦怠，意欲低下．ただ，それまでやる気があったかというとあまりなく，発症時期不明．躁はない．希死念慮は軽度だがしばしば表明．手首自傷，大量服薬あり．死に悩む過程が欠如したまま完遂しかねない懸念を治療者に抱かせる
人格など	人格障害の基準を満たさぬが，自己愛人格の問題を意識させることあり．境界例，回避性には合致しない

(松尾信一郎：ディスチミア親和型という類型概念の意義．Depression Frontier 7：8-13，2009 より一部改変，簡略化)

称であるが，これも疾病論的な新類型として提案したというより，むしろ新たな呼称をつけることによる弊害(治療者側の陰性感情を引き起こすなど)を意識したうえで，治療論の足場となることをねらったものであるという[11]．ただ症候的な特徴はかなり明確に記載されており，①メランコリー親和型には近似しにくい経歴を示し，②輪郭のはっきりしない不全感と心的倦怠を中心に示し，③抑制症状や罪業感に薄く，回避行動が主体で時に他罰的，④しかし大うつ病診断を満たしている，⑤気分変調症と診断するのは罹病期間が短すぎる，とまとめられている(さらに松尾[11]がまとめた人格構造を含めた特徴を表1-3に示した)．

治療論として樽味[10]が挙げたことをまとめれば，①人生全部を委任されないように気を配りつつ，関係性を樹立，②誉めることで心的弾力性を刺激，③主役は薬でなく，彼ら自身であることをしつこいくらいに確認，④抗うつ薬は対症的だが，下地としてあってもよいと説明．きわめてわかりやすく，臨床現場でも納得できることばかりであろう．

2│欧米での研究

(1)パーソナリティ障害論からの見方

Aさんのようなケースは，欧米ではパーソナリティ障害の流れで考えられる可能性がある．疾病レベルではないが，しばしばうつ状態に陥りやすいパーソナリティ傾向についてはKraepelinやSchneiderのように現代精神医学黎明期の精神医学者も指摘していたが，その後も脈々と研究は引き継がれている．これまで提案された「うつ状態との関連性が高いパーソナリティ障害」の類型をみる．

まず，かなり古い概念だが1972年にWinokur[12]は「抑うつスペクトラム病 depression spectrum disease」を提唱している．これはメランコリーの病像はほとんど示さず，人間関係が不安定で，刺激性や要求が強く，神経質で，パーソナリティへの反応として2次的にうつ病像を呈するものとされ，神経症性うつ病に属するとされてい

表 1-4 DSM-Ⅳ-TR に研究用診断として示された「抑うつパーソナリティ障害」の診断基準

A. 成人早期に始まり，広範に見られる抑うつ的な認知症と行動のパターンが，以下の 5 つ以上で示される
  (1) 失望，陰気，元気がない，喜びがない，不幸感に日常の気分が満たされている
  (2) 自分は不適切な存在だ，価値がないとの信念
  (3) 自己批判，自分を傷つける言葉を自分に向ける
  (4) くよくよ考え，心配する
  (5) 他者に対して否定的，批判的，決めつけ的
  (6) 悲観的
  (7) 罪の意識，自責感を感じる傾向
B. これらは大うつ病のエピソード中にのみ生じるのではなく，気分変調症性障害のためと考えにくい

(Diagnostic and Statistical Manual of Mental Disorders, 4th Edition, Text Revision, Washington DC, American Psychiatric Association, 2000 より．翻訳は筆者)

る．

また Akiskal[13] は 1983 年に「閾値下感情気分変調障害 subaffective dysthymic disorder」を提唱した．症状自体は臨床対象とならないくらい軽症であるが，25 歳以下の若年で初発する慢性的うつ状態が続き，その背景には無口，受動的，陰気，自己批判的，心配性，失敗のことばかり考える，などの性格があるタイプである．

2000 年の DSM-Ⅳ-TR では研究用診断項目として，「抑うつパーソナリティ障害 depressive personality disorder」が入れられた．近々改訂が予定されている DSM-5 ではこの項目は削除される可能性がある(パーソナリティ障害作業グループでは削除を提案している)ものの，ある意味 Kraepelin 以来のうつ病と性格研究の集大成ともいえるかと思われるので，表 1-4 に示した．

これらに共通していえるのは，「大うつ病に該当するほど重くはないが，慢性的抑うつが続く」「もともと性格やもののとらえ方が抑うつに傾きがちである」，「しかし重度のパーソナリティ障害のレベルではない」という 3 点であろう．これらは A さんにも該当する要素かとも思われるが，本来のパーソナリティが抑うつ傾向性といえるほど陰気で自己卑下的かどうかは議論が残るかもしれない．

(2) 双極スペクトラム障害[1] (23 頁)

「スペクトラム分類」とは，「単一と思われている病気も，ある観点からみれば実は微妙に性質の異なる，いろいろな病気で成り立っている」という考え方である．このような考えを適用し，「双極」という共通項でうつ病をくくったのが双極スペクトラムの概念である．

もちろん，躁状態が明確に存在すれば，双極性障害の診断となる．双極スペクトラ

DSM-5：米国精神医学会の診断分類マニュアルの改訂が 2013 年を目指して進められている．従来のカテゴリー診断だけでなく，一部にディメンジョン診断も入れられる予定である．

表1-5 双極スペクトラム障害；Ghaemi & Goodwin の診断基準

A. 少なくとも1回以上の大うつ病エピソード
B. 自発性の軽躁ないし躁病エピソードがない
C. 以下のうちの1つおよびDのうちの少なくとも2つ，あるいは以下の2つとDの1つを満たす
　1. 第一度親族に双極性障害の家族歴がある
　2. 抗うつ薬誘発性の躁病ないし軽躁病
D. Cの基準を満たさない場合は以下の9項目のうち6つを満たすこと
　1. 高揚性人格
　2. 再発性の大うつ病エピソード（3回以上）
　3. 短期大うつ病エピソード（平均3か月以下）
　4. 非定型抑うつ
　5. 精神病性大うつ病エピソード
　6. 早期の大うつ病エピソードの発症（25歳以下）
　7. 産後うつ病
　8. 抗うつ薬の効果の消退（予防投与ではなく急性期に）
　9. 3種類以上の抗うつ薬による治療に反応しない

(Ghaemi SN, Ko JY, Goodwin FK : The bipolar spectrum and the antidepressant view of the world. J Psychiatr Pract 7 : 287-297, 2001 より)

表1-6 DSM-Ⅳによる非定型うつ病像の診断基準

（最近2週間の大うつ病エピソード，または気分変調症の場合，最近2年間，下記が優勢であった場合に該当）
A. 気分反応性（現実の，または可能性のある楽しい出来事に反応して気分が明るくなる）
B. 次の特徴のうち2つ以上
　(1) 著明な体重増加または食欲の増加
　(2) 過眠
　(3) 鉛様の麻痺
　(4) 長時間にわたり対人関係の拒絶を起こす敏感さで，著しい社会的または職業的障害を引き起こしている
C. 同一エピソードの間にメランコリー型の特徴を伴うもの，または緊張病性の特徴を伴うものの基準を満たさない

〔髙橋三郎，ほか（訳）：DSM-Ⅳ-TR 精神疾患の分類と診断の手引．p166，医学書院，2002 一部改変〕

ム概念は，「躁がなく，従来なら単極性うつ病と思われていたケースのなかでも，実は双極性の延長線上にあるものが存在する」という場合に生きてくる．もし双極スペクトラムであれば，安易な抗うつ薬治療は好ましくない．なぜなら気分安定薬や非定型抗精神病薬が有効である可能性が出るからである．つまり，治療方針も変わってくる可能性があることになる．

それでは双極スペクトラムをどう診断すればよいのか？　具体的には，①軽躁エピソード，②病前性格が循環気質や発揚気質，③焦燥や躁うつ混合状態，④双極性障害の家族歴，⑤抗うつ薬への反応が悪い，などが該当すれば，双極スペクトラムと考えられている．これをAさんの事例に当てはめてみると，少なくとも①と⑤には該当するように思われる．

最近Ghaemiら[14]はより具体的な操作的診断基準（表1-5）を発表している．この基準には議論すべき点も多く，完全に定着したものとはいえないが，現在の考え方を示すものとして一定の評価は受けている．Aさんの事例をこの基準に当てはめてみると，軽躁的なエピソードが抗うつ薬により惹起された可能性があること，若年発症である点，抗うつ薬への反応が良好でないことなどが該当しそうにも思えるが，厳密な意味では当てはまらない．ただ，これはAさんの事例の場合であって，実際には「現代型」とされるうつ病はかなりの高頻度で双極スペクトラムの基準に当てはまるのではないかと思われる．臨床的には，このことにも留意して診断を行う必要があろう．

(3) 非定型うつ病(26頁, 第2章「非定型うつ病に対する薬物治療の覚書」)

　周知のごとく, 非定型うつ病の診断は大うつ病, 双極Ⅰ型, 双極Ⅱ型, 気分変調症に対して付けられる特定用語である. その基準はよく知られているが, 一応表1-6に示しておく. これもAさんには該当しないようであるが, 実際に「現代型」といわれるタイプではかなりの頻度で当てはまるのではないかと思われる. そもそも一般社会や産業現場から聞こえてくる「現代型のうつ病」のイメージは, 「仕事はしないくせに, 遊びには熱心. 場面によって元気が出たり, 都合が悪いとうつだという. 勝手だ」, 「対人関係にすごく敏感で, 傷つきやすい」, 「昼間から居眠りが目立つ」などであり, これは「非定型うつ病」の基準を非常にネガティブに拡大したイメージにほかならない. もちろん治療者がこのような方向で決めつければ治療関係が成立しにくくなるので, 可能なかぎり避けるべきだが, 純粋に診断学的な見地からは非定型病像の有無は留意せねばならないポイントであろう. ただ, 非定型うつ病の診断概念については, 変更も含めて議論が多いところであり, その動向にも注意を払う必要がある. また治療薬については, かつてはMAO阻害薬が非定型の特効薬的にいわれたが, 最近評価が低下し, 今後再検討の段階にあるといえそうである.

現代型のうつ病の位置づけ, 日本と欧米の比較

　これまで述べた「現代型のうつ病」類型を表1-7にまとめた. これでみると, 日本のアカデミズムにおける提案は「新型の発見」ということよりも, あくまで「内因性うつ病の現代化」という面に力点が置かれているようである. これら日本の症例を, 欧米の精神医学者がどのように診断するかは興味深いところである. 先にも述べたように, 欧米では心理社会的な観点からは「うつ病にはいろいろあるのが当然」と考えられており, 細かなサブタイプに名前をつけていく姿勢にはあまり支持が得られない. 特に操作的診断を絶対的基準と考える臨床家にとっては「大うつ病か双極か」が問題であり, もし現代型がいずれにも当てはまらないとなると, 「特定不能」として切り捨てられる可能性がある. ただ, 一歩進んだ見方をする人の場合, 「これはメランコリー型か, 非メランコリー型か, そこだけがポイントだ」というかもしれない.

　ここでそのメランコリー型の概念について簡単に説明しておくと, 周知のごとくDSM-Ⅳでは大うつ病, 双極への特定用語として「メランコリー型」をつけることができる. この基準は「喜びが喪失しており, それが状況変化により動かない」, 「抑うつが明確」, 「朝の抑うつ」, 「著しい精神運動制止か焦燥」, 「明らかな食欲不振」, 「過度な罪責感」より成り立つ. このメランコリー型の意味は伝統的な「内因性うつ病」という意味であり, これに該当しない場合には「非メランコリー型」ということになる.

　では「非メランコリー型」はかつての日本でいわれていた「神経症性うつ病」という意味なのか, というと, 必ずしもそうではない. むしろ除外診断で残ったものの位置づけであって, 「非メランコリー型大うつ病」「非定型うつ病」「気分変調症」「季節性気分障害」「適応障害, 抑うつ型」「月経前不快気分症候群」のいずれかが該当するはずであ

表 1-7 提案された「現代型のうつ病」類型のまとめ

	伝統分類 位置づけ	躁の有無	うつ病症状の特性，うつ病症状以外の症状	誘因の有無と性格の関与	治療のポイント
逃避型抑うつ（広瀬）	内因性	なし	慢性的うつ状態，状況から逃避，努力放棄	ちょっとした困難状況，ヒステリー的，自己愛的，弱力	薬物，精神療法ともに奏効しにくい．特別な配慮で好転．明確な治療戦略の提唱なし
現代型（松浪）	内因性軽症	なし	制止，当惑，不定身体愁訴	自己中心的，自分のペース重視，几帳面でない	心理面を受容し，身体面治療に力点，生活リズム調整
未熟型（阿部）	内因性重症	あり（躁うつ混合）	制止，不安，焦燥，躁うつ混合，攻撃的，行動化	攻撃的，他罰的，人格構造が不安定，執着性格の頓挫型	抗うつ薬効果は一時的，自立促す精神療法
職場結合性（加藤）	内因性	一過性にありうる	「神経衰弱」としての側面，病識欠如，不安強い，基本的には内因性の病像	攻撃的，他罰的	賦活の強い抗うつ薬には注意．休息，リハビリへの導入，職場との調整
ディスチミア親和型（樽味）	内因性	なし	不全感，倦怠感，意欲低下中心，抑制や罪業感乏しい	やや自己愛的だが，著しい問題はない	誉めて心的弾力性を樹立，薬は有効でない
抑うつパーソナリティ障害	パーソナリティ障害	なし	慢性抑うつ	陰気，神経質，悲観的，自己批判的	?
双極スペクトラム	?	軽躁あり	うつ病相の反復，しばしば慢性化．軽躁あり	高揚性，軽躁的	抗うつ薬よりも，気分安定薬，非定型抗精神病薬を中心に
非定型	（おそらく）内因性	しばしば躁，軽躁あり	過眠，過食，倦怠，状況反応性の気分変化	過敏で傷つきやすい	SSRIには一定の効果認める場合あり．MAO阻害薬が有効ともいうが，不確か

表 1-8 TaylorとFinkの「非メランコリー型大うつ病」

状況により気分が変化する
自律神経機能と睡眠覚醒リズムは正常
よく泣く
アンヘドニアだが，多少は楽しめる
自分ではなく，周りを責める
精神運動制止はごく軽い
不安恐怖的などの正常といえない病前性格
双極性障害の既往歴がない

(Taylor MA, Fink M：Melancholia. Cambridge Univ Press, New York, 2006 より)

る．もっとも欧米にも，これらのうちで「非メランコリー型大うつ病」を，単なる「メランコリー型でない大うつ病」という除外診断的にではなく，積極的に定義しようという考えはあり，たとえばTaylorとFinkは「非メランコリー型大うつ病」の特性として，表1-8のような項目を提唱している[15]．こうなると日本の神経症性うつ病の考

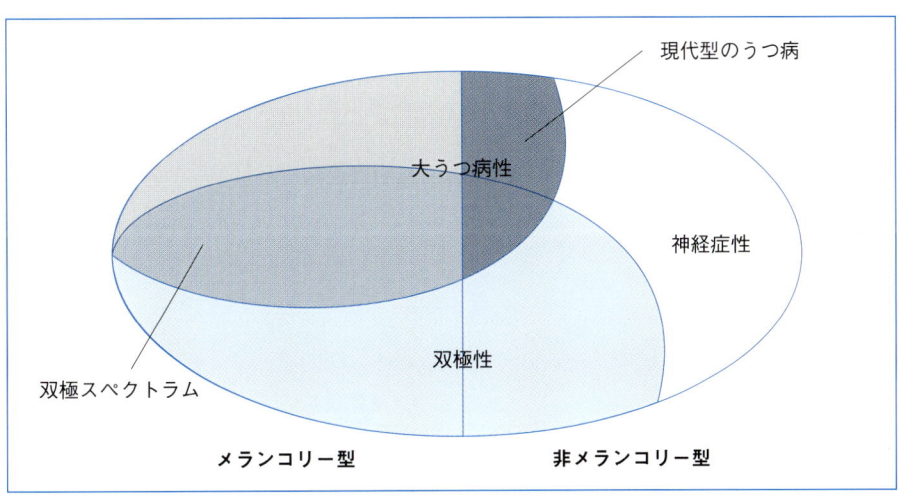

図 1-1　現代型うつ病の位置づけ

え方に非常に近いし,「現代型のうつ病」との異同も問題となってくる.

　日本で現代型のうつ病を神経症性ではなく,内因性であるとするのはなぜかを考えてみると,病前の適応がよく不安が強くない,病識が不十分であること,執着性など日本で伝統的に考えられる内因性の性質を帯びることなどの要素もあるが,大うつ病に匹敵する重症度があることが最大の区別点となっているように思える.だとすると,Taylorのいう「非メランコリー型大うつ病」は当然ながら「大うつ病」の基準に該当しているので,日本の現代型は欧米ではこのカテゴリーに入るのではないかと思われる(非定型に分類されるタイプの多くもここに含まれよう).換言すれば,「非メランコリー型大うつ病」を社会・心理的に掘り下げたものが日本での「現代型のうつ病」ということになろう.

　その一方で,双極との関係についても考えねばならない.日本の研究者が示した症例には躁病相,あるいは軽躁病相が散見されるものの,考察の中心には据えられていない.これに対して,欧米圏では「従来の診断分類ではカヴァーできないタイプのうつ病」については,双極との関連に力点が置かれているようにみえる.典型的なものが双極スペクトラムの考えであろう.これは非常に簡略化していえば「活発な性格でなかなか治らないうつ病は双極かもしれない」という考え方であり,ここまで広げると日本の現代型の中にもかなり多く見受けられると思われる.

　以上をまとめれば図 1-1のようになる.つまり,日本で言われる「現代型のうつ病」は,
1) 非メランコリー型であって,
2) 大うつ病性であって,
3) 時に双極の色彩をもつことがある(双極スペクトラム).

　これらを鑑別することは治療的にも重要であると思われる.鑑別の要点を表 1-9に示した.

表 1-9 古典型，現代型のタイプと鑑別ポイント

古典型	メランコリー型大うつ病	中心にあるのは精神運動制止，つまり動きがひどく悪い．アンヘドニア，攻撃的ではない，自責的，周りの状況により抑うつ状態が変化せず．不眠，食欲不振など生理的な症状が強い．もともとの性格には問題少なく，おそらくは几帳面，真面目なタイプ
	双極	症状は単極とほぼ同じだが，躁エピソードあり．もともとの性格には問題が少ないが，活発で精力的，集中してある時期に活躍するが，落ち込むときもあり，気分に波がある
現代型	非メランコリー型大うつ病	憂うつ気分より無気力主体だが，けっこう動ける．憂うつは慢性的になりやすい．性格は弱力，自己愛的で傷つきやすい，状況により左右され，直面化できず，逃げたり，避けたりし，他罰的
	双極スペクトラム	症状は非メランコリー型大うつ病に類似する．憂うつが慢性的．もともとの性格は高揚的，活発．軽躁のエピソードあり．ただ，几帳面性が強い古典的メランコリー性格のこともある

＊非メランコリー型が大うつ病基準に当てはまらない場合は神経症性

治療について文献から

　現代型のうつ病の治療に関しては公式的なガイドラインを作る段階にはない．だからこそ経過が慢性化することが特徴の1つとして上げられているともいえる．また疾病概念が確立されていないからこそ，有効率の高い治療法のエビデンスが集積されないともいえる．これは双極スペクトラムにしても，非メランコリー型大うつ病にしても同様である．いや，それどころか，比較的確立された近い概念である非定型うつ病や，気分変調症の治療ガイドラインも明確にはされておらず，まだまだ模索の段階である．

　ただ経験論的な報告は少しずつ行われている．本章で挙げた日本での研究も症例報告に基づく治療論からの展開である．これまで述べたことと多少重複するが，これらを筆者の解釈や加工を交えて羅列すれば次のようになるであろう〔筆者の個人的見解は（　）でくくった〕．

(1) 逃避型抑うつ[2,3]
- 薬物療法，精神療法とも奏効しにくいが，SSRI が奏効した例はあり，軽躁があればリチウムなど気分安定薬が用いられてよい，とされる（やはり薬物は用いるべきだが，大きな効果が期待できないことは確かなので，無効であればひたすら増量で対応するような治療戦略は避けるべきであろう）．
- 上司との関係が予後にとり重要．職場の格別の配慮で好転することあり（会社との連携を何とかとることは心がけるべきであろう）．
- 逆に厳しい処遇で治療への動機づけが高まることがあるともいう（ひたすら保護的に，という対応が基本とはかぎらないということであろう）．
- 入院治療，病院からの出勤も時に有効とされている．ただひたすら休養ということではなく，連休後に休み始めることなどを考えるなど，きめ細かいスケジュール指

導をする必要がある．
- （リワーク🔑など職場復帰訓練が今後治療の中心になる可能性もあると思われる）

(2) 現代型うつ病[4]

- 導入時は中心にある「当惑感［こんなはずじゃ，という意外性］」を十分に受容することに力を注ぐ（これが当初の精神療法的な取っ掛かりであろう）．
- 心理的に解釈しようとしたり，人生論，生き方論的に考えて治療に抵抗することがある（つまり，うつ病という病気である，という疾病モデルを嫌がる，ということであろう）．一方で，食欲不振や不眠，動悸，だるさなどの身体的症状が病感ともなり，治療への動機づけとなっている．そこでまず当惑を受容しながら，身体症状の改善に力点を置く．
- 生活リズムの調整に力点を置く．急がされることを嫌うので，「自分なりの生活リズムを立て直そう」というスローガンを立てる．
- 初期の疲弊が解消した時期に，休養という方針を捨てることを明確に宣言．
- 日中起きて，夜寝るというメリハリをつけさせる．ジムでの運動，旅行を奨励し，生活リズム遵守を徹底した課題とする．
- 復職してからも，ほぼ円滑に生活できるようになるまで1〜2年かかると心得る．リズムを自分のものにするのには時間がかかる．生活リズムを守るべきルールでなく，自分の生活スタイルとして認識するのに時間がかかる．最終目的は「職業人としての文化様式の再獲得」ととらえる．
- （リズム獲得に力点を置いた治療であり，多くのケースに参考となるが，うまくいかなかったときには認知行動療法🔑の技法などの併用も必要なのかもしれない）

(3) 未熟型うつ病[6]

- 最初は抗うつ薬が奏効するが，しだいに効かなくなり．全体としてはあまり有効ではない（したがって，薬物を主体にすべきではないといえそうである．このようなケースでは薬物を使えば使うほど副作用のみ目立つようになり，そのためにまた病状や治療者との関係が悪化し，所謂「泥仕合」のような形となりがちである．それなら最初からほとんど期待せず，少量のみに限定すべきかと思われる）．
- ただ極期には電気けいれん療法（ECT）が有効である．
- 最も必要なのは，「真の自立を目指した精神療法」である．この場合，「真の自立」とは何か？　未熟型では「依存」と「自立」との葛藤が中心の病理としてあることから，

🔑 リワーク：職場復帰支援．うつ病で病休となっている患者が復帰するためにクリニックや病院で行われる，ほぼ日本独自の方法．ロールプレイや運動療法，集団認知療法など多彩な技法が含まれる．

🔑 認知行動療法：気分を規定するものは事態の認知の仕方であり，そこに歪みがあった場合抑うつなどの精神状態に陥ると考え，認知の仕方を正すことでうつ病などの障害を治し，予防しようという治療法．行動療法的な技法も加味して行われることが多い．世界的に広く行われ，日本では健康保険適応も受けている．

(4) 職場結合性うつ病[8]

- これは新たな神経衰弱のタイプと考えられているだけに，治療のポイントは休養である．絶対臥床に近いほど，徹底的な身体的，精神的休養をとらせる．職場の人はもとより，家族も頻回の接触を避けるようにする．認知行動療法的アプローチも初期には避ける．ただし，入院直前まで仕事をしているような場合，いきなり臥床療法に導入することはよくない場合があるという．
- 疲労がとれてきたら，負担にならない範囲でレクリエーションや散歩などに参加させ，本来のリズム回復を図る．
- 仕事の負荷による「脳の心身症」として説明する．
- うつ病の診断名，病態について説明することでも不安は軽減する．
- 職場への不満など否定的な感情を汲み，それに耳を傾ける．評価されなかった体験を言葉にしてもらう．
- 職場との連携を重視．できれば職場の人と直接会う．
- 薬物療法は，SSRIよりもむしろ三環系抗うつ薬が望ましい．これも休息という面に係わっており，賦活効果だけではなく，鎮静的な効果をねらうからである．

(5) ディスチミア親和型[10,11]

- 当初から抗うつ薬は対症的であって主役ではなく，「本人が主役」と説明する．ただし，抗うつ薬を一切用いないというのではなく，「下地としてあってもよい」ととらえる．
- できれば患者と世代の近い治療者がよい．権威に対して好意的ではなく，馴染みにくいからである．
- 自分で行動したこと，工夫したことを取り上げて「よかった」と評価し，「適度に背中を押す」という対応．これがメランコリーとの違いであるという（メランコリー型ではある程度治療者側からの具体的な指示が必要な場合があるのに対して，ディスチミア親和型の場合，「自分のペース」を評価することが大切ということであろう）．
- えてしてメランコリー型でいわれているアドバイス（つまり，ひたすら安静，無理せず，動かず，脳のセロトニンが減っている病気なので，薬を飲んで休んで…など）に寄り添おうとしがちなので，「体力」という言葉を使い，レジリアンス🔑（自己回復力）を高めるようにする．つまり病気であれば，自分でどうしようもないが，体力なら自分で何とかするものである．
- 家庭のなかでの役割意識をもたせる．家事のある部分を担うとか，手助けになるこ

🔑 レジリアンス：復元力，回復力と訳される．ストレスを受けても，そこから回復する力．楽観的であることや興味や関心が広いこと，忍耐力などの個人特性とレジリアンスは関連する．

(6)双極スペクトラム，非定型うつ病など

双極スペクトラムについては本章章末の「(附)双極スペクトラム障害の薬物療法(23頁)」，を，非定型うつ病については「第2章 非定型うつ病に対する薬物治療の覚書」(26頁)を参照のこと．ただ，いわば「潜在的双極」とみなされる双極スペクトラムに気分安定薬がきわめて有効か，となると，明確なエビデンスが示されているとは言いがたい．非定型抗精神病薬、特にクエチアピン，オランザピン，アリピプラゾールなどの有効性は期待され，双極Ⅱ型障害に対しては学会ガイドラインとしてもクエチアピンが第1選択薬となっている[16]が，多くのエビデンスがあるわけではない．日本では双極うつ病に対しては，これらがまだ保険適応となっていないので，ますます使いにくいということがある．今後の検証が待たれる．

また双極スペクトラムの日常生活指導や精神療法についても今後の課題であるが，双極性障害全般について患者自身が自分で学び，自分でコントロールをすることを目指した自己学習治療も欧米では注目されている．たとえばBasco[17]の本は有名である．筆者もこの本をテキストに用いたセッションを行うことがある．

まとめに代えて―Q&A

最後にまとめに代えて，現代型のうつ病を診療する場合に，臨床家がもつであろう疑問に答えるべくQ&A形式で論を進めたい．ただし，すでに述べたように，確固とした方法が確立され，ガイドラインができているわけではない．これまでみてきた内外の研究を参考にしてはいるが，あくまで筆者自身が日常考えている個人的な意見であるし，目の前にいる患者のすべてにあてはまるものではあるまい．しかし，現時点での標準的な方法を作ろうという意欲をここにみてほしいとは思っている．

Q1 「現代型のうつ病」という一種の分類カテゴリーをもつことは，臨床的に意義があるか？

A1 学問的に正式な分類とすべきではないが，治療方針の目安を立て，経過を予測し，患者の背景にある心理社会的な問題に目を向けるために意義があると思う．ただ樽味[10]が指摘しているように，診断名をつけることで，治療者がかえって患者に陰性感情をもつようでは逆効果である．単にレッテルを貼るということだけではなく，診療内容が深まらねば診断概念の意味はない．

Q2 「現代型のうつ病」の概念を，マスコミを含めた一般社会にも広く啓発すべきだろうか？

A2 一般社会には非常にわかりやすいネーミングであり，啓発しなくても，すでに

非定型抗精神病薬：旧来の抗精神病薬のようにドパミン受容体を遮断する作用は強力でなく，セロトニン受容体を遮断する力が強い．副作用としての錐体外路症状が生じにくく，使用しやすい．抗躁作用，抗うつ作用も期待される．

広まっている．ただ「仕事はしないが遊びはする」，「会社への帰属意識がなく，自分勝手」といった具合にネガティブなイメージで，安易にとらえられている．それは古典的なメランコリー親和型の人の誠実さを浮かび上がらせる効果はあるかもしれないが，うつ病全体のイメージを悪化させ，患者の処遇も厳しくなるリスクもある．これは現代型の一部の特性だけを強調して一般に伝わっているためである．啓発するとしたら，正確な全体像であろう．その場合，「本人の性格が悪い」，「本当のうつ病ではない」，「単に甘えているだけ」，あるいは逆に「社会の犠牲者である」などと浅薄に受け取られないような注意が必要である．また，精神医療全体で治療技法を開発する姿勢を示すことが重要である．

具体的にいえば，現時点では「社会構造の変化によって，組織や社会でなく，自分のペースを守りたいという心理が強くなり，一部のうつ病が従来とは違った形を示すようになっている．しかし，うつ病であることは違いない」，「薬も効きにくいなど，治療法もこれから開発しなければならない面があるが，改善することもまれではない．社会全体でこの問題を考えて行く必要がある」といった説明であろう．

Q3 どのような場合，「現代型のうつ病」を考えるのか？

A3 細かく言えばいろいろなタイプがあるが，全体像としては①大うつ病といえる重症度をもっている，②几帳面，真面目人間，他者配慮といった古典的なメランコリー親和型には全く合致しない性格，③誘因としてストレス状況があり，そこに向き合えず逃げている感じ，復職への危機意識も薄い感じ，④自分に問題があるという認識ももつが，どこかに「被害者である」，「損している」という認識がある，⑤状態は無気力，倦怠，仕事自体への興味関心が薄いが，ネットやゲームといったデジタル世界に傾斜する傾向（いわゆるオタク的），⑥治療者との関係は拒否的ではないが，置かれた状況への洞察は薄く，深まりにくい感じ，などの特性の多くに該当すれば，「現代型のうつ病」と位置づけられよう．ただし，これとは別に正式な診断名もつけることが必要である．

Q4 患者本人や家族にも「現代型」であると話すべきか？

A4 正式な病名として伝えるべきではなく，「最近多くなったといわれているうつ病のタイプのように思える」と話すなど，病状や治療方針の説明の一環としてこの名称を使ってもよいと思われる．名前だけをポンと伝えると，通説としていわれている悪いイメージだけが伝わり，治療意欲を低める可能性がある．

Q5 抗うつ薬は用いるべきか．

A5 これは樽味が「下地としてあってもよい」，「主役ではない」といっていることにつきると思われる．抗うつ薬があまり奏効しないことは，日本の研究ではほぼ一致して示されており，欧米でも非メランコリー型や双極スペクトラムに対する抗うつ薬の有効率が低いことが常識となっている．したがって，全経過を通じて，抗うつ薬は主役とはならない．まして，（日本の精神科医にありがちなように）抗うつ薬が効かないから，さらにこれでもか，これでもか，と抗うつ薬を上乗せしていくようなやり方は「百害あって一利なし」といえる．

すると,「では『抗うつ薬を一切用いない』と言うべきではないか」という意見もあるかもしれない．しかし筆者は，現場ではやはり抗うつ薬は初期治療としては必要なのではないかと考えている．その理由は①診療開始初期には現代型であると自信をもって判定できないことも多く，メランコリー型と迷うことがある，②現代型にも，抗うつ薬が有効な場合がある(特に重症例．加藤[8]も鎮静目的での三環系抗うつ薬の使用を勧めている)，③患者が強く望む場合もあり，治療意欲の維持のためにも，機械的に「一切出しません」と言うのは得策でない，などのためである．

Q6 双極スペクトラムを診断するポイントは？

A6 双極スペクトラムのうつ病相の症状は通常の現代型と区別しにくいし，それどころかメランコリー型と大きく変わらない場合もある．注目すべきは，「張り切りを伴う気分の波」をみつけることである．これには表 1-5 に示した Ghaemi の基準[14]も参考になるが，広く公認されたものでもない．むしろポイントは病前の性格と既往歴，病気自体の経過，生活上のエピソードであろう．双極スペクトラムの病前性格としては①循環気質(明るい，のんき，親分肌)，②発揚気質(自信家，猪突猛進，精力的，後先考えず行動)，③刺激性気質(不機嫌，不平不満屋，考え込む，いらつき，でしゃばり)，④気分循環気質(自信喪失と自信過剰が交代して出現，感情不安定などが指摘されている[18]．これらの性格が取り出せれば，双極スペクトラムの可能性が出てくる．またタイミングをみて生活史をうまく聴取することもヒントになる．例えば，仕事でも趣味的なことでも，いろいろなことに手を出したり，役職や地位に立候補したり，ふだんはしないような浪費を突発的にしたり，などの「スパイク状の張り切り」がみられる場合には疑わしい．

Q7 双極スペクトラムが混じている場合には，治療方針が異なるのか？

A7 これは理論的には，気分安定薬(リチウム，バルプロ酸など)，あるいは非定型抗精神病薬(クエチアピン，オランザピン，アリピプラゾールなど)を積極的に用いるべきであろう．もちろん，先にも述べたように，これらの有効性は多くのエビデンスにより証明されたわけではないし，日本では保険適応の問題もある．しかし，筆者の臨床的な実感としても，双極スペクトラムと思われるケースの維持療法として，特にクエチアピンはきわめて有用ではないかと考えている．ただし至適投与量がどのくらいなのかが明確でない．1 日量 100〜600 mg くらいまでと個人差が非常に大きいからである．当然少量から始めるべきであり，全例に必ず有効というのではないので，無効であれば，ある時点で見限って中止すべきと考える．

Q8 現代型のうつ病との治療関係を良好に保つコツがあるだろうか？

A8 現代型のうつ病は治療関係の樹立が徹底的に困難なタイプとはいえないし，深刻な人間不信をもっているわけではない．治療同盟を求める基本姿勢もあると思われる．しかし権利意識が強く，医療の場を自ら訪れたわりには，治療に積極的と思えず，下手をすると状況から逃げるためのアリバイとして医療を利用しているのではないか，と感じさせることもある．また無茶な要求ではないが，細かなサービスを求める(胃薬を出してくれ，とか，午後遅くからみてくれなど)傾向が強いこともあって，

やはり治療者が陰性逆転移を感じやすいといえよう．これにどう対応するかが最大のポイントではないかと思われる．この基本は「我慢」であることはいうまでもあるまい．これは境界性パーソナリティ障害のような場合にはなかなか厳しいものとなるが，現代型の場合，こちらが陰性感情を感じても，我慢しつつある程度応じたり，「それはできない」と明確に拒否したりしているうちに，互いにサービスの問題は気にならなくなってくることが多い．つまり，患者と治療者の間で適当な落としどころがみつかるというべきか．やや攻撃的な発言が見られても，こちらが過剰に反応したりしなければ，次のセッションではあまり問題にならなかったりするという不思議さをもっている．

Q9 仕事から逃げている，危機意識がない，などを切り崩し，職場復帰にもっていくためにはどうすればよいだろうか？

A9 これこそ現代型治療の本丸であり，これは精神療法をどうするか，ということでもある．ただ，技術論ではなかなか形がつかず，特定のこういう方法がよいですよ，ということで示しにくい．家族や職場との連携も重要となる．むしろ気をつけるのは，「現代型はこうだから仕方ない」と切り捨てるべきでないことであろう．特に双極スペクトラムの場合には，薬物を含めた工夫もあきらめず行うべきである．

精神療法という視点であえて書けば，松尾[11]がいうような「患者自身のペースでの前向き行動を評価して，適度に背中を押す」という対応が基本であろう．それには患者側からいろいろな提案をさせることが前提となる．そのためには，漫然と話を聴くだけでは不十分で，治療を構造化することが有効な場合がある．例えば，認知行動療法でよく行われる日常生活の行動や，出来事に沿って浮かんだ考えを記録させる，などの「書かせる」治療は相性がよいようである（認知行動療法については，一般書を含めて多くの成書があるので参考としてほしい）．また，本書第3章も参考になるであろう．

現代型のうつ病概念は，アカデミズムが広めたというより，一般の実感に基づくイメージという面がある．特に産業現場で広く支持を受けているようである．そして，「真面目人間で，他者配慮するよい人がうつ病になりやすい」などと，全然実態に合わない見方をしてきた伝統的精神医学に対する疑問のニュアンスも含むし，「医者はゆっくり休みなさいとしかいわないが，それでよいのか」という治療批判，また返す刀で「抗うつ薬なんてちっとも効かないじゃないか」という薬不信も叫ばれるなど，精神科への批判と結びついている．しかし，精神医学もこの問題に手をこまねいてきたわけではない．ただ，各々の研究がばらばらに行われ，全体像が明らかにされてこなかったことが，今日の混乱につながっているかと思う．この小論がそれを一挙に解決したとはとても思えないが，現状を知り，臨床に少しでも役立てれば幸いである．最後に，現代型がもっぱら男性の症例を巡って検討されていることは不十分であることを指摘しておきたい．これは職場との関係で論じられることが多いためでもあろうが，家庭のなかでの現代型，子育てや女性の自立と現代型などのジェンダー論との絡

みで考察することも，今後非常に重要となるのではないかと思われる．

(附)双極スペクトラム障害の薬物療法

双極スペクトラム障害という概念は11頁でも述べたように，「躁がなく，従来なら単極性うつ病と思われていたケースのなかでも，実は双極性の延長線上にあるものが存在する」という考え方から始まっているものである．このことの臨床的な意義は何か？　おそらく，「そのようなタイプは単極性の治療だけをしていても治らない．双極としての治療をすればよくなるはずである」ということであろう．もっと具体的にいえば，「このタイプを抗うつ薬だけで治療していてもダメである」「気分安定薬か，非定型抗精神病薬を治療の主軸とすべきである」という考え方が推奨されることになる[14]．

ではこのような考え方の妥当性が実証されているのだろうか？　残念ながらエビデンスレベルの高い研究結果は出ていない．双極スペクトラムの概念はGhaemi[14]やAkiskalら[19]により強力に主張されている[20]ものの，精神医学界全体のコンセンサスを得るに至ってはいないし，主張者間でも微妙に範囲や概念が異なる．となると，この概念を基にした臨床試験を行うことは不可能なことである．このようなことから，エビデンスはほとんど得られていないのである．そうすると，双極スペクトラム障害に対する上記の推奨治療法は，①双極性障害のうつ病相に対する結果からの類推，②経験論的にどうか，などをヒントに考えねばならないであろう．

まず①については，双極性障害に対する薬物療法を参考にすることが考えられる．

表1-10　双極Ⅰ型障害うつ病相に対する薬物療法

1st line	2nd line	3rd line
・炭酸リチウム ・ラモトリギン ・クエチアピン ・炭酸リチウム or バルプロ酸 　+SSRI ・オランザピン+SSRI ・炭酸リチウム+バルプロ酸 ・炭酸リチウム or バルプロ酸 　+bupropion	・クエチアピン+SSRI ・バルプロ酸 ・炭酸リチウム+バルプロ酸 　+ラモトリギン ・モダフィニル付加	・カルバマゼピン ・オランザピン ・炭酸リチウム+カルバマゼピン ・炭酸リチウム+プラミペキソール ・炭酸リチウム or バルプロ酸 　+venlafaxine ・炭酸リチウム+MAOI ・ECT ・炭酸リチウム or バルプロ酸 or 非定型抗精神病薬+三環系抗うつ薬 ・炭酸リチウム or バルプロ酸 or カルバマゼピン+SSRI+ラモトリギン ・EPA付加 ・リルゾール(抗筋萎縮性側索硬化症剤)付加 ・トピラマート付加
推奨されないもの 　ガバペンチン単剤，アリピプラゾール単剤		

英語表記は日本未承認．SSRI：選択的セロトニン再取込み阻害薬，MAOI：モノアミンオキシダーゼ阻害薬，ECT：電気けいれん療法，EPA：エイコサペンタエン酸
〔大坪天平：双極性障害の薬物療法．医学のあゆみ 236：929-934, 2011 より（原典：Yatham LN, et al：Bipolar. Disord. 11：225-255, 2009)〕

表 1-11 双極Ⅱ型障害うつ病相に対する薬物療法

1st line	2nd line	3rd line
・クエチアピン	・炭酸リチウム ・ラモトリギン ・バルプロ酸 ・炭酸リチウム or バルプロ酸＋抗うつ薬 ・炭酸リチウム＋バルプロ酸 ・非定型抗精神病薬＋抗うつ薬	・抗うつ薬（特に軽躁化のまれなもの） ・代替抗うつ薬に変更 ・ziprasidone

推奨されないもの
CANMAT ガイドラインの抗うつ薬単剤療法の推奨の項を参照すること．双極Ⅱ型障害における抗うつ薬のリスク・ベネフィットに関してはまだ結論が出ていない

〔大坪天平：双極性障害の薬物療法．医学のあゆみ 236：929-934, 2011 より（原典：Yatham LN, et al：Bipolar. Disord. 11：225-255, 2009）〕

これについては多くのデータが出ており，内外の多くのガイドラインも提唱されている．詳細は大坪の論文[21]や，日本うつ病学会のガイドライン[22]などを参照されたいが，大坪による双極Ⅰ型のうつ病に関するまとめを表 1-10 に記した．ただ，双極スペクトラムはどの定義からしても，明確な躁状態がないタイプなので，双極Ⅰ型の治療法が参考になるかどうかは微妙なところかもしれない．そうなると，軽躁しかなくⅠ型とは異なる位置づけの双極Ⅱ型の結果を重視すべきかとも思われる．しかし，双極Ⅱ型に対する治験結果自体が非常に数が少なく，これまたエビデンスレベルは低くならざるをえない．一応双極Ⅱ型のガイドラインを表 1-11 に示した．ここでやや意外なのは，第 1 ラインとしてクエチアピンが挙げられている点であるが，これもわずか 1 つの治験結果に基づくものである．

次に経験論であるが，多くの意見が提唱されている．それらを総合すれば，大前[20]がまとめた次のような Ghaemi の見解が現下の結論であろうか．

「双極スペクトラムに対しては，抗うつ薬の単独療法を避け，リチウム，気分安定薬の少量単独療法，あるいは気分安定薬と抗うつ薬の併用が推奨される」

筆者個人の経験論でいえば，双極スペクトラムといきなり診断できる症例はほとんどなく，大半がすでに抗うつ薬を服用している．そのような場合に，これは双極スペクトラムだと自信をもって診断し，ただちに抗うつ薬を中止することができるとはとても思われない（過去に抗うつ薬により明確に躁転したケースはもちろん別として）．したがって，現実にはリチウム，もしくはクエチアピン，アリピプラゾールなどの非定型抗精神病薬を少量から抗うつ薬に追加投与し，忍容性を見て適宜増量するという方法をとることが大半である．その場合，もちろん多剤併用にならないように厳重に注意を行い，しばらく経過をみて抗うつ薬の減量を考えるようにするが，筆者の印象では，気分安定薬や非定型抗精神病薬の併用を行っていれば，双極スペクトラムのケースが抗うつ薬により躁転することはそれほど多くないように思われる．

●文献
1）野村総一郎：双極スペクトラム．樋口輝彦，市川宏伸，神庭重信，ほか（編）：今日の精神疾患治

療指針，医学書院，2012
2) 広瀬徹也：「逃避型抑うつ」について．宮本忠雄（編）：躁うつ病の精神病理 2，pp61-86，弘文堂，1977
3) 広瀬徹也：「逃避型抑うつ」再考．広瀬徹也，内海 健（編）：うつ病論の現在，pp49-68，星和書店，2005
4) 松浪克文，山下喜弘：社会変動とうつ病．社会精神医学 14：193-200，1991
5) 松浪克文：現代のうつ病論，診断学的問題．神庭重信，黒木俊秀（編）：現代うつ病の臨床，pp75-97，創元社，2009
6) 阿部隆明，大塚公一郎，永野 満，ほか：「未熟型うつ病」の臨床精神病理学的検討．臨床精神病理 16：239-248，1995
7) 宮本忠雄：現代社会とうつ病．臨床医 68：1771-1773，1978
8) 加藤 敏：職場結合性うつ病の病態と治療．精神療法 32：22-30，2006
9) 加藤 敏：現代の仕事，社会の問題はどのように精神障害に影響を与えているか．精神科治療学 22：121-131，2007
10) 樽味 伸：現代社会が生む"ディスチミア親和型"．臨床精神医学 34：687-694，2005
11) 松尾信一郎：ディスチミア親和型という類型概念の意義．Depression Frontier 7：8-13，2009
12) Winokur G：Depression spectrum disease：description and family study. Compr Psychiatry 13：3-8，1972
13) Akiskal HS, Hirschfeld RMA, Yerevanian BI：The relationship of personality to affective disorders. Arch Gen Psychiatry 40：801-810，1983
14) Ghaemi SN, Ko JY, Goodwin FK：The bipolar spectrum and the antidepressant view of the world. J Psychiatr Pract 7：287-297，2001
15) Taylor MA, Fink M：Melancholia. Cambridge Univ Press, New York, 2006
16) Yatham LN, Kennedy SH, Schaffer A, et al：Canadian network for mood and anxiety treatments (CANMAT) and International Society for Bipolar Disorders collaborative update of CANMAT guidelines for the management of patients with bipolar disorder：update 2009. Bipolar Disord 11：225-255，2009
17) Basco MR：The Bipolar Workbook, Guilford Press, New York, 2006〔邦訳：野村総一郎（監訳）：バイポーラーワークブック．星和書店，2007〕
18) 阿部隆明：Soft bipolar disorder（軽微双極性障害）概念について．臨床精神医学 35：1407-1411，2006
19) Akiskal HS：The prevalent clinical spectrum of bipolar disorders：beyond DSM-IV. J Clin Psychopharmacol 16(suppl 1)：4s-14s, 1996
20) 大前 晋：双極スペクトラム問題．最新精神医学 16：5-12，2011
21) 大坪天平：双極性障害の薬物療法．医学のあゆみ 236：929-934，2011
22) http://www.secretariat.ne.jp/jsmd/

● Further Reading
- Rosenbluth M, Kennedy SH, Bagby RM, et al (eds)：Depression and Personality. American Psychiatric Publishing, Washington DC, 2005
欧米で行われたうつ病と性格の関係を巡る包括的なテキスト．現代型を性格論という切り口でみることができるのではないかと強く感じさせる内容である．
- Parker G, Hadzu-Pavlovic(eds)：Melancholia. Cambridge University Press, New York, 1996
- Taylor MA, Fink M(eds)：Melancholia. Cambridge University Press, New York, 2006
この2冊は，メランコリー型という，いわば現代型の正反対に位置づけられるうつ病の中核について論じた名作である．現代型を理解するうえには，案外メランコリーについて知ることが重要なのかもしれない．
- 野村総一郎：うつ病の真実．日本評論社，2008
古代からのうつ病概念の歴史を追った．どのように現代型が形成されてきたのかを知るうえでも有効な1冊（と思いたい）．
- 神庭重信，黒木俊秀（編）：現代うつ病の臨床．創元社，2009
現代型や双極スペクトラムなど，現代うつ病論の論点を気鋭の学者が論じた非常な深みをもつ専門書．

（野村総一郎）

第2章

非定型うつ病に対する薬物治療の覚書

　患者は，時折，以前はなんとも効かなかった抗うつ薬によって改善することがある．時に私は，この効果は薬物と患者の生活環境—この症例では仕事である—との相乗作用で回復を引き起こしたのだと思う．私はまた精神療法の役割についても考える．それはあたかも患者が洞察と良好な治療関係によって抑うつ症候群から回復する心理生物学的な準備ができているようなものである．
　　　　　　　　　　　　　　　　　—Kramer, P "Listening to Prozac"[1]

はじめに—「無定形」化する非定型うつ病

　非定型うつ病（atypical depression）と呼ばれるうつ病のサブタイプがあることがわが国で知られるようになったのは，1990年代のはじめ頃であった．1994年に発表されたDSM-IV[2]の大うつ病性障害（major depressive disorder）の診断基準に「非定型の特徴（atypical features）」というサブタイプが加わったためである．これが公式の診断基準としては，非定型うつ病を採用した最初のものとなった．
　その非定型の特徴とは，「気分の反応性」を必須（A基準）とし，「著明な体重増加または食欲増加」，「過眠」，「鉛様の麻痺」，「拒絶に対する過敏性」の随伴的特徴（B基準）のうち，2項目以上を有するものとして特定される．
　英米ではすでに1950年代末にその嚆矢となる古典的なメランコリー型（内因性）うつ病とは異なる治療反応性により特徴づけられる抑うつ症候群に関する最初の報告がなされ，1970～80年代の臨床研究を通じて，非定型うつ病の疾患概念が確立された．したがって，非定型うつ病とは，最近になって急に出現した「新型うつ病」の類いではない．一方，わが国では，1990年代に横山ら[3-5]が症例報告と総説を通して，その概念を紹介した．近年では，貝谷[6]がパニック障害と関連の深いうつ病として啓発した結果，一般の臨床医にもようやく知られるに至ったように思われる．そのためか，あたかも「新型うつ病」のように非定型うつ病が扱われるきらいがある．
　もっとも，その気になってみると，前述の非定型的症状がみられるうつ病患者は結構多い．外来患者では，非定型うつ病のほうがむしろ主流ではないかと思われるくらい高い有病率が報告されつつある．したがって，今日の気分障害の臨床において非定

型うつ病の診断と治療が重要な位置を占めるのは確かなようである．

前述したDSM-IVの診断基準以外にも，一般に知られている非定型うつ病の特徴として，以下のことが挙げられる．

① もともと電気けいれん療法(electric convulsive therapy：ECT)や三環系抗うつ薬(tricyclic antidepressant：TCA)よりもモノアミン酸化酵素阻害薬(monoamine oxidase inbitor：MAOI)に対する良好な治療反応性が，その疾病概念の起源である[7,8]．
② 最近は，選択的セロトニン再取込み阻害薬(selective serotonin reuptake inhibitor：SSRI)も有効であると報告されており[9〜12]，MAOIが高血圧性危機のような重篤な副作用のためにチラミン含有物の食事制限や併用薬に注意を要する点を考慮して，欧米のうつ病治療ガイドラインはSSRIを非定型うつ病に対する第1選択薬として推奨している[13]．もっとも，SSRIの効果について十分に検証されているわけではない．
③ 初発年齢は10代後半から20代前半と低く，軽症ないし中等症ではあるが，しばしば慢性の経過をとりやすい[14]．また，一般にうつ病は女性に多いが，非定型うつ病の頻度はさらに女性で高く，男女比は1：2〜3に達する[15]．
④ 社交不安障害やパニック障害，あるいは神経性大食症を高率に合併しやすい[16〜19]．パーソナリィティ障害の併発も多い[17,18]．
⑤ 双極II型障害に高率に伴うことが指摘されており，いわゆるsoft bipolar spectrumに属するという学説がある[18]．

以上のような非定型うつ病の特徴を考えると，その治療とはまずSSRIを用い，良好な反応が得られなければ，欧米ではMAOIの適応となる[13,20]．一方，それが双極II型障害に伴ううつ病エピソード，ないしsoft bipolar disorderの表現型と認められれば，気分安定薬，あるいは最近では非定型抗精神病薬の投与を考慮するということになろうか．MAOIが使用できないわが国の現状では，複数のSSRIを投与し，効果がなければ，次は気分安定薬や非定型抗精神病薬の併用というような処方のパターンが容認されよう．以上のように，いかにも教科書的にまとめれば，わずか200字程度で論述できてしまう．

ところが，である．現実の非定型うつ病の薬物治療は，かような教科書的指針だけでは，いかんともしがたいのである．確かに間違いではなかろうが，臨床の現場においては上記の指針のみではおよそ役に立つとは思えない．

というのも，現実には，非定型うつ病の診断は，今日，実に多くのさまざまな心理

モノアミン酸化酵素阻害薬：モノアミン酸化酵素によるモノアミン神経伝達物質の分解を阻害する薬理作用を有する抗うつ薬．チーズのようなチラミンを多く含む食品を同時に摂取すると，高血圧性危機を誘発する「チーズ効果」のために，多くの種類の食品や薬物の併用が制限される．現在の日本では使用されない．

的，あるいは生物学的要素から構成される抑うつ症候群を呈する患者に付与されかねない．そうした傾向は，特にDSM-Ⅳの診断基準の普及とともに目立っている．先にも述べたように，そのB基準の過食，過眠，鉛様の麻痺，拒絶過敏性などの徴候のみを拾い上げれば，該当する患者数は朝方の悪化，早朝覚醒，精神運動静止ないし焦燥，食欲低下，罪責感といったメランコリー型の徴候を有する患者数を上回る．その数は抑うつを訴える外来の女性患者のかなりの割合(30〜40%か)を占める．

　しかしながら，そのうち，「定型」的な非定型うつ病，つまりDSM-Ⅳに結実する以前のカテゴリー的な疾病概念に厳密に一致する非定型うつ病はより限定されるように思われる．後述するように，非定型うつ病の「定型」とは，女性にみられる若年発症の軽症慢性抑うつ状態であり，パーソナリティ障害との境界が必ずしも明瞭ではない病態である．そもそも，こうした病態を「うつ病」として取り扱うこと自体に難しい問題があるわけだ——昔はせいぜい「抑うつ神経症」の診断が与えられていたのだろう——が，困ったことに，DSM-Ⅳの操作的診断基準によって非定型うつ病の概念がいったん確立されてしまうと，その「非定型の特徴」が一人歩きしはじめた観がある．例えば，過労のために比較的軽症の急性うつ病を発症した中高年の男性も過眠や過食を伴えば非定型うつ病と診断されてしまう．また，双極性障害のうつ病相には非定型の特徴がしばしば認められる——DSM-Ⅳがそれを許容している．あるいは，対人関係で傷つきやすく容易に寝込んでしまう引きこもりの青年も非定型うつ病かもしれない．つまり，非定型うつ病の部分的な臨床像に尾ひれがついて，他の精神障害との境界も定かでないまま，拡散しているのである．これが恐らくは，みかけ上の非定型うつ病の患者が近年増えている理由の少なくとも一部であろう．もし「新型うつ病」に非定型うつ病が含まれているとしたら，こうした拡散した部分が「新型」なのである．しかし，これでは，極端な話，抗うつ薬と気分安定薬の多剤併用大量処方による過眠，過食が目立つうつ病患者でさえ，非定型うつ病の診断基準を満たすということになってしまいかねない．

　かくも，今日，非定型うつ病の臨床は，まさしく「無定形」としかいいようのない多彩な病像を呈する抑うつ症候群に振り回されており，それゆえ治療は方針も無定見なままに果てなき彷徨に陥りやすいのである．あいにく，こうした状況は，実は今日のうつ病医療全般に当てはまるのである．そのことにまずは注意しておきたい．

　では，非定型うつ病の概念に臨床的な意義が乏しいのかというと，決して私はそうは思わない．むしろ非定型うつ病こそが，かつてのメランコリー型うつ病——これもまた独特の色彩を帯びたプロトタイプがわが国の臨床に根付いているのであるが——よりも，はるかに今日の気分障害の臨床——特に外来診療——の有り様を象徴しているといってよいであろう．その病態を理解するためには，臨床症状の把握のみならず，家族歴(遺伝負因)，病前パーソナリティ傾向，生活歴，心理社会的な環境要因，過去の治療歴等々，さまざまな要因を総合的に分析してゆくことが求められる．それゆえ，その治療も心理的要素と生物学的要素のバランスを勘案しながら進めてゆくことになる．無論，薬物療法は有効な手立てにはなるが，たとえMAOIが使用できたとしても，

それだけに頼っても限界は明らかである．なにより拒絶過敏性は処方される薬物に対しても生じてくるため，アドヒアランスを高めることが薬物治療の重要な第一歩となる．そのほかにも細やかな生活指導や疾患教育を通して移ろいやすい患者の体調管理に万全を期す必要がある．さらに，慢性期の非定型うつ病症例の治療においては，患者の生活，あるいは人生全体を眺め渡すことも求められる．そうした広義の精神療法的な配慮が行き届いてこそ，初めて薬物療法の効果が期待できるように思われる．それはプラセボ効果ではないかといわれれば，そうかもしれない．逆にいうと，広義の精神療法的な配慮を欠くと，非定型うつ病の患者は負のプラセボ効果，すなわち，ノセボ効果が出やすいといえよう．いっそのこと，非定型うつ病の薬物治療とは，薬を介する精神療法と心したい．

こうした非定型うつ病の診療の難しさは，私たちの臨床医としてのスキルを高めるものになろう．それとともに，精神科診断における正常範囲からの逸脱の基準をどこに設けるのか，いわゆる気質とパーソナリティと病の境界線をどこに引くのか，そして私たちが供給する医療サービスの目標をどこに置くのか等々，精神医学・医療における基本的な問題を自問させてくれる格好のモデルケースでもある．したがって，私たちが臨床の観察眼を精緻なものとし，バランスのとれた治療スキルを熟達させ，より患者の福利に益するためにも，非定型うつ病の概念は有用であると考える．本章は，こうした観点にもとづく治療の覚書であり，それゆえ，もとよりエビデンスには乏しく，大部分が私個人の経験に大部分が依拠するものであることをあらかじめ断っておく．

● 治療の対象となる非定型うつ病とはなにか

非定型うつ病の治療を考える際，そもそもその対象となる疾病実体がどのようなものかをまずは押さえておく必要がある．非定型うつ病の臨床像とその問題点については，すでに多くの総説[20～26]や書籍[27]が報告されており，詳細な解説はそちらに譲りたい．

ここでは治療の要点として，特に次の4点を強調しておきたい．非定型うつ病に対する私の視点である．

①日本の精神科臨床医が従来馴れ親しんできた軽症うつ病の定型的な病像と非定型うつ病のそれとの間にはいささか隔たりがあり，それゆえ，私たちには非定型うつ病を「うつ病」として扱うことになにがしかの抵抗がある．
②そもそも非定型うつ病の概念の起源をたどると，少なくとも4つの学派にまたがるのであり，各学派の疾病観の相違を反映して，多種多様な治療法が推奨されているのであり，統一見解があるわけではない[26]．すなわち，MAOIが非定型うつ病に特異的に奏効するというのは，一学派の見解にすぎない．
③現状では，非定型うつ病を独立した1つの疾患カテゴリーとして扱うにはどうして

も無理があり，むしろパーソナリティ傾向と気分障害と不安障害にまたがるスペクトラムと考えておくほうが，臨床上は無難であろう．要するに，周辺のさまざまな精神障害との明瞭な境界は—恐らくは正常範囲との境界も—存在しないということである．

④こうした疾病概念の現状は，臨床医に常に診療上のジレンマを強いるが，そのジレンマを意識しているほうが，臨床医としてのスキルが上達するように感じられる．これらの要点について，以下にもう少し説明しておきたい．

1│非定型うつ病は日本の臨床には馴染みうすい

先にも述べたように，私たち，日本の精神科医が非定型うつ病という診断名をようやく知ったのはDSM-Ⅳが発表される前後の1990年代はじめである．欧米で最初に注目された時期から数えると，30年以上の時間差(タイムラグ)がある．

貝谷[27]は，非定型うつ病の診断が使用されにくい理由として，以下の点を挙げている．

①操作的診断基準の使用に対する躊躇感．
②DSM-Ⅳの診断基準にある必須項目の「気分の反応性」が非特異的な症状である．
③同じく診断基準のなかの「拒絶に対する過敏性」はパーソナリティ傾向を示している．
④Ⅰ軸診断（双極性障害や不安障害など）やⅡ軸診断（回避性，境界性パーソナリティ障害など）の併発が多く，そちらのほうが主診断になりやすい．
⑤不安・抑うつ発作といったまだ十分に知られていない症状があり—これは貝谷が特に指摘する点—その症状により引き起こされる行動障害にだけ目が向きやすい．
⑥MAOIが日本では使用できないことのほか，そのほかにも有効な薬物がまだ十分に確立されていない．

私は，これらの理由のほかにも，わが国のうつ病の臨床研究が伝統的に欧米とは一線を画する独自の展開をなしてきたことも影響していると考える．すなわち，従来，わが国のうつ病のプロトタイプとは，生真面目，几帳面で義理堅い病前パーソナリティの中高年の男性が過労のあまりにうつ病を発症するという，いわゆる過労モデルが中心であった．このモデルは，太平洋戦争前，躁うつ病の病前パーソナリティとして執着気質を提唱した下田，そして戦後になって下田学説を再評価し，「軽症(内因性)うつ病」の臨床像を詳述した平沢に，その起源を求めることができよう．私たちは，この過労モデルには普遍性があるものと思っていたが，実はわが国特有のものであるらしい．例えば，北米ではうつ病といえば女性の宿疾（female malady）であるらしく，一般に「子が巣立った後に虚しさを感じ，眠れぬ日々を過ごす中年主婦」や，「自己実現の難しさに悩む若い女性」がイメージされるらしい[28]．かたや，わが国のメ

ディアが度々報じる「不況で追い詰められ，過労に陥って発症する義理堅く仕事熱心な中高年サラリーマン」のうつ病のイメージとは随分な違いである．

こうしたうつ病モデルの文化的差異を医療人類学者の北中[28]に指摘されたとき，私は自分たちのうつ病観が「ガラパゴス化」していたと思い，愕然としたが，もともとうつ病には文化結合症候群の側面がある．北米のうつ病モデルには，かつて全盛を誇った精神分析学が強調した女性の喪失と悲哀をめぐる言説が色濃く反映されているようである．

そもそも，米国では，その精神医学の基礎を作ったMeyer以来，メランコリー（内因性うつ病）という呼称を好まず，depressionという呼称のもとに，内因性，非内因性（心因性）の両抑うつ状態を一元論的に扱ってきた経緯がある[29]．ヨーロッパの伝統的な精神医学を志向したとされるDSM-Ⅲ以降も基本的には変わらない．大うつ病は，重篤であるという基準を満たせば—「大うつ病」の「大（major）」とは「重篤（serious）」と同義である—抑うつ神経症，退行期うつ病，精神病性うつ病，躁うつ病のうつ病相などと診断されるさまざまなうつ病・うつ状態を含んだ病態として提唱されたのである[30]．

こうした北米の医療文化のなかから描出された女性の精神障害の代表が非定型うつ病であるから，日本の臨床医に馴染みにくいのも無理はない．今日のわが国の気分障害臨床に大きな影響を与えてきた笠原-木村の分類[31]にも，症候学的に非定型うつ病に一致するような症例の記載は見当たらない．あえて探せば，対人関係の質から第Ⅲ型の葛藤反応型うつ病に含まれるだろうか．

参考までにDSM-Ⅳの診断基準の策定に決定的な役割を果たしたColumbia大学のKlein[32]による非定型うつ病患者の特徴の描写を以下に引用しておく．こうした症例を，当初，彼は類ヒステリー性不機嫌症（hysteroid dysphoria）と呼び，拒絶に対する過敏性をその本質的特徴ととらえたのである．

　これらの患者は大抵女性であり，おおむねその精神病理の様態は，きわめて傷つきやすく，めくるめくような高揚から絶望的な不幸にわたる浅薄な気分である．この気分のレベルは外から誉められたり認められたりすることにきわめて反応しやすい．このような患者は，恋が終わると希望のない喪失感を覚えるが，新たに気になる男性に出会うと，全く元気になり，数日間は気分が多少高ぶるようにまでなる．彼女らの気分の状態はその判断にも著しく影響する．多幸的な時は，状況や人間関係の欠点を過小評価し，否認して，すべての愛する対象を理想化する．気分が反対の極にあるときは，現実の環境とはあまり釣り合わないような絶望的な気持ちを表明する．

　彼女らは，気まぐれ，情緒的に不安定，無責任，浅薄，恋愛中毒，移り気，近視眼的である．自己中心的，自己愛的，目立ちたがり，虚栄心が強く，衣装道楽の傾向がある．誘惑し，振り回し，貪り，性的に挑発する．感情で考え，非論理的である．容易に甘言とお世辞のとりこになる．おおむね振舞いは演技的で派手

である．性的な関係においては，独占欲が強く，しがみつき，過度に求め，情熱的で，前戯に中心が置かれる．挫折したり，落胆すると，彼女らは非難がましく，涙にくれ，ののしり，意地が悪くなり，しばしばアルコールに頼るようになる[32]．

引用するのも憚られるような，今日の基準では性差別も甚だしい文章である．しかし，これが1950年代の精神分析学が描いたヒステリーのプロトタイプな病像なのであろう．このKleinの描写は，後に"Listening to Prozac"において抗うつ薬によるパーソナリティ傾向の変化を指摘したKramer[1]が引用している．こうしたヒステリー患者にMAOIが奏効し，その拒絶過敏性が軽減すること，すなわち，今日では境界性，自己愛性，もしくは演技性パーソナリティ障害と診断されるであろう患者にも薬物療法が有効であることを示した点にKleinの革新性があったのである．

とはいえ，わが国の精神科医が馴れ親しんできたうつ病のプロトタイプからは，非定型うつ病のそれはまことにほど遠い感がある．しかしながら，私たちの伝統的なうつ病モデルの固定観念からいったんは脱却しなければ彼の国の非定型うつ病の概念理解は到底難しいであろう．当然のことながら，「休養と薬物療法」という従来のうつ病治療の金科玉条もそのままでは通用しない．

2｜非定型うつ病は異種の病態の集合体

一口に非定型うつ病といっても，均一ではなく，さまざまな病態が混在し，異種性（heterogeneity）に富む病態であることが，以前から指摘されてきた．

よく知られているのは，1982年にDavidsonら[33]が発表した分類であり，強い不安を伴うAタイプと非定型の植物症状(食欲，体重，睡眠，および性欲の亢進)を伴うVタイプに大別し，いずれも若年発症，女性に多い，外来患者，軽症，自殺企図は稀，精神運動性の変化が少ないという点が共通しているとした．また，双極うつ病に逆植物症状(非定型の植物症状の意)を伴うものも，非定型うつ病とみなされる．つまり，Vタイプには単極性と双極性の2つが含まれる．Kleinが指摘した類ヒステリー性不機嫌症はVタイプにみられる．しかし，抑うつ症状が重症化すると植物症状は定型(食欲低下，体重減少，不眠，性欲減退)化するという．しかも，これらのサブタイプ間にも重複がみられる．

そもそも非定型うつ病の定義をめぐって，長い間，論争―逆植物症状と気分の反応性が主症状なのか，それとも麻痺症状や拒絶過敏性を重視すべきか―が繰り広げられてきた．DSM-Ⅳに「非定型の特徴」が採用されたことで，一応の決着がついたように見えるが，現実には一部の学派の見解に偏重したものであるらしい[34]．

植物症状：自律神経を植物神経と呼ぶことから，自律神経症状を指す．メランコリー型うつ病では食欲低下，体重減少，不眠，性欲減退などの植物症状がみられるが，非定型うつ病は，その逆のパターンの植物症状が特徴である．

最近，大前[26]は「非定型うつ病という概念—4種の定義」と題する総説を発表し，実のところ，異なる複数の起源より非定型うつ病の概念は発し，その疾病実体をめぐって議論されてきた経緯を明らかにしている．過去半世紀の間の重要文献のほとんどが網羅された総説であり，このような充実した論文が日本語で読めるのは嬉しい限りである．

　大前[26]によれば非定型うつ病に関する研究は，非メランコリー性単極性抑うつ状態ととらえる立場と双極性障害ととらえる立場とに大別される．それぞれにまた2つの異なる立場がある(表2-1)．

　単極性の立場をとる研究グループの1つは，気分の反応性を必須とする米国のColumbia大学グループである．DSM-Ⅳには基本的に彼らの見解が採用された．治療は，MAOIを第1選択薬とする．もう1つのグループは，オーストラリアのNew South Wales大学グループであり，気分の反応性は重視せず，非定型うつ病とは非メランコリー性抑うつ状態という非特異的なスペクトラムを構成するプロトタイプの1つととらえる．彼らは，不安・恐怖症状から二次的に抑うつ状態が生じると考えている．治療は，拒絶過敏性というパーソナリティ傾向に焦点をあてた心理学的介入を推奨するが，不安の強い患者にはSSRIがMAOIと同等の有効性を示すという．

　一方，双極性の立場をとる研究グループの1つは，Pittsburgh大学グループであり，非定型うつ病は逆植物症状と脱力感を前景とする抑うつ状態であり，双極うつ病と関連すると考える．治療はリチウムや抗てんかん薬などの気分安定薬を推奨する．また，soft bipolar spectrumの概念を提唱するAkiskalやBenazziらも，非定型うつ病の諸症状を軽症双極性障害の標識とみなし，双極Ⅱ型障害，ないし双極スペクトラム障害のディメンジョンの文脈で理解している．治療は，気分安定薬と非定型抗精神病薬を推奨する．

表2-1　諸学派による非定型うつ病の定義の相違

学派		Columbia	New South Wales	Pittsburgh	Soft Bipolar Spectrum
疾病論的位置づけ	極性	単極性		双極性	
	内因性	非内因性(非メランコリー性)		内因性/非内因性を重視しない	
特徴	経過	慢性		急性(周期性)	慢性
	重症度	軽症		重症/軽症	軽症
	重視点	気分の反応性[*1]	不安・恐怖，拒絶過敏性	逆植物症状，脱力感	非定型症状のすべて
主な治療方針[*2]		MAOI	心理学的介入，SSRI	気分安定薬，MAOI	気分安定薬，非定型抗精神病薬
双極性障害の概念的特徴[*3]		周期性/循環性		bipolarityを拡大	

[*1] Kleinの「類ヒステリー性不機嫌症」では，拒絶過敏性が重視されている．
[*2] いずれの学派も心理学的介入あるいは精神療法的アプローチの必要性を否定しない．
[*3] 各学派が概念上，双極性障害の特徴をどう捉えているかを示す．Soft Bipolar Spectrum学派は双極性障害の概念を拡大し，気分の不安定さや症状・経過の多彩さ，抗うつ薬の反応性などをbipolarityの特徴ととらえている．

(大前 晋：非定型うつ病という概念—4種の定義．精神経誌 112：3-22, 2010より引用，一部改変)

以上のように，非定型うつ病の概念には少なくとも4つの起源があり，それぞれにさまざまな問題点を含んでいる．しかも，各学派の疾病観の相違を反映して，多種多様な治療法が推奨されているのであり，統一見解にはほど遠いのが現状である．したがって，私たちは海外における非定型うつ病の治療研究のレポートを読む際は，「これは〇〇学派からの報告であり，彼らは非定型うつ病を……と定義している」ことを念頭に置きながら，読む必要があろう．その点，大前が作成した各学派の特徴の要約（表2-1）はまことに便利である．

大前[26]は，これまでの研究を総括して，DSM-Ⅳの診断基準に該当する非定型うつ病の病像はおよそ3種類に分類されるとする（図2-1）．すなわち，①非定型うつ病の「定型」群：若年発症，軽症，慢性の抑うつ状態で，対人関係上の拒絶に敏感な女性に多く，パーソナリティ傾向との区別が困難，②逆植物症状＋麻痺症状群：周期性反復性の急性うつ病で，多くは双極うつ病に該当，および③その他のDSM-Ⅳの非定型うつ病群：操作的診断基準に一致する非定型うつ病の集合から（①群＋②群）を差し引いた「特定不能の」種々雑多な病態であり，非定型うつ病・not otherwise specified (NOS)とでも呼べようか，の3つである．

大前[26]は，DSM-Ⅳの診断基準の問題点として，これまでの主要な研究者が非定型うつ病の診断要件としていた軽症/外来，単極性/非メランコリー（内因）性，女性優位，若年発症，慢性/持続性などの特徴を排除したことを指摘している．確かに，ここまで非定型うつ病の概念が拡大してしまうと，その妥当性と信頼性が疑わしくなりかねないが，これはDSM-Ⅲによって「大うつ病」が登場して以降，うつ病の概念が異様に拡大してしまったことと同様の現象であろう．DSM-Ⅳにより双極Ⅱ型障害のカテゴリーが新たに登場し，双極性障害の概念が拡大したことも，そこに非定型うつ

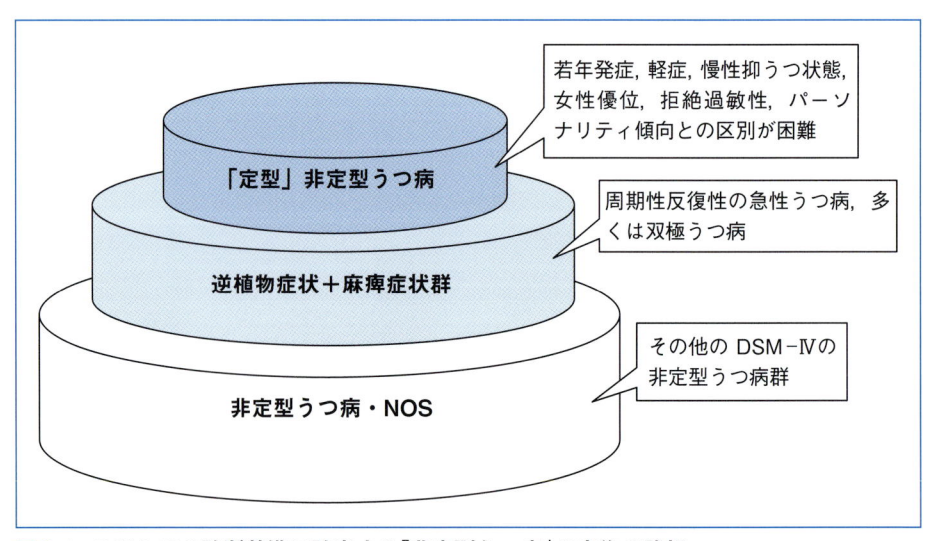

図2-1 DSM-Ⅳの診断基準に該当する「非定型うつ病」の病像の諸相
操作的診断基準によって「非定型うつ病」の概念が拡大したことに留意し，その診断が指し示す状態像がいずれの群に該当するのかを見極めるべきである．

（大前 晋：非定型うつ病という概念—4種の定義．精神経誌 112：3-22, 2010 にもとづき筆者作成）

病が取込まれる余地を生じる一因になった．最近，DSM-Ⅲ，Ⅳをそれぞれ指揮したSpitzer[35]とFrances[36]が，今日の気分障害概念の拡大は彼らの「予期せぬ結末」であったと繰り言のように述べていることが思い合わされる．

Columbia学派をはじめ，多くの研究者がDSM-5（2013年発表予定）の特別委員会に対して診断基準の改訂を提案している[23,24]が，最近発表されているドラフト版[37]には「非定型の特徴」に関する変更点は特にみられないようである．一方，「混合性不安/うつ病（mixed anxiety/depression）」なる新たな病名が設けられ，プライマリケアで遭遇するようなごく軽症の不安-抑うつ症状群を視野に入れているが，これは非定型うつ病とは関連が薄い独立した疾病概念である．つまり，DSM-5はその適用の範囲を精神科医療の外の領域へさらに拡大することを意図しているために，ますます対象とする病態は軽症化してゆくようである．事実，ドラフトでは，気分障害の亜症候状態である「分類不能の状態（conditions not elsewhere classified：CNEC）」を提案し，臨床的な閾値下（subthreshold）にも関心を注いでいる．

その点，もともと非定型うつ病はパーソナリティ傾向との区別が判然としない軽症抑うつ状態を示すだけに，今後も軽症気分障害を対象とする臨床には有用な概念といえるかもしれない．だが，診断基準が適用される医療の現場は，1950～60年代の精神分析全盛時代のクリニックとは大きく変貌している．患者層の社会文化的背景も全く異なっていよう—私にはKelinのいう類ヒステリー性不機嫌症は戦後の北米における文化結合症候群のようにさえ感じられる．したがって，今さら，診断基準に細かい改訂を加えても，上記の①群（「定型」非定型うつ病）の検出の精度が上がるようには思えない．むしろ対象の軽症化に伴い，「定型」的な病像の完成に至らない③群（非定型うつ病・NOS）が増えてゆくのではないだろうか．

ちなみに，DSM-5のパーソナリティ障害の章は，従来のカテゴリー的分類からディメンジョン的アプローチへ転換するといわれている[38]．すなわち，パーソナリティ特性による評価を採用し，境界性タイプ（borderline type）と呼ぶような特性項目が使用されるようになるという[37]．こうした変更が，非定型うつ病の外延にどう影響するのか，予断を許さない．

それはともかく，私たちは「非定型うつ病」の診断基準に合致する患者の診療にあたる際，その診断が指し示す状態像が上記の3つの群のいずれに該当するのかを慎重に見極めるべきであろう．もっとも，この3つの群にせよ，その境界が明瞭に分かれているというわけではない．互いの移行もありうるかもしれない．この問題について次の項目にて考察する．

ただ，大前も指摘するように，双極性障害を疑う徴候として逆植物症状を「非定型的症状」と呼ぶと，誤解を招きやすいように，「非定型」の用語をむやみに用いないほうが賢明であろう．そうでなくても，「非定型」精神病，「非定型」自閉症，「非定型」抗精神病薬等々，精神医学の専門用語には接頭辞に「非定型」がつくものが多い．「定型」の病型や治療が主流であり続けることがむしろまれであるという，この分野特有の事情を反映しているのだろう．

3 | 非定型うつ病のスペクトラムを3Dイメージ化してみる

　非定型うつ病が異種の病態の集合体らしいことは，診断の安定性を調査した長期観察研究の結果からも示唆されている．報告によって使用した診断基準や薬物療法の違いがあり，一概に比較することは困難だが，再発率や抗うつ薬の維持療法の効果は他のタイプのうつ病と変わらないらしい．報告によっては，約40%の患者が経過中にメランコリー型うつ病や双極性障害の診断へ変更になったという[39]．また，ある研究は再発の際に逆植物症状を認めたものは64%であったと報告している[40]．

　1970年代初頭の研究であるが，Pollittら[41]は，MAOIが奏効した不安-抑うつ症候群の植物症状について，若年者は相対的に逆植物症状の傾向を示し，年齢を経るにしたがい，定型的な植物症状が増えてゆくと報告した．気分障害の長期観察研究で高名なスイスのAngstら[42]は，DSM-Ⅳの診断基準に合致したメランコリー型と非定型の双方の特徴を併せ持つ混合型が4.1%あったと報告している．うち，メランコリー型大うつ病の経過中に48%に非定型の特徴を認めたという．彼らは，メランコリー型と非定型うつ病とは，連続性をもった単一のディメンジョンを構成すると考えている．軽症例では非定型の特徴がみられるが，重症化するとメランコリー型に移行するというものである．

　私も自分自身の経験から，Angstらと同じく，非定型うつ病とメランコリー型うつ病を連続体(スペクトラム)としてとらえる立場を支持したいと思っている．同じく，非定型の特徴を伴う双極うつ病は，単極性の非定型うつ病と連続し，メランコリー型ともつながり，双極スペクトラムの一部を構成している可能性がある．実際，相互の移行はまれではなく，薬物反応性も一貫しているわけではなく，その時の状態像によって変化するように感じている．

　こうしたメランコリー型-非定型-双極うつ病のスペクトラムをよりイメージするために，次のような立体的な(3D)画像を思い浮かべてみたいと思う(図2-2)．

　ここに2峰の山があり，それぞれの頂が双極性障害とメランコリー型うつ病である．高度が重症度，斜面の角度が症状の発現様式(傾斜が険しくなるほど急性化する)を表している．おのおのの頂上に立てば，互いに異なる峰の山頂にいることは明らかである．非定型うつ病は，どちらかというとメランコリー型うつ病の峰の山腹にある比較的なだらかな天辺をもつ隆起である．併せて単極性の峰と称するほうが妥当であろうか．それでも，その隆起の頂点に立てば，双極性ともメランコリー型とも明らかに違う峰のように感じられる．では，非定型うつ病の山頂から降りてみよう．降りはじめると，間もなく，メランコリー型の山腹を下山していることに気づく．いや，双極性のほうの山腹かもしれない．よく見ると双極性の峰にもⅡ型と呼ばれるもう1つの小高い隆起があり，非定型の尾根と連続しているのである．それどころか，山麓に近付くにつれて非定型の特徴をもつ隆起はいたるところにあることに気づく．特徴的な頂と思った非定型の峰も実はどこにでもある小地形なのかもしれない．それにして

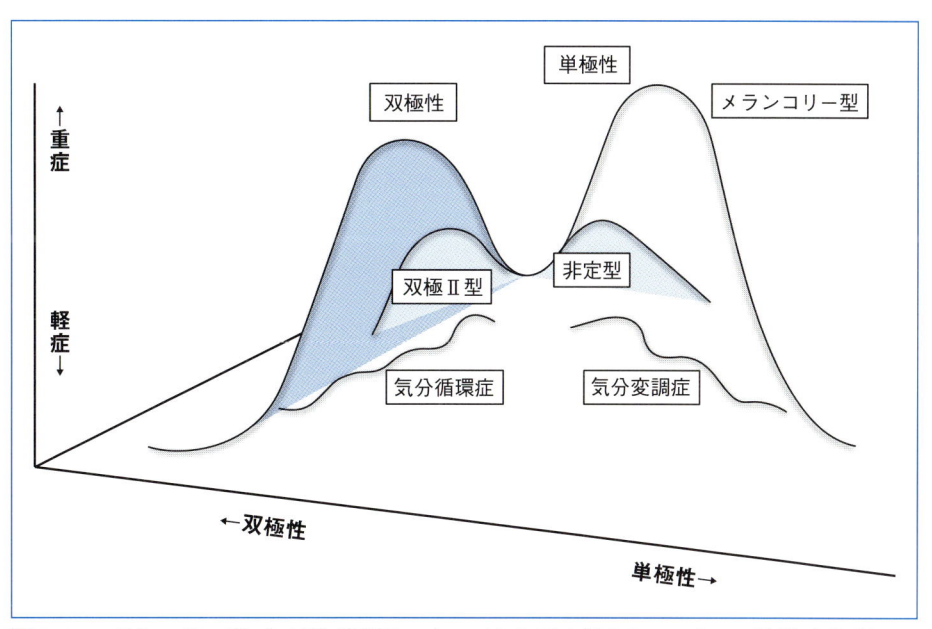

図 2-2　メランコリー型−非定型−双極うつ病スペクトラム概念の 3D イメージ（筆者作成）
軽症化するに従い，各カテゴリーの間の境界ははっきりしなくなる．

も麓に近づけば近づくほど双極性とメランコリー型（あるいは単極性）の峰の境がよくわからなくなってくる．両者の裾野は大きく広がっており，巨視的に眺めれば，全体は気分障害という名の山脈である．これが，病態が軽症化するにしたがい，互いの境界は不明瞭となり，各峰も連続しているように見えるということである．平地に至っても決して平坦というわけではなく，それ相応の凹凸が至るところにみられる．どこから気分障害の大きな山脈が隆起しはじめるのか，これも杳としてわからない．境界線を引くことができぬわけではないが，あくまで人為的な産物であり，自然の所作とはいえまい．

　以上はあくまで喩えのイメージにすぎない．軽症化するにしたがって，メランコリー型，非定型，双極うつ病，それぞれの境界が曖昧になりつつあることを説明するための仮想のモデルである．このようにイメージすることで，それぞれの病理学的な位置付けがなんとなくわかったようなつもりになるという独りよがりの空想の産物である．しかも，実際には，上記の気分障害のディメンジョンに不安障害のディメンジョンが加わるので，3D イメージでは追いつかない．しかし，こうイメージしておくほうが，治療には寄与するのではないかと感じている．というのは，後述するように，非定型うつ病の境界は決して明確でないがゆえに，ある特定の薬物が特異的に奏効するのではないと見切りをつけることができるからである．むしろ，非定型的特徴のある抑うつ状態が，どの程度の重症度にあるのか，どれくらい双極性障害の要素（bipolarity）を含むのか，あるいはメランコリー型への帰属はどれくらいであるのかなどと，推し量りながら薬物治療を進めることが有用なのではないかと思う．

実は以前，私はColumbia学派のLeibowitz博士と個人的に話す機会があったときに，こうした私が考える非定型うつ病をめぐる気分障害のスペクトラムについて彼の意見を訊いてみたことがある．大規模な臨床試験において非定型うつ病に対するMAOIであるphenelzineの選択的な有効性をTCAのイミプラミンと比較して実証したのは彼の功績である[43]．わが国では，社交不安尺度(Liebowitz Social Anxiety Scale：L-SAS)[44]の開発者として知られている．しかし，私の質問に対する彼の答は，「面白い考えだ．でもエビデンスがないね」という素っ気ないものであった．どうやら，証明する方法がないものについては関心の対象から外すというのが，彼の研究者としての姿勢のようであった．そういえば，医療の対象である社交不安障害と日常的なスピーチ不安との区別について問われたときも，「大抵の人は区別を曖昧にしたがるが，私は純粋なスピーチ不安と社交不安とは本当は異なると思う．しかし，それらを分ける方法はわからないし，分けることに意味があるのかどうかもわからない」と答えている[45]．そう考える彼にとって，非定型うつ病も社交不安障害と同じく独立した疾患実体のカテゴリーなのであろうし，Columbia学派の立場として一貫しているといえよう．確かにスペクトラム概念はわかったようでわからぬ代物だし，それを操作的に定義づけようとすると，またまた議論が紛糾してしまいかねないに違いない．事実，双極スペクトラムの概念をめぐっても百家争鳴の観がある．

　なお余談ではあるが，わが国の気分障害の臨床において，近年，取り上げられることの多い「逃避型抑うつ(広瀬)」，「現代型うつ病(松浪)」，「未熟型うつ病(阿部)」などと非定型うつ病とは概念上は一応別物であろう．多くの論考が主として軽症内因性―メランコリー型とは直ちに言い換えかねるニュアンスを含むこともあるが―うつ病の今日的変容に焦点を当てており，提示される症例にも男性が少なくないことから，非定型うつ病とは異なる概念である[26]．しかしながら，一部の論者は双極スペクトラムとの関連を指摘しており，症候学的に経過中に非定型的特徴がみられてもなんら不思議ではない．

　そのこととは別に彼らの論考に私が興味をもつのは，なぜ現代社会において病像の変容が起きているのかについて精神病理学的な考察を試みているからである．単純に気分障害医療の拡充が軽症例の取込みを促進していることだけではなさそうである．なかでも，阿部[46]によれば，彼の提唱する「未熟型うつ病」の未熟性とは，患者の社会的規範の取り入れの脆弱性という意味と，うつ病像が不安定かつ流動的という意味の2つを包含するという．彼は，Davisonら[33]の分類のAタイプ(不安優位)とVタイプ(逆植物症状優位)に相互移行が起こりうることに触れ，「未熟型うつ病」と「逃避型抑うつ」も非定型うつ病の枠には収まりきらないが，両者の経過中に非定型的特徴を呈する時期があると指摘している[46]．

　人格の統合水準ないしメランコリー能力という観点からみると，それが最も低い思春期から青年期では人格と気分障害の融合したような双極Ⅱ型障害やうつ状態が問題となり，成人前期では不安焦燥優位ないし軽い制止優位の双極Ⅱ型が，

壮年期には典型的な制止優位のうつ病相をもつ単極型ないし双極Ⅰ型が出現しやすくなるとは言えないだろうか．いずれも人格の統合水準と躁的因子の混入の程度によって病像が変わってくる[46]．

阿部は，発達段階における人格の統合水準×躁的因子(気質的なエネルギー水準)の相互作用の結果，かつての典型的な病像形成には至らない，今日的なさまざまなうつ病像が生じると考えており，非定型的特徴もその未成熟な表現型の1つであるといえよう．なるほど，これが文化横断的な現象であるかどうかは置くとして，現代社会における軽症化の真相なのかも知れない．

4 非定型うつ病の治療のジレンマを覚悟しよう

3Dイメージ化したスペクトラム概念によって非定型うつ病と周辺の病態との関係をなんとなくわかった気持ちになったとしても，しかし，現実の治療の段になると治療者は多くのジレンマとストレスを抱えることになる．

そのいくつかを列挙してみよう．

①長期経過をみないと全体像が見えないというジレンマ

「定型」非定型うつ病は，若年発症で慢性に経過し，パーソナリティにも浸透し，人生全体を舞台にしてしまいかねない．しかも，非定型的特徴だけでは，経過中にメランコリー型にも双極うつ病にも発展しうるとすれば，発症初期の横断面のみでは予後を見立てることが難しい．

②軽症とはいえ慢性に経過し，患者の苦痛は深刻であるというジレンマ

周囲のポジティブな刺激に反応する抑うつ状態であり，また逆植物症状のために比較的軽症にみえるが，患者の苦痛ははなはだ深刻であることが多い．そのうえ，拒絶過敏性はパーソナリティ傾向と受け止められやすいので，「うつ病」というよりはいわゆる「神経症」，あるいは「パーソナリティ障害」の範疇に止めおきたいという心境に治療者は傾きやすい．Kleinの類ヒステリー性不機嫌症の概念が心に浮かぶときは，そういう心境にあるときである．そもそも，「大うつ病」のサブタイプに据えたために，色々と厄介な問題が生じたわけで，「定型」非定型うつ病の実体は，いわゆる「抑うつ神経症」，すなわち気分変調症に近いものである．

③過小診断と過剰診断のジレンマ

疾患と疾患，正常と異常との間に明瞭な境界線を引かないスペクトラム概念は早期介入や治療の可能性を広げたものの，過剰診断の懸念は常に付きまとう．事実，最近，米国では双極性障害の過剰診断が指摘されており，気分安定薬の濫用に警鐘を鳴らす識者も少なくない[47]．

④多彩な症候と経過に振り回される薬物療法のジレンマ

併存症が高率であり，そもそも気分障害の治療なのか，併存する不安障害の治療な

のか，よくわからなくなる．多彩な症候に逐一対処するうちに，いつの間にか，多剤併用大量処方に陥るリスクが高い．これを樽味[48]は「薬理学的彷徨」と表現した．いかにもぴったりの比喩ではないか．

⑤抗うつ薬の使用に関するジレンマ

わが国ではMAOIが使用できないという事情もあるが，いずれの抗うつ薬も限界があるし，気分反応性ゆえに抗うつ薬が奏効しているのかどうかさえ，判然としないことがあるのが，臨床の実感である．しかも，非定型的特徴を呈する双極うつ病であれば，躁転を招くリスクがある．

⑥気分安定薬，非定型抗精神病薬の有効性と副作用に関するジレンマ

後述するように，双極性障害でなくとも，非定型うつ病症例が示す不安・恐怖症状や衝動性には気分安定薬や非定型抗精神病薬が有効なことがある．ところが，これらの薬物は過食や体重増加，あるいは過鎮静や過眠という逆植物症状を副作用として生じやすい．副作用か，それとも本来の非定型的特徴なのか．しかも，これらの問題点は，特に女性の患者においては治療に対するアドヒアランスを衰えさせる要因となる．

今のところ，こうしたジレンマを解決するよい方策は見出せない．どれほど経験を積んだ後さえ，処方には常に賭けに等しい期待と不安がつきまとう．ならば，治療者はあえてこうしたジレンマが生じることを覚悟して治療を開始するしかない．不安は大きいが，今日の非定型うつ病のような「無定形」な病態に臨機応変に処するための最善の心構えであろう．後述するように，私は薬物療法を進める際に，適宜，上記のジレンマがあることを患者にも打ち明け，治療は共同作業である旨を念押すことが多い．ジレンマの意識化と共有が，薬を介する精神療法における治療同盟に寄与すると心得たい．

非定型うつ病の薬物療法のエビデンス

そもそも非定型うつ病の起源は，1960年前後にMAOIがTCAよりも有効な抑うつ状態が発見されたことに基づく[7,8]．しかし，Healy[49]が著書「抗うつ薬の時代」で明らかにしたところによれば，MAOIに対する特異的反応は決して追試されなかったのであるという．にもかかわらず，非定型うつ病の概念が1960〜70年代に発展したのは，うつ病のあるサブグループに対して特定の薬物が選択的に作用するという概念を当時の学界の権威が提唱したことと，すでにTCAに主役を奪われたMAOIをなんとか生かしたいという製薬会社の利害が少なくともに一部には絡んでいたらしい．

その後，ようやく1980〜90年代にColumbia学派が中心となってMAOIが非定型うつ病に対してTCAよりも有意に優れた改善効果を示すことを実証した[43,50〜54]．MAOIに対する特異的反応性は操作的診断基準の妥当性の検証にも有用であった．その成果により，Columbia学派が作成した非定型うつ病診断スケール（Atypical

Depressive Disorder Scale：ADDS)に準じた診断基準がDSM-Ⅳに採用されるに至った[55]．

　Columbia学派は，薬理学的分割(pharmacological dissection)という言葉を好んで用いているように，薬物反応性により各精神障害分類の基礎を与えようと―すなわち，診断に治療的含意を込めようと―試みた．リーダー格のKlein[56]がイミプラミンの反応性の相違により不安神経症をパニック障害と全般性不安障害に分類してみせたように，彼らは今日の不安障害や気分障害の分類と治療に大きな貢献をなしてきた．しかしながら，1990年代以降，SSRIや非定型抗精神病薬が精神科薬物療法の主流となるにつれて，各精神障害カテゴリーの薬物反応性には特異性があるという仮定は実は段々と怪しくなってきている．例えば，1987年のDSM-Ⅲ-Rではメランコリー型うつ病の診断基準に抗うつ薬やECTに対する反応性を含めていたが，その後の研究によって支持されず，7年後のDSM-Ⅳにおいて，この項目は外された[57]．

　ここでは文献上報告されている非定型うつ病に対する薬物治療のエビデンスについて概説するが，残念ながら，わが国で使用可能な薬物に関して十分なエビデンスが乏しいため，主にその問題点に焦点を当ててみたい．

1 MAOIは本当に有効なのか

　非定型うつ病に対する有効性をMAOIとTCA，およびプラセボ間で比較する無作為化二重盲検比較試験は，Columbia学派が中心になって実施した[43,50,51]．彼らが使用したのは，MAOIがphenelzine，TCAがイミプラミンであった．その結果，6週間の試験終了時の改善率〔Hamiltonうつ病評価尺度(Hamilton Depression Rating Scale：HAM-D)において50%以上の得点低下，もしくは全般的臨床改善度(Clinical Global Improvement)において中等度以上の改善〕はそれぞれMAOI群67～83%，TCA群43～50%，プラセボ群19～29%であった(Paeら[20]の総説を参照)．このイミプラミンに対するphenelzineの優位性は，同グループによる薬物同士を交換するクロスオーバー・デザイン試験[52,53]，再発予防効果を検討した24週間の長期投与試験[54]の結果によっても支持された．

　Henkelら[12]は，8つの二重盲検比較試験のメタ解析を行い，phenelzineの改善効果がプラセボとイミプラミンを凌駕する結果を得た．その平均の効果サイズは，phenelzineとプラセボ間が0.45，phenelzineとイミプラミン間が0.27であった．以上のようにphenelzineは確かにイミプラミンよりも非定型うつ病に対して有効であるが，効果サイズは比較的小さく，一方，副作用予防のための管理が難しい点を考慮すると，臨床における有用性についてはなお検討の余地がある．つまり，phenelzineの改善率は約70%だが，イミプラミンでも約50%であり，食事制限や併用禁忌薬の多さなどの不便さを考慮すると，果たしてphenelzineが明らかに有用であるといえるほどの差異があるだろうかという問題である．

　MAOIが奏効するのは，非定型うつ病のいかなる症状(群)なのか，という問題も

検討された．New South Wales 学派の Parker ら[21]は，不安症状と拒絶過敏性を重視したが，Columbia 学派が行った大規模な臨床研究では，パニック発作や類ヒステリー性不機嫌症を呈する非定型うつ病の患者には phenelzine，イミプラミンともに有効であった[43]．DSM-IVの診断基準にある単一の症状項目と関連した phenelzine の選択的な反応性も認められていない[50,58]．実のところ，MAOI は，非定型的特徴のあるなしにかかわらず，広く抑うつ，および不安状態に対して有効な薬物なのである．

Columbia 学派の Stewart ら[22]は，DSM-IVの定義する非定型うつ病のうち，20歳以下の若年発症で，慢性的な経過（2年以上）をとる群のみイミプラミンに対する phenelzine の優位性が認められたと報告した．一方，晩年発症/非慢性経過群では，phenelzine の優位性は見出せなかった．したがって，若年発症/慢性経過を診断基準に組み入れることで，MAOI が奏効する非定型うつ病の範囲を限定できると彼らは考えている．彼らはあくまで MAOI に対する特異的な反応性にもとづく薬理学的分割にこだわっているのである．

可逆性 MAO-A 阻害薬（reversible inhibitor of MAO-A：RIMA）である moclobemide は，ほとんど食事制限を必要としない．非定型うつ病に対する moclobemide の効果を検討した二重盲検比較試験の結果は，moclobemide は対照薬であるクロミプラミンと同等か，あるいは劣るというものであった[59]．もっとも moclobemide の抗うつ効果は古い MAOI である phenelzine よりも弱いといわれる．他にも，非定型うつ病の治療において moclobemide とジアゼパムが同等に有効であったという報告もある[60]．米国では moclobemide の使用は認可されていない．

わが国では，かつて MAOI のサフラジン（safrazine）が抗うつ薬として使用可能であった．しかし，同薬は1997年に肝機能障害の問題から製造中止になった．横山ら[3]は非定型的特徴を有する抑うつ状態に対するサフラジンの有効症例を報告している．

症例は40代の女性．2年前より不眠，抑うつ気分，不安感，離人感が出現し，日中，自宅にひとりでいると不安になった．しかも，苛立ち，不機嫌になって家族に暴言，暴力を振るうようになった．先に入院治療を受けた病院の診断は境界性パーソナリティ障害であった．生活のリズムの乱れや攻撃的な言動，薬の過量服薬や家人の前で障子に火をつけるなどの問題行動があり，著者らの関わる病院に入院となっていた．患者の訴えは，一貫して，不眠と日中，自宅にひとりでいることの不安であり，抑うつ気分にも気分の反応性が認められた．それまでは，衝動性のコントロールを目的に抗精神病薬中心の処方であったが，著者らは不安-抑うつ状態の改善に焦点をあてた抗うつ薬主体の処方に変更した．そこで，アミトリプチリンとレボメプロマジンを開始したところ，不安焦燥感が軽減し，いったんは退院した．しかし，まもなく症状再燃し，増薬したが，効果は乏しかった．そのうち，過食と甘いものへの渇望もみられるようになった．そこで，サフラジン 30 mg/日の投薬を開始したところ，翌週には不眠，不安焦燥感が軽

減し，日中も1人で過ごせるようになった．家族に対する対応も穏やかになり，衝動性も消失したという．本症例は，気分反応性，過食，著しい疲労感(麻痺症状)，強い不安感があったことから，MAOI に対する反応が良好な非定型うつ病の範疇ととらえたようである．この症例の病前のパーソナリティ傾向に関する記述はないが，すでに4回の結婚歴と離婚歴があったことが注目される[3]．(以上，筆者による要約)

横山ら[4]は，さらに「非定型うつ病像を伴う双極性障害の1例」としてサフラジンの投与経験を報告している．こちらの症例は10代後半より気分の変動が明らかに認められている30代の女性であり，気分反応性のある抑うつ状態に著しい不安焦燥感，過食と体重増加，疲労感，不安定な対人関係など非定型うつ病と類似した症状が認められた．当初は TCA(クロミプラミン，アモキサピン，アミトリプチリン)が投与されたが，副作用や躁転を生じた．リチウムも使用したが，躁状態は改善したものの，うつ転することを防げなかった．サフラジンは単剤投与であるが，中止すると抑うつ状態の再燃を生じたと報告している．横山ら[3,4]は，単極性，双極性の違いにかかわらず，非定型的特徴を認めれば，MAOI に対する良好な反応が期待できると考えたようである．残念ながら，報告された2症例の長期経過については述べられていない．

日本でもパーキンソン病治療薬として使用されているセレギリン(L-deprenyl)は選択的 MAO-B 阻害薬である．1980年代には非定型うつ病に対するセレギリンの有効性を示す報告がなされている[61]．セレギリンに反応する患者は投与前の不安レベルが比較的低かったという．わが国では，北島ら[62]がセレギリンの著効した非定型うつ病の症例を報告している．

　症例は60代の女性．40代前半より過眠を伴う抑うつ状態が持続し，抗うつ薬に反応しないため，一時，メチルフェニデートの投与も受けている．初診時，過眠，抑うつ気分，不安感，物忘れ，頭重感のほか，強い全身倦怠感を訴えていた．入院直後，それだけで抑うつ気分の改善をみたことから，著者らは気分の反応性ありと判断した．セレギリン 2.5 mg/日投与後，数日にして「眼鏡を初めてかけた時のように視界が明るくなった感じがする」と患者は述べている．しかし，対人関係上のトラブルから情緒的に不安定であったため，2週間後に 5 mg/日に増量した．その結果，気分のみならず過眠にも改善がみられた[62]．(以上，筆者による要約)

難治性うつ病に対するセレギリンの治験(オープン試験)がわが国でも行われた．私も参加し，難治性うつ病の60代，女性にセレギリンを投与した経験がある．しかし，患者には非定型的特徴は認めず，非反応性の抑うつ気分と精神運動静止が顕著であった．それまでいかなる抗うつ薬にも反応せず，ECT の効果も一過性であった症例であったが，セレギリンは奏効した．けれども，やがて軽躁状態を呈するに至り，やむ

なく投与を中止した．残念ながら，セレギリンの適応拡大を目指す治験は，その後，中断している．

近年，セレギリンの経皮吸収型製剤（パッチ）が開発され，米国では大うつ病に対する適応が認可された[63]．同薬はチラミン含有食物との相互作用のリスクが低いため，従来のMAOIと比較して安全性と忍容性が高い．当然のことながら，非定型うつ病に対する効果も期待されるが，今のところ，信頼に足るデータは報告されていない．

以上のように，非定型うつ病に対してMAOIがTCAよりも有効であるといっても，実証されているのは，phenelzineのみである．パニック障害や社交不安障害に対する同薬の有効性もColumbia学派が報告している．しかし，その使い勝手の悪さから，一般に第一選択薬ではない．他の抗うつ薬に反応しない難治性うつ病に奏効することがあるのは確かなようである．

なお私は，母国で以前にphenelzineを服用していたという米国人の相談を受けたことがある．仕事でしばらく日本に滞在するので同薬を再び処方して欲しいという依頼であった．軽い不安-抑うつ状態のようであったが，非定型的特徴ははっきりしなかった．日本ではMAOIが使用できないことを説明して，代わりにSSRIやスルピリドを服用してもらった．しかし，どれもかえって具合が悪くなってしまったために，ベンゾジアゼピン系抗不安薬を処方したところ，これが一番合っているということであった．間もなく来院しなくなったので，一過性の症状であったのだろう．

2 ｜ SSRIとMAOIはどちらが有効なのか

1990年代に入ると，非定型うつ病の薬物療法に新たな展開が起こる．SSRIの時代の幕が華々しく開いたのである．

ことに，Kramer[1]が「Listening to Prozac」においてKleinの非定型うつ病と類ヒステリー性不機嫌症の概念を紹介し，fluoxetine（Prozac®）が非定型うつ病の患者に元々みられるようなパーソナリティ傾向をも好ましい方向へと変化させる可能性に言及したために，公衆に大きなインパクトを与えた．同書が出版された1990年代前半といえば，東西の冷戦が終結し，経済も未曾有の好景気に沸き，世界の覇者として米国が自信を大きく回復した時期に一致する．いわゆるProzac®現象も当時の米国社会の高揚した気分を反映していたのであろう．

Kramer[1]の記述が巧みであったのは，過去2回，すでにfluoxetineを投与されて全く無効であった慢性的なアンヘドニア（anhedonia）—何ごとも楽しめない，楽しもうという気にならない—と眠気を訴える若い女性が，思い切って仕事に出た直後に3度目のfluoxetineが投与されると，その人となりそのものが変わったように（ただし，決して躁転ではなく）奏効した様を描き，薬物の効果を環境変化との相乗作用によって説明したことであろう（本章冒頭の引用を参照）．いかにも心理生物学的な治癒機転が生じたかのように考察し，抗うつ薬の新しい可能性を示唆しているが，改めて読むと米国の伝統である精神分析学の定式を忠実になぞっているように感じられる．一

方，臨床薬理学では，このような薬物の作用は単にプラセボ効果とみなすのが一般的であろう．

　同じ頃，DSM-Ⅳに非定型うつ病の診断基準が採用され，同疾患に対するSSRIの有効性を検証する準備が整ったはずであった．ところが，意外なことに，以後，15年以上の間に非定型うつ病に対するSSRIの有効性を検討した無作為化二重盲検比較試験の報告は数えるほどしかない．

　この理由には2つのことが考えられる．1つは，うつ病のサブグループを適応とするような抗うつ薬は市場が限定されるために，製薬企業は開発に消極的であったことである．むしろ，1990年代以降に登場した抗うつ薬は，適応を気分障害から不安障害に拡大する方向に開発が進んだ．いま1つの理由として考えられるのは，非定型うつ病に対する治験が行われたが，企業にとって好ましい結果が出なかったために，発表されなかった可能性である．今日，こうした出版バイアスは，無作為化二重盲検比較試験の結果によって強く支持されてきた抗うつ薬治療の妥当性を大きくゆるがすものとして憂慮すべき問題になっている[64]．

　非定型うつ病に対してSSRIとMAOI，あるいはTCAの効果を比較した研究は，これまたわが国では今後も開発の目処の立たないfluoxetineに関するものが最も多い．すなわち，fluoxetineとphenelzineがともに高い改善率を示したという報告[9]，しかし，phenelzineよりも抗うつ効果に劣るはずのmoclobemideのほうがfluoxetineよりも改善率が高かったとする報告[65]，あるいはfluoxetineとイミプラミンとの間には差がなかったとする報告[66,67]，さらにはfluoxetineがTCAのノルトリプチリンよりもはるかに優れていたという報告[67]等々，結果はさまざまである．しかし，互いに差があまりなかったという報告のほうが，信頼が置けるようである．

　わが国でも使用されているセルトラリンはmoclobemideと同等の反応率であったと報告されている[10]．非定型うつ病にみられる怒り発作にセルトラリンとイミプラミンがともに有効であったとする予備的な研究報告もある[68]．最近，わが国で製造・販売が承認されたエスシタロプラムが非定型うつ病に有効であったとするオープン試験（評価者はブラインド）の結果もある[69]一方で，ノルトリプチリンとの間に効果に差がなかったという研究結果もある[70]．パロキセチンとフルボキサミンについてはほとんど報告がない．

　以上のように，非定型うつ病に対する有効性について，十分なエビデンスが蓄積されているとはいいがたいのではあるが，SSRIとMAOI，あるいはTCAの優劣ははっきりせず，ほぼ同等とみなしうるようである．ただ，安全性を考慮すると，この3種類のなかではSSRIを第1選択薬に推奨する総説やガイドラインが多い[13,20]．もっとも，貝谷[27]によれば，日本で使用できるSSRI（すなわちfluoxetine以外）の多くに著効を認めず，もっぱらイミプラミンを頻用するという．確かに，米国の精神科医や個人輸入によりfluoxetineを入手して服薬している患者に訊くと，fluoxetineとセルトラリン，あるいはパロキセチンは全く違う薬という答が返ってくる．しばしばfluoxetineは効果の発現が早いといわれる―エビデンスではなく，あくまで服薬した

者の感想—が，抗うつ効果や副作用の程度には個人差が大きい．

3 | その他の薬物・治療について

　セロトニン・ノルアドレナリン再取込み阻害薬(serotonin-noradrenaline reuptake inhibitor：SNRI)であるvenlafaxine(本邦, 治験中)とデュロキセチンは，プラセボ対照比較試験ではないが，非定型うつ病に対して効果があったという報告がある[71,72]．デュロキセチンは，最高120 mg/日まで(わが国で認可されている用量は最高60 mg/日まで)投与した結果，反応率は50％，寛解率は35％であったという[72]．一方，venlafaxineは逆植物症状に有効とされる．

　ドパミンとノルアドレナリンの再取込み阻害作用を有するbupropion(本邦, 治験中)は，双極うつ病と非定型うつ病に対して定型うつ病よりも高い改善率を示したと報告されている[73]．同薬も非定型うつ病に特徴的な倦怠感に有効であると示唆される．ただ，高度の不安症状に対しては，それをかえって増悪させる可能性があり，ガイドラインは使用を避けることを推奨している[13]．

　そのほか，非定型うつ病に対する有効性が報告されている薬物(多くはオープン試験や症例報告)のうち，わが国でも使用可能なものにナルコレプシー治療薬のモダフィニル，甲状腺ホルモン(triiodothyronine：T3)，サプリメントのピコリン酸クロム(chromium picollinate)[74,75]，メラトニン(melatonin)，セイヨウオトギリソウ(St. John's wort)などがある(Paeら[20]の総説を参照)．うち，T3の補充療法について，貝谷[27]は「約2週間後に疲労感が消失し，意欲が出てくる．耐性は生じない」と自身の経験を述べている．

　非定型うつ病に関する治療のうち，最近，話題を呼んだのは，ECTによる寛解率が非定型うつ病(80.6％)のほうが定型うつ病(67.1％)よりも高かったという報告[76]であった．非定型うつ病群の例数が定型うつ病群に比較して非常に少なく(36例対453例)，比較的重症例を対象としているという問題点はあるものの，非定型うつ病の治療反応性について従来の常識を覆すものである．もっとも，前述したように，DSM-IVの操作的診断基準を用いる現在の臨床試験は，「定型」非定型うつ病以外の病態(双極うつ病や「非定型うつ病・NOS」など)も対象に含める可能性があり，もはや「定型」非定型うつ病のみに特異的な治療を浮かび上がらせることは困難かもしれない．

　最後に気分安定薬と非定型抗精神病薬の有用性についても触れておく．いうまでもなく，両者は双極性障害に対する適応があり，非定型うつ病に対象を絞って有効性を検証した研究は報告されていない．けれども非定型うつ病を双極性障害の一部として位置づけるPittsburgh学派—単極うつ病のうち，逆植物症状を伴う群に対するリチウムの有効性を最初に示した[77]—やsoft bipolar spectrum学派は，より積極的に両者の有効性を示唆している[26]．しかし，これには「屋上に屋を重ねる」がごとき，多くの不確かさがつきまとい，過剰診断と薬物濫用の懸念が頭をもたげてくる．ただ，彼らの学説に与せずとも，非定型うつ病は双極II型障害を高率に併発しやすいこと，治

療抵抗性の不安障害も併発しやすいこと，さらに貝谷が指摘するような不安・抑うつ発作，怒り発作，衝動的な問題行動なども随伴する症例もあることなどから，しばしば使用する機会は多い．

ここでは，日本うつ病学会が発表する最新の双極性障害の治療ガイドライン[78]—あいにく双極Ⅰ型とⅡ型を分けていないが—を参考にしてみよう．最も推奨される双極うつ病の治療は，クエチアピン（300 mg/日）とリチウム（0.8 mEq/L を超える血中濃度に到達後，最低でも 8 週間は経過観察を行う）である．特にクエチアピンは，最近の大規模臨床試験において，300 mg/日 または 600 mg/日 の用量がリチウム（600〜1,800 mg/日）とプラセボに比較して双極うつ病の急性期に有効であったと報告されている[79]．次に推奨されるのが，オランザピン（5〜20 mg/日）とラモトリギン（200 mg/日，HAM-D 得点が 25 以上の重症例）である．しかしながら，現在，わが国ではいずれの薬物もうつ病に対しては適用外使用となる．米国ではオランザピンと fluoxetine の合剤（Symbyax®）に双極うつ病の適応がある．その他の推奨される治療として，リチウムとラモトリギンの併用と ECT がある．抗てんかん薬のカルバマゼピンまたはバルプロ酸の単独治療はデータが少ないらしい．また，アリピプラゾールの単独投与は双極うつ病に無効であったが，単極うつ病に対する抗うつ薬の増強療法として米国では認可されており，同薬は非定型的特徴をもつうつ病に有効であったと報告されている[80]．

非定型うつ病の治療の原則

さて，ここからがいよいよ本章の「本論」である．とはいえ，本章はあくまで私個人の「治療の覚書」であり，エビデンスにもとづく治療指針を提案しようというつもりは毛頭ない．すでにみてきたように，今日の非定型うつ病の疾患概念の拡散と，文献上，有効とされる phenelzine と fluoxetine がわが国では使用できないという現状を考えると，どうあがいても明確な治療指針を打ち出すには無理がある．

ここでは私は今日の非定型うつ病のような「無定形」な抑うつ症候群に対する薬物治療におけるごく一般的な心構えとコツ（のようなもの）について私見を述べてみたいと思う．その前提となる私の疾病観とは，これもすでに述べた通り，気分障害の広いスペクトラムにおいて非定型うつ病をとらえようとするものである．それゆえ，まず治療の原則として 2 つのことを明らかにしたい．

1 非定型うつ病の薬物治療はいわゆる対症療法である

まず，「非定型うつ病に特異的に有効な抗うつ薬がある」という考えを，いったん棚上げして，対症療法と心得たい．むしろ，非特異的な治療的アプローチの堅実な積み重ねに腐心することである．

Healy[49]によれば，「特異的な疾患には特異的な治療法が対応する」というドグマは，

19世紀末から20世紀初頭にかけて細菌学の進歩によってもたらされ，向精神薬の開発においては1960年代に導入されたものであるという．抗精神病薬と抗うつ薬の出現は，Kraepelinが打ち立てた2大内因性精神病分類の究極の証明であったし，Columbia学派の薬理学的分割は精神疾患の診断-治療の対応表作りを目指し，DSM-Ⅲの分類に少なからず影響を与えた．しかし，細菌感染症をモデルとする上記の前提が精神疾患にもあてはまることを支持する根拠ははなはだ乏しい．実際，1990年代以降，ある種類の向精神薬の適用は複数の疾患カテゴリーにまたがることが多くなり，最近の向精神薬の分類は，従来の適応症に基づく分類よりは作用機序に基づく分類のほうを採用しつつある．にもかかわらず，Columbia学派がこだわる「定型」例であればまだしも，今日の拡散した「非定型うつ病・NOS」にMAOI，またはSSRIが対応するという定式にこだわるほどの理由があるのだろうかと私は思うのである．同様に，メランコリー型うつ病にはTCAというこだわりの定式を根強く推奨する識者もいるが，現実の臨床にどれほど寄与するものか，疑問をもっている．私個人は，先に「スペクトラム概念」の箇所で指摘したような未成熟な現代の抑うつ状態においては，薬物に対する反応性もまた不安定で流動的ではないかという仮説を抱いている．もっとも，長期観察研究以外には，私の仮説を証明するすべを知らないので，またしてもColumbia学派からは嘲笑されるであろう—phenelzineとfluoxetineが使用できないために，わが国では非定型うつ病の治療研究に限界があるとは思わないが．

　Zimmermanら[81]は，うつ病患者に対して米国の精神科医が新たに抗うつ薬を処方する際，何を基準に薬物を選ぶのかという興味深い調査結果を報告している．それによると，ほとんどの医師が念頭に置くのは，症状，副作用，および併発する精神障害についてであり，メランコリー型や非定型うつ病などのサブタイプかどうかということには余り重きをおいていないことがわかった．症状のなかでは，高度の不安，不眠，倦怠感が特に薬物選択に大きく影響していた．したがって，うつ病のサブタイプに対する薬物反応性よりも，併発する不安障害の治療と不眠や倦怠感など特定の症状に対する治療の2つを優先して検討すべきであるとZimmermanら[81]は主張している．すなわち，対症療法である．恐らく，これが日常的で常識的な精神科医の処方行動であり，わが国の医師たちも同じではないだろうか．それゆえ，非定型うつ病の薬物治療も，その特有の逆植物症状と併発する不安障害や機能的身体症候群などに焦点を当てた対症療法を試みるのが現実的であろう．

　ただし，非定型うつ病特有の多彩な症状に振り回されて，いつの間にか，多剤併用大量処方にならないようにくれぐれも注意する．樽味[48]は，慢性抑うつ状態に対する薬物処方が，しばしばさまざまな抗うつ薬と抗不安薬による多剤併用—さらに最近ではこれに気分安定薬と非定型抗精神病薬が加わる風潮がある—へと発展し，必然的に「薬理学的彷徨」の様相を呈しはじめると，それが患者の心的弾力性（resilience）の風化を—心理学的にも，生物学的にも—促してしまう危険性を看破していた．その結果，彼らの抑うつ的認知をさらに強化してしまい，やがては気分の反応性さえ，衰えさせてしまいかねない．薬理学的彷徨の形成には，患者の要求するままに追加処方や

変更を繰り返す医師の「ことなかれ」主義も加担する．困ったことに，薬理学的彷徨は新規の向精神薬が発売される時期に加速される傾向がある．こうした無定見な治療方針の弊害を予防するためにも，次のもう1つの原則が重要になってくる．

2 | 処方の際に精神療法的な配慮を心がける

　非定型うつ病は比較的軽症とはいえ患者の苦悩は重く，慢性に経過し，パーソナリティと重なり合う部分が少なくないゆえ，薬物治療とともに精神療法的な心配りがきわめて重要である．病因論的に得体の知れない異種雑多な病態であることも，薬物療法と精神療法を切り離して考えるわけにはゆかない理由の1つである．

　ここでいう精神療法とは，広義のそれを意味し，治療全体の土台をなす非特異的な治療促進因子として機能しうる要素である．特に強調したいのは，薬物療法を支える基本的な精神療法的態度の重要性であり，現実には治療者-患者関係のありよう（ラポール）が薬物のプラセボ効果として反映される[82]．それゆえ，処方の際に精神療法的な補完―プラセボ効果がそれを担うと期待される―を常に心がけたいのである．

　まず，非定型うつ病の特徴である対人関係における拒絶過敏性が医師に対しても向けられており，薬物の処方そのものが拒絶に等しい行為として受け止められかねない可能性に留意する．特に初診時の処方をめぐる患者との対話において薬物療法の適用が彼らの自尊心を貶めないように細心の注意を払うべきである．そのためには，「治療の主役は薬物ではなく，あくまで患者自身であること」を繰り返し確認することが有用である．薬物は「松葉杖のようなもの」という比喩も役立つかも知れない．すなわち，薬とは「日常生活における支障を軽減する」目的で用いる補助的な道具にすぎないと伝え，いずれは不要になる可能性があるという示唆も与えるのである．

　拒絶過敏性に留意した手続きとして，処方の前に患者の訴えを十分に「聴く」ことの重要性はいうまでもない．ところが，非定型うつ病の患者はさまざまな症状に振り回されているのが常であり，容易には言語化できないことが少なくない．慢性化している症例ほど，焦点のはっきりしない漠然とした愁訴を止めどもなく述べる傾向にあり，明瞭な時系列をもっておのれの病歴を正確に語ることのできる患者はまれである．つい，医師の脳裏には「神経症か，パーソナリティ障害かもしれない」という疑念が浮かぶが（「治療のジレンマ」，39頁参照），そこは冷静に患者とともに丁寧な経過図の作成を試みてみたい．その際，操作的診断基準は症状のまとまりを抽出するのに，役立つことがある．診断基準以外にも非定型うつ病にはさまざまな精神障害と機能的身体症候群を併発しやすいことを知っておくのがよい．特有の逆植物症状や月経前症候群，疼痛ほかの併発する生理的機能障害の症候を医師の側からやんわりと指摘することは受容的であろう．心身を切り分けずに患者の総体を包み込むようにみるという医師本来の一心具現性を―患者が相手を万能化しない程度に―発揮してみたい．身体の尊厳を重くみる医師の態度は，患者の身体感覚の認知的撹乱を収束させる意味でも治療的である．なお，逆植物症状を呈する身体疾患も多く，その鑑別を忘れてはならない．

これにすでに前治療を受けた患者では薬理学的履歴も経過図に含める必要があるので，初診時の面接には十分な時間を確保することが望ましい．初回面接が30〜40分間に及ぶこともまれではない．しかし，初診時に精神療法的な面接が成功し，患者自身の治療参加の意思がより明確になってくる―すなわち，希望がもたらされる―と，それだけでも抑うつ気分と倦怠感が軽減してくることがある．それは，患者の表情の動きや会話のスムーズさに反映される．すなわち，気分の反応性の存在を目視できるわけで，治療的な初回面接は診断的な意義―逆もまた真なり―も併せ持っている．

処方の前提として，病名を告知する際にも精神療法的な配慮を挿入する．操作的診断基準の有用性は先に述べた通りであるが，特に拒絶過敏性を指摘されて，否認する患者は―仮に非定型うつ病以外の抑うつ状態にあっても―まずいない．治療との関連について，いわゆるセロトニン仮説（神話？）でもって説明することを私は好まない．そのSSRIの適用と結びついた胡散臭さもさることながら，チョコレートなどの食品摂取の効用の根拠以外には，あまり治療的な要素を認めないからである．最近の私は，やはり「スペクトラム概念」(36〜37頁参照)によって非定型うつ病という診断名を告げることが多い．それは，疾患としての抑うつ状態と気質/パーソナリティとしての抑うつ傾向を明確に区別しないというニュアンスを伝えるに有用と思うからである．疾患と気質/パーソナリティが結びつくことで，患者のライフスタイルや対人関係のありようを検証するという患者との共同作業が促されると期待している．ただし，気質/パーソナリティが基礎にある抑うつ状態は治らないと誤解されてはならない．病名の告知が患者をさらに傷つけぬように細心の注意を払いたい．冗談めくが，非定型うつ病を「否定形うつ病」と聴く過敏な患者もいるかもしれないからである．

以上のように，処方の際の精神療法的な補完を強調するのは，それが患者のアドヒアランスに大きく影響を与えるためである．統合失調症に限らず，双極性障害や大うつ病患者の3〜4割程度しか医師に指示された通りに服薬していないという調査結果がある[83]．患者が実際には服薬していないにもかかわらず，ますます薬物の用量を増やしてゆく愚を犯してはならない―時々，過量服薬によって未服用薬の溜め込みが露見することがある．そのためにも，「薬物療法は患者と医師の共同作業である」という意識を患者との対話を通じて高めるように努めるようにしたい．医師と患者間のフィードバックによって「治療を患者との共同参加，共同実験にする（中井[84]）」ことである．

米国のTasmanら[85]は，薬物療法においても精神分析学でいう転移-逆転移関係は派生し，時に薬物は防衛や絶望の証しとして働くと指摘する．例えば，指示された通りに服薬しないのは，転移感情が最も強いときに起きてきやすく，対象関係につまずき，医師に対して強い陽性あるいは陰性の感情が向けられる場合や医師への依存心を否認したいような場合である．一方，医師の逆転移は，特定の患者に対する好意や診断，薬や医療機関に対する医師の反応に反映される．したがって，もっぱら薬物を処方するだけの精神科医であっても，処方と服薬という営みにおける転移と逆転移の感情に気づき，それを利用することで治療者-患者関係が深まり，薬物療法に対する

表 2-2　非定型うつ病の薬物治療における精神療法的補完作業

1.	薬物処方に拒絶過敏性が向けられる可能性に留意	・「治療の主役は薬物ではなく，あくまで患者自身であること」を繰り返し確認 ・薬物は「松葉杖のようなもの」と位置づける
2.	患者の訴えを十分に「聴く」ことの重要性	・初診時面接には十分な時間を確保 ・経過図の作成，薬理学的履歴の確認 ・操作的診断基準項目と併発症の確認 ・心身を切り分けずに患者の総体を包み込むようにみる ・面接の始まりと終わりの変化で「気分の反応性」を確認できる
3.	病名告知と疾患教育	・「セロトニン神話」はサプリメントの説明では有用 ・「スペクトラム概念」の有用性☞疾患と気質/パーソナリティを結びつけることで，患者のライフスタイルや対人関係のありようを検証できる ・「否定形うつ病」と聴かれぬように注意
4.	薬物治療を医師−患者の共同作業にするために	・相互のフィードバックによって治療を患者との共同参加，共同実験にする(中井) ・患者の自助活動の尊重と育成☞セルフモニタリングと対人関係や生活リズムの自己コントロールの推奨 ・治療者のジレンマ(過小診断 vs. 過剰診断，併発症と多剤併用処方，抗うつ薬と気分安定薬の問題点など)を共有してもらう

アドヒアランスを促進し，良好な治療結果を生じうるであろうと Tasman ら[85]はいう．いかにも米国らしいが，1950～60 年代に精神分析学と薬物療法が邂逅した結果，とくに Columbia 学派において「定型」非定型うつ病の概念が派生したことを考えれば，心に留めておいて損はない．なかでも Tasman らが列挙する薬物療法を医師−患者の共同作業にするための会話例[82,85]は参考になろう．

医師−患者の共同作業という意識を高める方策の 1 つに，患者の自助活動の尊重と育成がある．それには，副作用をはじめ，薬物に関するさまざまな情報を公開することが有用であろう．同時に，非定型うつ病の療養には，患者自身のセルフモニタリングと対人関係や生活リズムのコントロールが重要である—改めて治療の主役は患者自身であることを確認したい．わが国では，貝谷[6]が出版している一般向きの図書が勧められる．患者にも伝え，共有しておくとよい治療者のジレンマは先に述べた通りである(39～40 頁参照)．

以上のような，非定型うつ病の薬物療法における精神療法的な補完の手続きの要点を，表 2-2 に列挙した．無論，これらはほかの精神疾患の治療にも当てはまることである．ちなみに，中井[84]によれば，「処方は軽症の患者のほうが難しいと実感する．重症化とは病気としては単純化なのだ」という．気分反応性の抑うつ状態にもかかわらず，非定型うつ病の薬物療法がことさら難しいのは，それなりの理由があるのであり，処方を複雑でややこしいものにしないためにも，精神療法的な補完作業に手間ひまをかけてみたい．

非定型うつ病の薬物治療の実際

本章の冒頭に記した通り，今日，非定型うつ病の一般的な治療方針として，第1選択薬はSSRI—海外では特にfluoxetine—である．実際には，どの種類の抗うつ薬—SSRI，SNRI，あるいはTCA—を用いようが，薬物に対する反応性は併発する精神障害に左右される．

20歳以下の若年者に対するSSRIの使用は，自殺関連有害事象やactivation syndromeを惹起するリスクが高いため，最小用量より投与を開始し，投与開始初期は慎重な観察を要する．海外では児童・青年期の抑うつ状態に適応のある抗うつ薬はfluoxetineのみであるが，わが国では次善の策としてセルトラリンか，エスシタロプラム（2011年，国内製造・発売承認）が選択肢となろう．両薬は海外のガイドラインが推奨する児童・青年期症例に対する第2選択肢である[86]が，その有効性になお十分なエビデンスがあるわけではない．

「定型」の非定型うつ病は，若年に発症して，慢性に経過するもので，実のところ，大うつ病よりは気分変調症に近い病態であり，パーソナリティ障害との境界ははっきりしない．また，社交不安障害—特に全般型であり，若年発症例では回避性パーソナリティ障害と鑑別は困難—やパニック障害を併発するものは治療抵抗性である．逆植物症状を伴う双極うつ病も抗うつ薬に対する反応が乏しい．これらの治療抵抗性症例に対して，本来，phenelzineを試してみたいところだが，わが国では叶わないため—繰り言のようになってしまう—他の薬物を選ぶしかない．慢性化した症例では，明らかな双極性障害の経過をたどっていない場合でも，気分安定薬や非定型抗精神病薬を併用することが多い．いかにも「薬理学的彷徨」を余儀なくされるような事態が少なくない．

しかし，私は非定型うつ病の治療は決して薬物のみに頼るべきではないと思う．「治療の主役は患者自身である」ことを繰り返し強調しつつ，患者自身による対人関係や生活リズムのコントロール，さらには気分や認知の修正といった心理社会的なアプローチ，といっても，○○療法というほど，構造化されたものである必要はなく，非特異的な治療促進因子の積み重ねを主として，薬物は従，すなわち補助的な治療手段と位置付けるのが薬物治療のコツと考える．ということは，私の立場も，Kramer[1]が「Listening to Prozac」で展開した楽天的な心理生物学—環境×薬物の相互作用を重視する米国伝統のMeyer主義—とさほどの違いはないのであるが．

以下に，薬物治療において特に考慮すべき症候や併発症別に対処法の要点を，実際の症例経験を交えながら，覚書風に述べてみよう．

1 | 睡眠

過眠は，臨床的に非定型うつ病を疑う主要な症状である．ADDSでは，1日10時間以上睡眠をとる日が週に3日以上ある場合を過眠と判定する．さらに非定型うつ病

では，かくも長時間の睡眠にもかかわらず，起床時の眠気が強く，眠気がいつまでもだらだらと続きやすい．日中の居眠り・午睡も1時間以上に達する．長時間睡眠をとっても熟眠感が乏しいのである．中途覚醒時には夢中遊行がみられることもあり，夢中遊行時にも間食し，覚醒後に健忘を残す場合がある．こうした症状は，特発性過眠症や冬季うつ病に類似している．念のため，睡眠時無呼吸症候群も除外診断しておきたい．

井上[87]によれば，生理学的には，メランコリー型うつ病ではREM潜時の減少が特徴的であるのに対して，非定型うつ病は健常者とメランコリー型の中間の所見を示すという．また，メランコリー型では概日リズムの位相が前身，ないし振幅の低下がみられるが，非定型うつ病では若干後退している可能性がある．ただし，社会的同調因子の低下—社会的な交流が減ること—による二次性のものである疑いがあるという．いずれにせよ，生体のリズムの脱同調が麻痺症状に影響している可能性がある．

睡眠医療の専門家にいわせると，不眠よりも過眠の治療のほうが難しいらしい．意外なことに，季節型うつ病に奏効する高照度光療法は非定型うつ病には効果が乏しいそうである．また，概日リズムを変位させるメラトニンも効果がないという．過眠を含む逆植物症状に焦点をあてた薬物治療としては，セルトラリン，セレギリン，venlafaxine，bupropion，およびモダフィニルの有効性が報告されている[20,27]．井上[87]はドパミンアゴニストの効用を示唆しており，貝谷[27]はアリピプラゾールが一過性ながら即効すると述べている．

非定型うつ病における概日リズムの乱れが，二次性に生じ，過眠や麻痺症状と相互に影響しあう可能性を考えると，やはり規則正しい生活を送るように患者を指導する必要があろう．貝谷[6]は，一般向きの図書のなかで，「毎朝，同じ時間に起きることを習慣づける」，「昼間はなるべく，外に出る機会をつくる」，「毎日，できるだけ人と触れ合う」，「三度の食事は規則正しく，決まった時間にとるようにする」，「生活の記録（日記）をつける」という「五つの工夫」を推奨しているが，私も同感である．より構造化された心理社会的介入技法としては，双極性障害の再発予防を目的に開発された対人関係療法/社会リズム療法（interpersonal and social rhythm therapy：ISRT）[88]も参考になる．

2│食欲

過食，体重増加も非定型うつ病を特徴づける症状であり，患者の多くがむちゃ食い（binge eating）を経験している．自己誘発嘔吐を伴うものもいる．以上のように，神経性大食症の診断基準を満たす場合が少なくないが，神経性無食欲症に移行するもの

対人関係療法/社会リズム療法：現在の対人関係の問題に焦点を当てた戦略的な精神療法である対人関係治療と社会リズムメトリックス（social rhythm metrics）を用いて社会生活のリズムを安定されることをねらう社会リズム療法の組み合わせは，薬物療法の併用により，双極性障害の気分エピソードの予防や抑うつ状態の改善に有効であることが認められている．

はまれである．ただ，発症前から偏食が多く，極端なダイエットに熱中したりする患者はいる．

過食には，併発する抑うつや不安症状に対する対処行動の側面も認められるようである．Parker[34]は，炭水化物の過剰な摂取はエンドルフィンや様々な神経ペプチドを放出する自己慰安戦略の1つであり，チョコレートのようなL-トリプトファンの豊富な食品の摂取は脳内のセロトニンレベルを高める代償作用があるのであろうと主張している．しかも，このような食行動のパターンは，患者の幼小児期より形成されてきた―つまり，気質と同次元の習性である―可能性があるという．

ダイエット目的のサプリメントであるピコリン酸クロムは，非定型うつ病に対する有効性が報告され[74]，注目を集めたことがある．より大規模な試験では，その有効性を確認することができなかった[75]が，炭水化物を渇望する患者のサブグループにおいてはプラセボと比較して有意の改善がみられたという．しかし，同化合物は炭水化物よりも脂肪の渇望を抑制するらしい．なお，クロムは発癌性を指摘されており，クロムを含むサプリメントによる健康被害も海外で報告されている．

抗てんかん薬のトピラマートは，海外では食欲の抑制に適用外使用されることが多い．同薬には気分安定作用も示唆されているが，双極性障害に対する単独，およびリチウム，ないしバルプロ酸による治療の増強療法に関する二重盲検比較試験の結果はいずれも否定するものであった[89]．同薬については，神経因性疼痛や片頭痛，アルコール依存症，心的外傷後ストレス障害（posttraumatic stress disorder：PTSD），さらには衝動性や攻撃性―境界性パーソナリティ障害患者のリストカットを減少―に対する有効性も報告されており[90]，いかにも非定型うつ病の治療に向いているように思われる．しかし，十分なエビデンスが蓄積されているわけではない．北米におけるトピラマートの過剰な適用外使用の現状は，1990年代のガバペンチンの濫用を彷彿させるものがある．

悩ましいのは，気分安定薬や非定型抗精神病薬の多くが食欲亢進や体重増加などの副作用を生じやすい点で，アドヒアランスを低下させる要因となりやすい．

食欲のコントロールも，睡眠と同じく，生活リズムの修正とペアで考えたい．特に食事時間を決めておくことが有意義である．加えて，目標体重の設定や定期的な体重測定，食事内容（カロリー量）の記録といったダイエットを強迫的にならない程度に実施する．間食しやすい時間帯や状況を避けるために，散歩に出たり，誰かとお喋りをしたりするなど，他の行動を挿入するのもよい．コンビニ弁当を孤食することを避け，食事は必ず家族とともにとる，食事の支度は自分でするなどのなにげない工夫もぜひ勧めたい[6]．

3 | 麻痺・倦怠感

非定型うつ病特有の鉛様の麻痺症状や強い倦怠感に対して，海外の文献はbupropionの有効性を報じている[73]．わが国では，経験的にアモキサピン，ドスレピンな

ど比較的鎮静作用の少ない TCA が用いられるようである．過眠と同様に，ドパミン系に作動する薬物に期待する専門家は多い．

　難しいのは，向精神薬による副作用（眠気や過鎮静）と麻痺症状との鑑別である．鑑別点としては，麻痺症状は朝方よりも夕方に悪化しやすい日内変動がみられ，気分の変化に一致している．増薬によってむしろ悪化し，自律神経症状もともに増悪するとすれば，やはり薬物の副作用のほうであろう．

　うつ病治療のガイドラインには，抗うつ薬は十分な用量まで増薬すべしと記されてあるが，その通りに実施していると，麻痺症状はかえって悪くなってしまうことがある．私見では麻痺症状を抗うつ薬の用量増減の指標とすることは控えたほうがよいのではないかと思われる．あくまで抑うつ気分や悲哀感，喜びの消失といった中核的な気分症状にしぼって，薬物の用量の加減を行ってみるべきであろう．

　慢性疲労症候群（chronic fatigue syndrome：CFS）にみられる強い倦怠感は，非定型うつ病の麻痺症状と似ているが，CFS に対する抗うつ薬治療の有効性は確立していない．CFS には認知行動療法と段階的運動療法の有効性が報告されている[91]．

　非定型うつ病の麻痺症状に対しても，毎日の散歩やジョギング，適度な有酸素運動のエクササイズなどの運動療法が勧められる．貝谷[6]は，掃除の効用を説いている．すでに述べたような，規則正しい生活リズムの維持も麻痺症状の軽減と予防に寄与する．必ずしも仕事を休まずに続けること，週末に買物や観劇などのイベントの予定を組むことも，非定型うつ病の気分反応性に着目した対策である．ただ，多くの患者がイベントに勇んで出かけると翌日には途端に寝込んでしまうことがある．その場合も，あまり一喜一憂せずに，決まった日課を続けるように指導する．そうこうしているうちに，患者自身に無理をしない行動の目安が自覚されてくるものである．

症例1：月経前に特に強い倦怠感を訴えるケース

　初診時年齢 26 歳，女性．短大卒業後，就職したが，23 歳頃より比較的慢性に経過する抑うつ気分，強い倦怠感，過眠，不安焦燥感，意欲低下感が出現するようになった．特に月経開始の前後に増悪し，頭も体が全く動かなくなるために，就労を続けることが困難になり，自宅にひきこもりがちになった．それでも，友人に誘われると買物や遊びにいくことはできていた．24 歳より精神科に外来通院し，うつ病の診断にてさまざまな抗うつ薬（フルボキサミン，パロキセチン，クロミプラミン，スルピリドなど）と気分安定薬（リチウムとバルプロ酸）を投与されてきたが，ほとんど奏効したようにはみえなかった．著者のもとに通院開始後，入院治療も行った．入院中に知り合った男性との交際をきっかけに気分症状も身体症状も軽くなったが，親に反対されるとすぐに悪化した．このように，症状の動揺は月経周期や対人関係に左右さ

　慢性疲労症候群：原因不明の全身倦怠感が 6 か月以上もの長期間持続する疾患であり，慢性疲労のほかにも，筋肉痛，関節痛，頭痛，咽頭痛，睡眠障害，思考力・集中力低下，微熱，頸部リンパ節腫脹などの身体，および精神症状がみられる．うつ病や不安障害の併発も多い．

れていた．実際，土気色の表情のまま一言も喋ることのできない一見亜昏迷のような状態から面接を始めても，1時間後には笑顔も出るような「気分の反応性」がみられるのであった．患者と話し合った結果，薬物を漸減し，生活指導を中心に行ったところ，むしろ体調は安定し，家業を手伝うようになった．30歳頃からは通院間隔も2～3か月になり，処方もアルプラゾラム0.4 mgか，クロナゼパム0.5 mgを1日に1～2回服用する程度となった．なお，月経前症候群に似た体調の変化は持続しており，漢方薬(当帰芍薬散，補中益気湯)を併用している．結婚願望が強く，相手を探しているが，相変わらず出会いと別れを繰り返しており，その度にダウンしてしまうが，以前よりも回復は早いようである．

4 | 不安・恐怖

社交不安障害やパニック障害といった不安障害を併発する場合，抗うつ効果と抗不安効果の両方を期待してSSRIが推奨される．予期不安に対しては，ベンゾジアゼピン系薬物を併用する．しかしながら，そう簡単にはコントロールできないのが，非定型うつ病の不安症状である．パニック発作に対しては，SSRIのような新規抗うつ薬よりもイミプラミンのような昔ながらのTCAのほうがやはり確実に効くという専門家もいる[27]．最近は，少量の非定型抗精神病薬によるSSRI治療の増強療法も報告されている．ベンゾジアゼピン系薬物に対する耐性と依存の形成は，治療抵抗性の一因ともなりうるので，長期連用は避けたい．

New South Wales学派や貝谷のように，非定型うつ病の本質を不安・恐怖症状ととらえる識者も少なくない[21,23,27]．特に貝谷[27]は，パニック発作が減少した後に抑うつ症状が優勢になり，また抑うつ症状が軽減するとパニック発作が再発するという「シーソー現象」や抑うつ的な色彩を併せ持つパニック発作―「不安・抑うつ発作」―の存在を指摘し，素因である不安体質を基盤に成長とともにさまざまな不安・抑うつ症状が発展してゆく「パニック性不安うつ病」と呼ぶ病態を提唱している．このパニック性不安うつ病は，慢性化すると人格変化をきたし，後述する問題行動も経過中に頻発しやすく，なかなか厄介な病態である．こうなると，とても軽症とはいいがたく，明らかな(軽)躁病症状を呈することはまれながら，気分安定薬―多くはバルプロ酸―や非定型抗精神病薬の併用が必要になってくる．

不安症状を併発する患者には，腹式呼吸法や自律訓練法などのリラクゼーションの方法が勧められる．また，カフェインを含むコーヒーはパニック発作の誘発因子となりうるし，アルコールやタバコは抗不安薬の効果に拮抗するため，これらの嗜好品の摂取は控えるように指導する．

症例2：パニック発作により発症し，月経前に強く苛立つケース

初診時年齢34歳，女性．性格は男勝りで気が強く，強迫的な性格．同胞は男性ば

かりで，自らも男子として育てられたという．26歳で結婚し，28歳で第1子を出産するまではOLとして会社に勤務していた．それまでは，スポーツを楽しみ，体力にも自信があった．ところが，出産後は子育てに追われるようになり，気分を発散することができなくなったことにストレスを感じていた．32歳，自宅で友人と会話中に，急に頭がぼうっとなって目の前が暗くなった感じが出現した．友人がはるか遠くにいるように感じられ，世界に自分がたったひとり取り残されるような孤独感に襲われ，涙が溢れてきた．息苦しくなり，動悸も感じた．同様の発作がたびたび出現するようになったため，内科を受診したが，器質的な異常はなく，メンタルクリニックを紹介され，そこでパニック障害と診断された．クリニックから，ミアンセリン，スルピリド，ロフラゼプ酸エチル，ブロマゼパムなどを処方され，服薬するうちに1か月も経つと発作はほとんど起きなくなった．ところが，今度は，その後から，特に月経開始前にひどく苛立つようになった．易刺激・易怒的になって，夫や子に当たり散らす．同時に，気分が沈み，何をするのもおっくうになり，体に力が入らず，ゴロゴロと横になって過ごすことが多くなった．過食，過眠，全身倦怠感，めまい，耳鳴も出現した．耳鳴は，耳鼻咽喉科で耳管開放症と診断されており，歩くたびに頭のなかに激しい音が響くという．筆者のもとへ紹介され，ベンゾジアゼピン系薬物を中止し，パロキセチンを服薬するようになってから，月経周期に関連した苛立ちはかなり軽減し，パート勤務にも出られるようになった．ただ，体調は決してよいわけではなく，常に気分は重苦しく，頭痛や医学的に説明できない四肢の痛みにも苦しめられている．仕事に出ているときだけが症状を忘れられるという．外来受診時も息も絶えだえに患者は痛みを訴えるが，化粧はしっかりとし，魅力的な服装をまとっている．最近は，リラクゼーションの目的にてヨガ教室に通いはじめている．

5 生殖機能

非定型うつ病は女性に多く，それゆえ月経周期に関連して症状の動揺がみられることが少なくない．月経前症候群（premenstural syndrome：PMS）は，排卵から月経開始数日前にかけて出現し，月経開始後数日のうちに消失するが，特に苛立ち，不安，怒り，抑うつなどの精神症状が激しいものを月経前不機嫌障害（premenstrual dysphoric disorder：PMDD）と呼ぶ．非定型うつ病や季節型うつ病の女性患者ではPMDDの併発が高率であり，月経前には炭水化物の渇望も強まる．

PMDDの苛立ちや不安症状にSSRIが有効とされる[92,93]．サプリメントとしてカルシウム，マグネシウム，ビタミンB_6，E，L-トリプトファンの摂取もよく行われている（注：B_6の過剰摂取は知覚障害を引き起こすことがある）．わが国では漢方薬（当帰芍薬散や加味逍遙散など）も好まれる．PMSの身体症状には低用量ピルが有効なことがあるが，PMDDのような精神症状には効果が低い．

妊娠中や出産後に発症する抑うつ状態は，過食や強い倦怠感など，非定型的特徴を

示しやすい．妊娠中のうつ病は，症状からメランコリー型と非定型に区別することが困難であるとする報告もある[94]．

　非定型うつ病の女性患者が妊娠・出産した場合，必ずしも抑うつ症状が増悪するとは限らない．「望んでいた子どもだったので，薬は完全に断った．しかし，妊娠したことでうつ病はどこかに飛んでいった．時々気分の浮き沈みがあるが，薬を飲むほどではない」と，妊娠を契機に軽快したと語る患者もいる．

　一般に，SSRIを服用している女性患者が妊娠した場合，妊娠中も産褥期も薬物療法を継続すべきであるとされる[95]．可能な限り，最小の維持用量を設定することが望ましい．妊娠中のSSRIの服用により，子の先天奇形のリスクが増加することはない．分娩後にパロキセチンによる中止後症候群が起きる可能性が示唆されているが，SSRIの使用に関連した臨床的に重要な新生児の障害はない．母乳による乳児の血中へのSSRI移行のリスクを全く否定することはできない．気分安定薬（リチウムやバルプロ酸）を服用している女性患者が妊娠を希望する際は，より厳重な管理が必要である（文献[95]を参照）．

症例3：挙児を希望した非定型的特徴をもつ双極うつ病のケース

　初診時年齢35歳，女性．28歳よりうつ病の診断にて精神科で薬物療法を受けていたが，経過中に過眠，過食，強い倦怠感，不安焦燥を呈するようになった．やがて対人関係上のトラブルに反応してリストカットや過量服薬を繰り返すようになった．気分の動揺も認め，調子のよいときは活動量が上がり，外向的で，友だち付き合いも多い．31歳，自殺企図を生じた後，精神科に入院し，双極Ⅱ型障害へ診断が変更となり，リチウム600 mg/日，バルプロ酸800 mg/日，クロナゼパム1.5 mg/日を服用してきた．気分安定薬を服薬開始後は気分の波は小さくなり，落ち着いた生活が送れるようになっていた．34歳，職場で知り合った男性と結婚し，挙児を希望して，筆者のもとに相談があったものである．私は，「病気を治すために生きているのではない」と伝え，妊娠・出産に賛成した．もちろん，計画妊娠を勧め，まずはバルプロ酸を慎重に漸減・中止した．次いでリチウムも漸減・中止したが，妊娠が判明すると不安焦燥が増悪したため，第2トリメスター（14週以降）より300 mg/日のみ投与した．頻回に血中濃度を測定し，中毒を避けるために，十分な水分補給を指導した．出産は，精神科もある総合病院の産科にて行った．幸い，新生児にはなんら障害を認めなかった．産後はリチウム600 mg/日に増薬し，気分エピソードの再発予防に努めた．

---

6 ｜ 疼痛

　非定型うつ病は，女性の頻度が高いためか，実に多くの機能的身体症候群も高率に併発しやすい．それらは，過敏性腸症候群，過換気症候群，多種化学物質過敏症，顎

関節症，耳管開放症，CFS，PMS 等々である．なかでも，線維筋痛症&と片頭痛は慢性的な痛みと抑うつ状態が相互に作用し，悪循環に陥る．いずれの病態もセロトニン仮説による説明が試みられている―しかし，一般に痛みには SSRI は奏効しない．Ross ら[96]によれば，線維筋痛症に併発する非定型うつ病の頻度(53%)は，メランコリー型うつ病の併発頻度(36%)の約1.5倍であり，線維筋痛症の症状が出現した期間も非定型のほうが長かった．この所見は，非定型うつ病と線維筋痛症の病態が関連深いことを示唆している．

近年，線維筋痛症の治療薬は急速に開発が進んでおり，プレガバリン(末梢性神経障害性疼痛治療薬)とトラムセット®(オピオイド系鎮痛薬のトラマドールとアセトアミノフェンの合剤であり，適応症は非癌性慢性疼痛)が国内でも認可され，アミトリプチリンも「慢性疼痛におけるうつ病・うつ状態」に適応を拡大した．さらに，なお国内では保険適応外ではあるが，抗てんかん薬のガバペンチンや SNRI であるデュロキセチンとミルナシプランも米国では線維筋痛症に対する適用を認可されている[97]．ただ，いずれの薬物療法の効果も限定的である．むしろ，運動療法を推奨する意見もある．

片頭痛に対しては，SSRI よりも TCA が有効であり，アミトリプチリンの適応症とされる．そのほか，抗うつ薬のネファゾドン，抗てんかん薬のバルプロ酸，divalproex，トピラマートなども用いられている．

器質的な原因が明らかでない，しかし慢性持続する頑固な疼痛をコントロールすることは，なかなか至難の業である．特に線維筋痛症のように多発性の痛みを訴える症例がそうであり，同疾患を専門に扱う整形外科やペインクリニック(麻酔科)と連携しながら治療にあたるのがよい．

7 | 問題行動

先に述べたように，パニック障害，全般性社交不安障害，双極性障害，パーソナリティ障害を併発する非定型うつ病は，治療抵抗性であり，予後が不良であるといわれる．そうしたケースは，年余の経過に及ぶことがある．

パーソナリティ障害について，貝谷[27]は，彼の提唱するパニック性不安うつ病では不安・抑うつ発作に対する対処行動としてさまざまな問題行動を引き起こすのであり，代償的な機転によって人格変化を生じるのであるという．主な人格変化として，「熱中しやすい」，「さびしがりや」，「気分が感染しやすい」，「我慢できない」，「熟慮がない」，「感受性亢進」，「依存性亢進」などの特徴を挙げている．本来の拒絶過敏性が先鋭化したようなパーソナリティ傾向が露出するのであり，私が「非定型うつ病は，『さびしい病』になりやすいのだ」と比喩すると，同意する患者は少なくない．

& 線維筋痛症：全身に激しい痛みを生じる原因不明の慢性疼痛疾患．重症化すると，わずかな刺激にも激痛が走り，日常生活に著しい制限を生じる．関節や全身のこわばり，倦怠感，脱力，睡眠障害，下痢，微熱，ドライアイ，不安焦燥感，抑うつ感など，さまざまな随伴症状もみられる．

実際，不安症状の強い症例では，経過中に過食(むちゃ食い)のほか，浪費，アルコール依存，過量服薬，自傷，興奮，暴力，器物破損などの問題行動がみられることがあり，衝動制御障害の様相を呈する．なかでも突然に憤怒し，周囲を攻撃しはじめる「怒り発作」には，家族や周囲の者が巻き込まれ，対応に苦慮する．まさに「ストーミーなパーソナリティ」であり，治療者も境界性パーソナリティ障害の診断もやむをえなしという心境に至る．

しかし，一般には，非定型うつ病患者にこうした問題行動や厄介なパーソナリティ傾向がみられ始めた場合，双極性障害に診断を変更し，バルプロ酸をはじめとする気分安定薬やオランザピンなどの非定型抗精神病薬の投与を考慮すべきであろう．抗うつ薬やベンゾジアゼピン系薬物は中止する．明らかな(軽)躁病エピソードがみられることはまれながら，気分には多少とも波があることが多く，とくに誘因がなくとも，周期的に不機嫌状態を繰り返す．怒り発作には，リスペリドン内用液やアリピプラゾール内用液が有効なことがあるが，それには発作のコントロールを治療目標にすることについて患者の同意を得る必要がある―大抵の患者は怒り発作を持て余し気味である．

貝谷[27]は，人格変化をきたす症例では，前頭葉機能の低下と扁桃体を中心とする辺縁系―不安の中枢―の活動亢進がみられると示唆している．確かにWAIS-Ⅲを実施すると，患者の学歴や生活歴からは信じられないくらい，言語性IQに比較して動作性IQが低下していることがある．とはいえ，可逆性の所見である可能性も否定できないので，早々と見限るべきではない．

注意深く観察すると，怒り発作の誘因にPTSDのフラッシュバック体験が隠れていることがある．自覚的にも「躁うつ混合状態」という呼称がしっくりとくることがあるのは，怒りと悲しみが裏表の関係にあるからなのだろう．患者は双極性障害かもしれないが，治療者は境界性パーソナリティ障害に対する精神療法を志向しても構わない．慢性化すると，両者の鑑別はさほど意義のあるものとも思えなくなってくるからである．といって，今さらパーソナリティ障害に対する精神療法の専門書をひも解くよりも，そのような診断を付けられてきた当事者が発表した手記[98]を読むほうが，問題行動の背景にある心理の理解に役立つように思う．

症例4：怒り発作に家族が振り回されるケース

初診時年齢43歳，女性．生育歴を述べることを患者が拒むために発達史の詳細は不明だが，実の両親とは絶縁しているという．若い頃の性格は几帳面，生真面目であった．20歳頃から過呼吸発作があり，内科にかかっていた．24歳で結婚し，2児をもうけた．その頃から対人関係では気苦労の多いほうではあったが，今よりもまだ穏やかな性格であったと夫はいう．30歳頃よりパニック発作が出現し，心療内科外来に通院を開始した．30代半ば，転居をきっかけにパニック発作が頻発し，広場恐怖のために外出が困難になり，自宅にひきこもるようになった．その頃から過眠，過食，全身倦怠感が出現し，気持ちが沈み，厭世感が強くなった．一方，些細なことに

激昂するようになり，夫と衝突した．当時，通院していた精神科の医師から，境界例という診断を告げられて不愉快に感じ，通院を止めた．40歳，夜間，不安で眠れなくなったために飲酒量が増え，酩酊しては家庭内で暴れた．しらふのときも怒り発作が起こり，家族を長時間攻撃することが続いた．42歳，妻の怒り発作に困り果てた夫—堅実なサラリーマンである—が精神科病院に入院させたが，あまり改善はみられなかった．その頃には過食のために肥満体型となり，若い頃はモデルに誘われるくらいの細身であったのは，見る影もなかった．43歳，境界性パーソナリティ障害の診断にて，筆者のもとへ紹介された．患者によれば，最近，漠然とした不安感，胸内苦悶感が持続し，片時も落ち着かないという．怒り発作は自分でもほとほと困っているが，予期せぬときに突然にスイッチが入ったように怒りの感情がふつふつと湧いてきて，誰彼構わず当たり散らしたくなる．それまでは，主として抗うつ薬，抗精神病薬，ベンゾジアゼピン系薬物など，10種類以上の向精神薬による多剤併用処方がなされてきたが，筆者はバルプロ酸400〜600 mg/日のみの処方に変更した．2か月ほど経つと，怒り発作の頻度は明らかに減り，家族とも落ち着いて過ごせるようになってきた．それでも，なお月に1回程度は爆発してしまう．できればバルプロ酸をもう少し増薬したいが，食欲が亢進するという理由でなかなか応じない．

終わりに—薬理学的彷徨の果てに

　以上，昨今みることの多い，非定型うつ病の診断を冠せられる無定形な抑うつ状態に対する私のはなはだ雑駁な治療の覚書である．

　本来は，MAOIに対する特異的な治療反応性によって醸成された非定型うつ病の概念であるが，今日のような同疾患の拡散を考えると，その臨床的意義はもっと他のところにあるように感じられる．恐らくは，女性に圧倒的に優位な抑うつ症候群として，性差の観点から非定型うつ病の病態が心理学的にも生物学的にも解明されることが期待されるし，線維筋痛症の病理ともどこかでクロスしうるであろう—性と痛みがキーワードとなろう．

　最後に，慢性期の非定型うつ病の薬物治療の問題と対処について触れておきたい[99]．

　非定型うつ病の多彩で無定形な症候に振り回され，気がつけば多剤併用処方と化し，必然的にいわゆる薬理学的彷徨の様相を呈しはじめると，それが患者の心的弾力性の風化を促してしまうことを先に指摘した．それを防ぐための手立てとして，治療開始時の精神療法的な補完作業についても先に述べた通りである（49〜51頁参照）．

　では，すでに薬理学的彷徨の末に荒野より立ち現れたような患者の場合はどうするのか，である．大学病院などの地域の基幹病院では，その種の紹介患者が少なくない．その場合は彷徨の終結準備，すなわちとりあえず減薬を提案することであろう．しかし同時に，これまでの彷徨の遍歴をただの徒労であったと要約せぬこと，薬理学

的履歴の調査を患者との共同作業として丹念に行うこと，さらに抗うつ薬の減薬・中止に伴う離脱症候群を予防することなどの配慮が必要である．慢性化した抑うつ状態に対する薬物療法では，向精神薬の耐性，依存，および離脱症状に関する知識を是非身につけておきたい．

　今1つ，心に留めておくとよいのが，医原性の要因の関与についてである．複雑な経過をたどりやすい非定型うつ病のようなケースでは，患者本来の病理が治療者の介入によって医原性に修飾されていることが少なくない．医原性の要因としては，過去の治療関係がある．治療者に対して両価性の感情を示すような扱いの難しい患者の場合，現在の状態像に過去の治療関係が反映されていることがあり，Tasmanら[85]が指摘するように薬物療法に対するアドヒアランスや反応性にも影響を与えているかもしれない．したがって，過去の治療関係がどのようなものであったかも知っておくのがよい．その場合，前医に対する非難をあおるのではなく，「○○先生とは，いつもどのようなことを話し合っていましたか」と訊ね，それに対する現在の患者の感想などを問うのが適切な方法である．過去の治療も決して無駄にはならず，必ず今後の治療に役立つというメッセージを伝えるようにしたい．とはいえ，前医の多剤併用処方をみて，思わず私が溜め息をつくと，患者は敏感に察知するのである．

● 文献

1) Kramer PD : Listening to Prozac. Penguin Books, New York, 1993
2) American Psychiatric Association : Diagnostic and Statistical Manual of Mental Disorders, 4th ed (DSM-IV). APA Press, Washington DC, 1994
3) 横山知行，多田利光，飯田　眞：著しい不安—抑うつ状態にMAO阻害薬が奏功した1例．精神医学 35 : 307-310, 1993
4) 横山知行，多田利光，飯田　眞：MAO阻害薬が奏功した非定型うつ病像を伴う双極性障害の1例．精神医学 35 : 1321-1324, 1993
5) 横山知行，飯田　眞：非定型うつ病とその関連疾患．精神科治療学 10 : 1005-1011, 1995
6) 貝谷久宣：気まぐれ「うつ」病—誤解される非定型うつ病（ちくま新書）．筑摩書房，2007
7) West ED, Dally PJ : Effects of iproniazid in depressive syndromes. Br Med J 1 (5136) : 1491-1494, 1959
8) Sargant W : Some newer drugs in the treatment of depression and their relation to other somatic treatments. Psychosomatics 1 : 14-17, 1960
9) Pande AC, Birkett M, Fechner-Bates S, et al : Fluoxetine versus phenelzine in atypical depression. Biol Psychiatry 40 : 1017-1020, 1996
10) Søgaard J, Lane R, Latimer P, et al : A 12-week study comparing moclobemide and sertraline in the treatment of outpatients with atypical depression. J Psychopharmacol 13 : 406-414, 1999
11) McGrath PJ, Stewart JW, Janal MN, et al : A placebo-controlled study of fluoxetine versus imipramine in the acute treatment of atypical depression. Am J Psychiatry 157 : 344-350, 2000
12) Henkel V, Mergi R, Allgaier AK, et al : Treatment of depression with atypical features : a meta-analytic approach. Psychiatry Res 141 : 89-101, 2006
13) American Psychiatric Association : Practice Guideline for the Treatment of Patients with Major Depressive Disorder (Revision). Am J Psychiatry 157 (April Suppl), 2000
14) Kendler KS, Eaves LJ, Walters EE, et al : The identification and validation of distinct depressive syndromes in a population-based sample of female twins. Arch Gen Psychiatry 53 : 391-399, 1996
15) American Psychiatric Association : Diagnostic and Statistical Manual of Mental Disorders, 4th ed text rev (DSM-IV-TR). APA Press, Washington DC, 2000
16) Posternak MA, Zimmerman M : Partial validation of the atypical features subtype of major

depressive disorder. Arch Gen Psychiatry 59:70-76, 2002
17) Alpert JE, Uebelacker LA, McLean NE, et al: Social phobia, avoidant personality disorder and atypical depression: co-occurrence and clinical implications. Psychol Med 27:627-633, 1997
18) Perugi G, Akiskal HS, Lattanzi L, et al: The high prevalence of "soft" bipolar (II) features in atypical depression. Compr Psychiatry 39:63-71, 1998
19) 多田幸司, 山吉佳代子, 松崎大和, ほか：非定型うつ病の症例研究. 精神経誌 107:323-340, 2005
20) Pae C-L, Tharwani H, Marks DM, et al: Atypical depression: a comprehensive review. CNS Drugs 23:1023-1037, 2009
21) Parker G, Roy K, Mitchell P, et al: Atypical depression: a reappraisal. Am J Psychiatry 159:1470-1479, 2002
22) Stewart JW, McGrath PJ, Quitkin FM, et al: Atypical depression: current status and relevance to melancholia. Acta Pstchiatr Scand 115 (Suppl 433):58-71.2007
23) Parker GB: Atypical depression: a valid subtype? J Clin Psychiatry 68 (Suppl 3):18-22, 2007
24) Stewart JW, McGrath PJ, Quitkin FM, et al: DSM-IV depression with atypical features: is it valid? Neuropsychopharmacology 34:2625-2632, 2009
25) Thase ME: Atypical depression: useful concept, but it's time to revise the DSM-IV criteria. Neurpsychopharmacology 34:2633-2641, 2009
26) 大前 晋：非定型うつ病という概念—4種の定義. 精神経誌 112:3-22, 2010
27) 貝谷久宜, 不安・抑うつ臨床研究会 (編)：非定型うつ病. 日本評論社, 2008
28) 北中淳子：鬱のジェンダー—北米と日本におけるうつ病の医療化言説を比較して. 臨床精神医学 37:1145-1150, 2008
29) 大前 晋：「軽症内因性うつ病」の発見とその現代的意義—うつ病態をめぐる単一論と二分論の論争, 1926〜1957年の英国を中心に. 精神経誌 111:486-501, 2009
30) 神庭重信：うつ病の臨床精神病理学：「笠原嘉臨床論集」を読む. 臨床精神医学 39:363-371, 2010
31) 笠原 嘉, 木村 敏：うつ状態の臨床的分類に関する研究. 精神経誌 77:715-735, 1975
32) Klein DF: Approaches to measuring the efficacy of drug treatment of personality disorders: an analysis and program. Principles and Problems in Establishing the Efficacy of Psychotropic Agents, U.S. Department of Health, Education and Welfare, Public Health Service No. 2138, pp 187-204, Washington DC, 1971
33) Davidson JR, Miller RD, Turnbull CD, et al: Atypical depression. Arch Gen Psychiatry 39:527-534, 1982
34) Parker G: Atypical depression: a revised model (非定型うつ病-その修正モデル). 貝谷久宜, 不安・抑うつ臨床研究会 (編)：非定型うつ病. pp 1-20, 日本評論社, 2008
35) Spitzer RL: Foreword. Horwitz AV, Wakefield JC: The Loss of Sadness: How Psychiatry Transformed Normal Sorrow Into Depressive Disorder, pp vii-x, Oxford University, New York, 2007
36) Frances A: A warning sign on the road to DSM-V: beware of its unintended consequences. Psychiatric Times 26, June 6, 2009
37) American Psychiatric Association: DSM-V development: Proposed draft revisions to DSM disorders and criteria. (http://www.dsm5.org)
38) Kupfer DJ, First MB, Regier DA (eds): A Research Agenda for DSM-V. APA Press, Washington DC, 2002〔黒木俊秀, 松尾信一郎, 中井久夫 (訳)：DSM-V研究行動計画. みすず書房, 2008〕
39) Zubieta JK, Pande AC, Demitrack MA: Two year follow-up of atypical depression. J Psychiatr Res 33:23-29, 1999
40) Nierenberg AA, Pava JA, Clancy K, et al: Are neurovegetative symptoms stable in relapsing or recurrent atypical depressive episode? Biol Psychiatry 40:691-696, 1996
41) Pollit J, Young J: Anxiety state or masked depression? A study based on the action of monoamine oxidase inhibitors. Br J Psychiatry 119:143-149, 1971
42) Angst J, Gamma A, Benazzi F, et al: Melancholia and atypical depression in the Zurich study: epidemiology, clinical characteristics, course, comorbidity and personality. Acta Psychiatr Scand (Suppl 433):s72-s84, 2007
43) Liebowitz MR, Quitkin FM, Stewart JW, et al: Antidepressant specificity in atypical depression. Arch Gen Psychiatry 45:129-137, 1988

44) Liebowitz MR : Social Phobia. Mod Probl Pharmacopsychiatry 22 : 141-173, 1987
45) Lane C : Shyness : How Normal Behavior Became a Sickness. Yale University Press, New Haven, 2008
46) 阿部隆明：未熟型うつ病と双極スペクトラム―気分障害の包括的理解に向けて．金剛出版，2011
47) Zimmerman M, Ruggero CJ, Chelminski I, et al : Is bipolar disorder overdiagnosed? J Clin Psychiatry 69 : 935-940, 2008
48) 樽味 伸：現代社会が生む"ディスチミア親和型"．臨床の記述と「義」―樽味伸論文集，pp 197-211，星和書店，2006
49) Healy D : The Antidepressant Era. Harvard University Press, Cambridge, 1997〔林 健郎，田島 治（訳）：抗うつ薬の時代―うつ病治療薬の光と影．星和書店，2004〕
50) Quitkin FM, Stewart JW, McGrath PJ, et al : Phenelzine versus imipramine in the treatment of probable atypical depression : defining syndrome boundaries of selective MAOI responders. Am J Psychiatry 145 : 306-311, 1988
51) Quitkin FM, McGrath PJ, Stewart JW, et al : Atypical depression, panic attacks, and response to imipramine and phenelzine : a replication. Arch Gen Psychiatry 47 : 935-941, 1990
52) Quitkin FM, Harrison W, Stewart JW, et al : Response to phenelzine and imipramine in placebo nonresponders with atypical depression : a new application of the crossover design. Arch Gen Psychiatry 48 : 319-323, 1991
53) McGrath PJ, Stewart JW, Nunes EV, et al : A double-blind crossover trial of imipramine and phenelzine for outpatients with treatment-refractory depression. Am J Psychiatry 150 : 118-123, 1993
54) Stewart JW, Tricamo E, McGrath PJ, et al : Prophylactic efficacy of phenelzine and imipramine in chronic atypical depression : likelihood of recurrence on discontinuation after 6 months' remission. Am J Psychiatry 151 : 31-36, 1997
55) Stewart JW, McGrath PJ, Rabkin JG, et al : Atypical depression : a valid clinical entity? Psychiatr Clin North Am 16 : 479-495, 1993
56) Klein DF : Anxiety reconceptualized : gleaning from pharmacological dissection-early experience with imipramine and anxiety. Ban TA, Pichot P, Pöldinger W (eds) : Modern Problem of Pharmacopsychiatry vol 22, pp 1-35, Karger, Basel, 1987
57) 黒木俊秀：抗うつ薬の時代の憂うつ．神庭重信，黒木俊秀（編）：現代うつ病の臨床―その多様な病態と自在な対処法．pp 187-211，創元社，2009
58) Quitkin FM, McGrath PJ, Stewart JW, et al : Phenelzine and imipramine in mood reactive depressives : further delineation of the syndrome of atypical depression. Arch Gen Psychiatry 46 : 787-793, 1989
59) Larsen JK, Gjerris A, Holm P, et al : Moclobemide in depression : a randomized, multicentre trial against isocarboxazide and clomipramine emphasizing atypical depression. Acta Psychiatr Scand 84 : 564-570, 1991
60) Tiller J, Schweitzer I, Maguire K, et al : A sequential double-blind controlled study of moclobemide and diazepam in patients with atypical depression. J Affect Disord 16 : 181-187, 1989
61) McGrath PJ, Stewart JW, Harrison W, et al : A placebo-controlled trial of L-deprenyl in atypical depression. Psychopharmacol Bull 25 : 63-67, 1989
62) 北島明佳，馬場 元，田村陽子，ほか：低用量の selegiline（MAO-B 阻害薬）が奏功した非定型うつ病の 1 例．精神医学 47 : 681-684, 2005
63) Robinson DS, Gilmor ML, Yang Y, et al : Treatment effects of selegiline transdermal system on symptoms of major depressive disorder : a meta-analysis of short-term, placebo-controlled, efficacy trials. Psychopharmacol Bull 40 : 15-28, 2007
64) Turner EH, Matthews AM, Linardatos E, et al : Selective publication of antidepressant trials and its influence on apparent efficacy. N Engl J Med 358 : 252-260, 2008
65) Lonnqvist J, Sihvo S, Syvalahti E, et al : Moclobemide and fluoxetine in atypical depression : a double-blind trial. J Affect Disord 32 : 169-177, 1994
66) Stratta P, Bolino F, Cupillari M, et al : A double-blind parallel study comparing fluoxetine with imipramine in the treatment of atypical depression. Int Clin Psychopharmacol 6 : 193-196, 1991

67) Joyce PR, Mulder RT, Luty SE, et al : Patterns and predictors of remission, response and recovery in major depression treated with fluoxetine or nortriptyline. Aust N Z J Psychiatry 36 : 384-391, 2002
68) Fava M, Nierenberg AA, Quitkin FM, et al : A preliminary study on the efficacy of sertraline and imipramine on anger attacks in atypical depression and dysthymia. Psychopharmacol Bull 33 : 101-103, 1997
69) Pae CU, Masand PS, Peindl K, et al : An open-label, raterblinded, flexible-dose, 8-week trial of escitalopram in patients with major depressive disorder with atypical features. Prim Care Companion J Clin Psychiatry 10 : 205-210, 2008
70) Uher R, Dernovsek MZ, Mors O, et al : Melancholic, atypical and anxious depression subtypes and outcome of treatment with escitalopram and nortriptyline. J Affect Disord 132 : 112-120, 2011
71) Roose SP, Miyazaki M, Devanand D, et al : An open trial of venlafaxine for the treatment of late-life atypical depression. Int J Geriatr Psychiatry 19 : 989-994, 2004
72) Stewart JW, Deliyannides DA, McGrath PJ : Is duloxetine effective treatment for depression with atypical features? Int Clin Psychopharmacol 23 : 333-336, 2008
73) Papakostas GI, Nutt DJ, Hallett LA, et al : Resolution of sleepiness and fatigue in major depressive disorder : a comparison of bupropion and the selective serotonin reuptake inhibitors. Biol Psychiatry 60 : 1350-1355, 2006
74) Davidson JR, Abraham K, Connor KM, et al : Effectiveness of chromium in atypical depression : a placebo-controlled trial. Biol Psychiatry 53 : 261-264, 2003
75) Docherty JP, Sack DA, Roffman M, et al : A double-blind, placebo-controlled, exploratory trial of chromium picolinate in atypical depression : effect on carbohydrate craving. J Psychiatr Pract 11 : 302-314, 2005
76) Husain MM, McClintock SM, Rush AJ, et al : The efficacy of acute electroconvulsive therapy in atypical depression. J Clin Psychiatry 69 : 406-411, 2008
77) Kupfer DJ, Pickar D, Himmelhoch JM, et al : Are there tow types of unipolar depression? Arch Gen Psychiatry 32 : 866-871, 1975
78) 日本うつ病学会気分障害の治療ガイドライン作成委員会：日本うつ病学会治療ガイドライン I. 双極性障害 2011.（http://www.secretariat.ne.jp/jsmd/mood_disorder/img/110720.pdf）
79) Young AH, McElroy SL, Bauer M, et al : A double-blind, placebo-controlled study of quetiapine and lithium monotherapy in adults in the acute phase of bipolar depression (EMBOLDEN I). J Clin Psychiatry 71 : 150-162, 2010
80) Trivedi MH, Thase ME, Fava M, et al : Adjunctive aripiprazole in major depressive disorder : analysis of efficacy and safety in patients with anxious and atypical features. J Clin Psychiatry 69 : 1928-1936, 2008
81) Zimmerman M, Posternak M, Friedman M, et al : Which factors influence psychiatrists' selection of antidepressants? Am J Psychiatry 161 : 1285-1289, 2004
82) 黒木俊秀：精神療法と薬物療法．青木省三，中川彰子（編）：専門医のための精神科臨床リュミエール 11 精神療法の実際．pp 30-41，中山書店，2009
83) Fenton WS, Blyler CR, Heinssen RK : Determinants of medication compliance in schizophrenia : empirical and clinical findings. Schizophr Bull 23 : 637-651, 1997
84) 中井久夫：日時計の影．pp 153-155, みすず書房，2008
85) Tasman A, Riba MB, Silk KR : The doctor-patient relationship in pharmacotherapy : Improving treatment effectiveness. The Guilford Press, New York, 2000〔江畑敬介，佐藤洋子（訳）：薬物療法における医師-患者関係：治療効果をいかに高めるか．星和書店，2004〕
86) 黒木俊秀，瀬口康昌，宮下 聡，ほか：小児・思春期うつ病の治療ガイドライン―英国と北米における現況．臨床精神医学，印刷中
87) 井上雄一：非定型うつ病と睡眠．貝谷久宣，不安・抑うつ臨床研究会編：非定型うつ病．pp 61-73, 日本評論社，2008
88) 水島広子：対人関係療法でなおす双極性障害―躁うつ病への対人関係・社会リズム療法．創元社，2010
89) Vasudev K, Macritchie K, Geddes J, et al : Topiramate for acute affective episodes in bipolar disorder. Cochrane Database Syst Rev CD003384, 2006
90) Nickel MK, Nickel C, Kaplan P, et al : Treatment of aggression with topiramate in male borderline

patients : a double-blind, placebo-controlled study. Biol Psychiatry 57 : 495-499, 2005
91) White PD, Goldsmith KA, Johnson AL, et al : Comparison of adaptive pacing therapy, cognitive behaviour therapy, graded exercise therapy, and specialist medical care for chronic fatigue syndrome (PACE): a randomised trial. Lancet 377 : 823-836, 2011
92) Brown J, O'Brien PM, Marjoribanks J, et al : Selective serotonin reuptake inhibitors for premenstrual syndrome. Cochrane Database Syst Rev CD001396, 2009
93) Cunningham J, Yonkers KA, O' Brien S, et al : Update on research and treatment of premenstrual dysphoric disorder. Harv Rev Psychiatry 17 : 120-137, 2009
94) Kammerer M, Glover V, Anderman CP, et al : The DSM IV diagnoses of melancholic and atypical depression in pregnancy. Arch Womens Ment Health 14 : 43-48, 2011
95) Sadock BJ, Sadock VA, Sussman N, et al : Kaplan and Sadock's Pocket Handbook of Psychiatric Drug Treatment, 4th ed. Lippincott Williams & Wilkins, 2005〔神庭重信，黒木俊秀，山田和男（監訳）：カプラン精神科薬物ハンドブック―エビデンスに基づく向精神薬療法．メディカル・サイエンス・インターナショナル，2007〕
96) Ross RL, Jones KD, Ward RL, et al : Atypical depression is more common than melancholic in fibromyalgia : an observational cohort study. BMC Musculoskeletal Disorders 11 : 120, 2010
97) Kroenke K, Krebs EE, Bair MJ : Pharmacotherapy of chronic pain : a synthesis of recommendations from systematic reviews. Gen Hosp Psychiatry 31 : 206-219, 2009
98) 上岡陽江，大嶋栄子：その後の不自由―「嵐」のあとを生きる人たち．医学書院，2010
99) 黒木俊秀：気分変調症―精神療法が無効な慢性"軽症"うつ病？　精神療法 32 : 318-325, 2006

（黒木俊秀）

第3章 「生活習慣病」としてのうつ病

　本章の目的は，「うつ病・うつ状態」(depression)を「生活習慣病」(lifestyle-related disease)の観点から再考し，生活習慣の是正を主とした療養指導(lifestyle education)の方法を模索することにある．

　この場合の「うつ病・うつ状態」は，最広義にとらえてよい．三環系抗うつ薬や選択的セロトニン再取り込み阻害薬(SSRI)を処方する際に，「うつ病・うつ状態」を最広義にとらえて，診療録の「保険病名」欄にそう記すであろう．あのときと同じ程度の，まことに大まかな概念としての「うつ病・うつ状態」である．以下，文脈によっては，「うつ病」と「うつ状態」の両者を合わせて「ディプレッション」の表記をも使用することとする．ただし，器質性・症状性精神障害(F0群)によるうつ状態，統合失調症(F20)や統合失調感情障害(F25)のうつ状態，双極性障害(F31)のうつ状態などは含まない．概して，非器質疾患圏，非精神病性のディプレッションを考えている．

● 具体例の提示

　イメージを強くするために，具体的な症例を提示する．これらは，すべて実在する膨大な症例をもとに創作したモデル症例であり，氏名も当然架空である．臨床像は，いずれも診察室でしばしば出会う，いささかの希少性もない普通の症例である．

1 | 若年者の睡眠相後退によるディプレッション

〈症例：14歳，山本恵子さん(仮名)，中学生女子〉
　小児科医院からの紹介．診療情報書作成は6月1日．「診断：①うつ病の疑い，②起立性低血圧，③不登校．女子中学生．3年に進級した4月中旬ごろから，起床時の頭痛，ふらつきあり．5月上旬より悪化し，同月8日当院初診．②を疑いミドドリンを投与するも状態改善せず．5月20日より①をも考えてパロキセチン10 mg 1錠夕食後に投与しましたが，改善なし．貴科的専門的ご高診をお願いします」とある．

(1) 本症例に対する療養指導

「起床時の頭痛，ふらつきから始まり，小児科医がミドドリンを処方して無効，抗うつ薬を処方してやはり無効で，現在不登校」という経緯ならば，精神科医としては，「睡眠相後退症候群🔑」が並存している可能性も考えたい．特に，山本さんのように「5月上旬より悪化」とあれば，ゴールデン・ウィークの際の概日リズムの後退をまず考えておきたい．

この症例の療養指導の中心は睡眠，とりわけ睡眠相の安定化である．具体的には，一定時間に覚醒し，その16時間後に入眠するリズムをからだに植えつけることをめざす．そのために，起床時間を前倒しし，その時間に室内に日差しを入れて室内照度を高め，就床に先立って室内照明を暗くするなどの工夫を試みる．

(2) 思春期における「うつ病」診断の功罪

この症例の背景事情を少し考えてみよう．思春期における「うつ病」診断をどうみるかである．

「うつ病」概念の普及に伴い，前医から「うつ病」と診断されて紹介されてくる症例は，確かに増えた．山本さんは思春期だが，このような若年のケースも珍しくない．その場合，小児科医が「うつ病」と診断して，自らSSRIを投与して，治療を試みている場合もある．さらには，前医は，本人にも親にも「うつ病」と伝えているかもしれない．子どものこころを積極的に診ていこうとする熱心な小児科医に，冷水を浴びせるようなことはしたくないが，従来，私ども精神科医は，思春期のディプレッションを「うつ病」とはみなしていなかったので，少しばかり当惑する．

確かに，「うつ病」イメージの拡大には，そこに誤解も含まれている．しかし，一般医は，「うつ病」と「うつ状態」の区別などわからない．「うつ病」という病名は，さしあたって普通の医師がこころの問題に関心をもつきっかけになりさえすればいい．「精神科医に紹介しよう」という動機づけになれば，それで十分である．思春期の症例は，自己破壊傾向を秘めており，このようなときに一般医，患者，家族にとって，「うつ病か反応性のうつ状態か」などの議論はどうでもいい．「うつ病」の病名は，それが危機介入に一役買えばそれで十分である．

ただ，精神科医はそうはいかない．「うつ病」とは専門家にとっては疾患カテゴリーである．特に，抗うつ薬を投与すべきかどうかに関わるときには，診断を慎重にしたい．

思春期のディプレッションは，ほとんど反応性のディプレッションである．理由は，いじめ，教師の叱責，親との葛藤，同胞間不和などである．したがって，これらの大半は，抗うつ薬の対象ではない．「うつ病」とみなしても，得るところは少ない．「うつ病」のつもりで，抗うつ薬を出しても効果は期待できない．思春期症例に対する抗うつ薬の効果については，信頼に値するエビデンスはない．当然である．そもそも

🔑 **睡眠相後退症候群**：概日リズム睡眠障害の代表格で，極度の「宵っ張りの朝寝坊」が矯正できないもの．日中，特に午前中の活動が困難で，不登校，欠勤などの原因となる．

「思春期うつ病」を均質な群として抽出しようとすること自体，実態に合わない強引な操作なのだから．

　ただ，ここで「前のお医者さんは『うつ病』と診断しましたが，誤診です」などと，この期に及んで言う必要もない．それは，本人，家族を混乱させ，紹介元との関係を難しくするだけである．「うつだけれど，薬は必要としないタイプ」と言えば十分である．

(3) 思春期における「起立性調節障害」診断の功罪

　思春期においては，「うつ病」診断と並んで，「起立性調節障害🔖」の過剰診断も問題であろう．

　小児科医が不登校症例を「起立性調節障害」と診断して，昇圧薬を処方している場合は少なくない．「起立性調節障害」の特徴は，たちくらみ，めまい，動悸，朝目が覚めてもぐずぐずしている，訴えは朝に多い，思春期に発症する，春から夏にかけて増悪するなどとあるが，これらの症状は思春期の不登校の大半に認められる．もちろん，このような不登校症例に起立試験を行えば，実際に脈圧が狭小化していることもあろう．結果として，機械的に昇圧薬を出す医師がいたとしても不思議はない．

　しかし，その前にぜひとも，睡眠について細かく尋ねておきたい．就床時刻，入眠時刻，覚醒時刻，起床時刻などである．睡眠相後退があることにすぐ気づくであろう．特に日曜日の朝の起床時間を尋ねておきたい．そして，その時間に16ないし17時間を足してみる．それが日曜夜(月曜未明)の入眠時間となる．それが午前3時とか4時ならば，月曜日の朝，起きられなくて当然だし，無理して起きれば頭痛がし，歩けばふらついてしまうであろう．体はまだ眠っている時間だからである．

　起立性調節障害の診断基準[1]には「他の疾患を除外すれば」という条件がついている．その場合，「他の疾患」として「睡眠相後退症候群」のことは，ぜひとも考慮に入れておきたい．思春期の「起立性調節障害」様の症状は，その大半が睡眠相後退によるものである．したがって，睡眠相に働きかける療養指導を行えば，薬を使わなくても治る．

(4) 思春期における睡眠相後退と療養指導

　大事なことは，「人間の体内時計は，起床とともにオンになり，その後，16ないし17時間しないとオフにならない」ということを患者と家族に説明することである．つまり，「早く眠りたければ，早起きする以外の方法はない」，「昼前に起きてきた人が，その日の夜に限っては早く眠るなど不可能」ということは，ぜひとも説明しておきたい．

　思春期の不眠，特に入眠困難については，東周りの海外旅行の時差ぼけをイメージすればよい．日本からアメリカに行く，あるいは，ヨーロッパから帰国する場合であ

🔖　起立性調節障害：立ちくらみ，めまい，頭痛，朝の倦怠感などの起立性低血圧症状に，動悸，頭痛，腹痛などの不定自律神経症状を伴うもの．

る．眠くないのにもう寝ないといけない．なかなか眠れず，いくらも眠っていないのに朝がくる，あの感じである．起きたとき，頭が痛いかもしれない．ふらつきもあるかもしれない．しかし，旅行者は時差ぼけのたびに薬物を服用するわけではない．むしろ，無理してでも起きて，仕事をしたり，そのほかの活動をして体を現地の時間に合わせようとするであろう．1，2日無理してでも朝，起きれば，そのうち体が順応してくるのである．

思春期の若者の場合も同じである．朝起きる時間を強制的に設定することで，体内時計を1日1回調整すればよい．若者の朝の不調を「起立性調節障害」とか「睡眠相後退症候群」と呼ぶことは，いずれも間違いではない．しかし，それらはある種の「生活習慣病」である．第1になすべきは，生活習慣の是正である．薬ではない．

1つ工夫を考えるならば，朝起きたとき光を入れることであろう．体内時計は光に敏感で，明るくなればオンになる．アメリカの最初の朝の妙なまぶしさを思い出してみよ．あのとき，体内時計もオンになって，そうして身体が現地時間に順応しようとしているのである．そのとき，「遮光カーテンをしてひと眠り」などと考えたら，いつまでたっても身体がアメリカになじまない．

「眠れない」若者には「早起きせよ．カーテンをあけよ」，それだけで，結構眠れるようになる．そして，十分睡眠がとれて，身体の状態が改善したら，背景の心因状況について話を向ければよい．本格的な精神療法は，睡眠を巡る指導を行って体調が改善してからでも遅くはない．

2｜ビジネスマンの睡眠不足によるディプレッション

〈症例：29歳，渡辺 健さん（仮名），銀行員〉

主訴は，抑うつ，倦怠感，食欲不振，集中力の低下，焦燥感．初診時，「だるい，疲れやすい，食欲がない，ぼうっとする，集中力がない」など不定愁訴ばかり．検査したが特記すべき所見なし．診察時，「いらいらして，すぐ怒鳴りたくなる．特に朝方ひどい．夕方から夜にかけて少し軽くなる．抗うつ薬を出してほしい」と切迫感をもって訴え，途中で唐突に泣きだすこともあった．大卒後，現在の銀行に入社．もとはやり手の若手銀行マン．本店勤務が長く，県庁所在地近郊の実家から通っていたが，4か月前，現職場に転勤．あいにく実家から遠方で，通勤はそれまでの乗り換えなし，片道30分から，電車乗り換え2回を含む2時間弱の行程となった．

(1) 本症例に対する療養指導

抑うつ気分，焦燥感，倦怠感，集中力の低下，さらには朝方ひどく夕方から夜にかけて軽くなる気分の日内変動．これだけの情報がそろえば，「うつ病」と診断したくなる．特に，朝の倦怠感と気分の日内変動は，長らく「内因性」のメルクマールと考えら

れてきた．躊躇せず抗うつ薬を投与すべきであるようにみえる．

　しかし，本来エネルギーに満ち溢れた気鋭の銀行マンが，唐突に泣き出すのは不自然である．よほど疲れているのであろう．生活をみれば，過労の原因は明らかである．4か月前の転居により通勤時間が格段に長くなっている．転居前と比べて，往復で3時間の増加である．これが睡眠時間に影響を与えないはずはない．

　睡眠について詳しく尋ねておきたい．それも「よく眠れていますか」などの大まかな質問では意味がない．細かく尋ねておきたい．就床時刻，入眠時刻，覚醒時刻，起床時刻などである．「1時に就床，5時半起床」などの答が返ってこないであろうか．

　あるいは，こんな言葉も返るかもしれない．

　「元気ないのはうつ病のせいだと思う．睡眠はとれています．そもそも私は，4,5時間も眠れば十分です．若いころからそうでしたから．」

　しかし，倦怠感，食欲不振，集中力低下…，そんなに体調が悪いのならば，それは疲れがたまっている証拠であろう．「4,5時間で大丈夫」などと豪語している場合ではない．生活習慣を変えなければならない．

　「必要なのは睡眠です．4,5時間しか眠らない人間には，どんな抗うつ薬だって効きません．次回，7日後にお越しください．それまでの7日間で合計50時間の睡眠をとってください．それでもまだ『うつだ，不安だ』とおっしゃるなら，抗うつ薬の投与を考えましょう」，そう伝えればよい．

　薬は出すとしても，睡眠導入剤の頓用程度で十分である．抗うつ薬は，効果の発現まで1〜2週間もかかるから，これだけくたびれはてた人には頼りにならない．十分な睡眠が確保されれば，その効果はてきめんであり，1週間で一定の改善は得られる．

　ただ，睡眠の確保のために，この症例の場合，必要に応じて診断書を書いたほうがいいかもしれない．その場合，間違ってもいきなり「3か月の自宅療養」などとは記さない．初診時の保護的すぎる対応は，医原性アブセンティイズムへの王道である．まずは，「病名：抑うつ状態．現在，心身の疲弊がはなはだしく，過重労働による健康への影響が危惧される．勤務継続は可能だが，1日平均7時間の睡眠が確保される必要があり，定時での出社・退社等の労働安全衛生上の配慮が与えられることが望ましい」などと記す．本人にも会社にも睡眠時間の確保と生活習慣の改善の必要性を自覚してもらう．しかし，同時に就労継続の可能性を断ち切らないよう注意する．

　次回の外来では，「週50時間の睡眠」の課題がどれだけ達成されたかをチェックし，疲労回復の程度を診立てて，診断書提出の際の会社のレスポンスを尋ねればいいであろう．十分な眠りがとれておれば，おそらくは，次回は元気な顔を出してくれるであろう．

　医原性アブセンティイズム：労働者が出勤義務を怠り，無断でもしくは何らかの理由をつけて，長期にわたって欠勤を続けること（アブセンティイズム）があり，医療によってその傾向が助長されるものをいう．

(2) 気分の日内変動の再考

朝の倦怠感と気分の日内変動があれば，ただちに内因性うつ病を考え，抗うつ薬を投与する．その判断が間違っているとまではいわない．

しかし，連日深夜帰りで疲弊していて，心身が長い睡眠を求めているのに，仕事を休むわけにもいかず，やむをえず無理して毎朝5時に起きている，というような場合もあるかもしれない．早朝，重い身体を引きずるようにして起き出してきた人が，激しい倦怠感と意欲低下を自覚することは，自然の理である．この場合，朝の倦怠感はうつ病性日内変動を示しているのではなく，疲労蓄積を示しているにすぎない．

(3) 睡眠自己申告における誇張

寝不足なら寝ればよい．抗うつ薬はいらない．

睡眠不足による疲労困憊は，うつ病ではない．しかし，多くのうつ状態の患者は，寝不足との自覚がない．そして，自身の過去の睡眠時間について，誤解の混じった評価をしがちである．

日本人の産業戦士たちは，睡眠時間を減らして働くことを武勇伝として語る傾向がある．この傾向は，銀行，商社，証券，保険など，競争の激しい業種ではとりわけそうである．生き馬の目を抜くような厳しいビジネスの世界にあって，個々のビジネスマンは，常に自分の戦闘意欲を表現していかなければならない．そのようなときに，上司に聴かれれば，「体力はあります．4, 5時間眠れば大丈夫です」と即座に答える習性が身につく．

したがって，こういう人の自己申告には，誇張が混じっている．やり手の仕事人ほど，強がりで，見栄っ張りであり，自分の有能さを睡眠の短さで誇示しようとする．しかし，本当に1年中4時間睡眠でしのげる人がいるのかは，疑問である．

では，なぜ「自分は睡眠は4, 5時間で大丈夫のはずだ」という思いこみがあるのか．それは，実際には，20代の若き時代に，「4時間睡眠で大丈夫なときもあった」，「徹夜したって翌日平気のときもあった」ということであろう．しかし，当時をよく思い起こしてみれば，翌日か，翌々日にかなり長い睡眠をとっていたはずである．若いころは，極端な睡眠不足でも，それを一晩で挽回できるほどに，寝ダメができたのである．あるいは，仕事の合間の一瞬に20分間睡眠をとるとか，出張の飛行機で1時間爆発的に眠るといった芸当ができていたのである．本当に4時間睡眠を365日続けていたわけではないはずである．

(4) 睡眠は短ければうつになる

もちろん，睡眠には多少の個人差がある．しかし，「私は4時間睡眠で大丈夫」などのどこまで信頼がおけるかわからない自己申告に惑わされるよりも，データに基づいた療養指導を行うほうがいい．睡眠不足による疲労が明らかであるにもかかわらず，「4時間で大丈夫なはず」と豪語し，かつ，抗うつ薬を求めてくるとすれば，それは抗うつ薬に，眠らなくても疲れない強壮効果を求めているからである．有名な滋養強壮

剤のCMの「24時間戦う」イメージである．

しかし，データは語っている[2]．睡眠時間が5時間を切れば，確実に抑うつ度が高まる．それは年齢に関係ない．そして，7時間以上8時間未満が，最も抑うつ度が低い．これもまた年齢に関係ない．

(5)働く人の睡眠

実際には，仕事をもっている身に，毎日規則的に7時間眠ることは難しい．ただ，その場合でも3日で収支を合わせる．つまり，「一昨日，昨日眠れていなければ，今日十分寝よう」ということである．週のなかほどにペースを落とす日をつくり，早めに帰宅して早めに就床して，睡眠不足を挽回する．最悪でも週末に長く眠って，不足分を取り戻す．年齢によって微妙に異なるが，「週合計50時間」は，患者への説明としてわかりやすい．そして，「どんなに優れた薬でも，4,5時間しか眠らない人には効かない」と言う．それは，薬剤への過剰な期待を退け，生活習慣に対する本人の責任を明確にし，結果として薬剤の効果を強化することにもなろう．

逆に，睡眠に対して十分な療養指導をすることなく，無造作にSSRIを出せば，それは，アクティベーションへの道を突き進むこととなろう．

3 | 働く女性の睡眠不足による不安発作

〈症例：37歳，高橋真理さん（仮名），放送局勤務〉

主訴は，抑うつと日中の過換気発作．発作は，通常帰宅途上の電車のなかで起こる．ただ，「収録中に発作が起こったらどうしよう」という恐怖感は，常にある．これまで担当番組の仕事に穴をあけたことはない．ここまでの経緯は，大卒後入社．30歳で結婚．32歳で妊娠し2年育児休業（後半1年は科学者の夫の留学に伴い英国滞在）．34歳で復職するも35歳で第2子出産し，1年半休業．現在，復職して半年．生放送は担当しておらず，事前収録番組のみ．1か月前，収録中にマイクトラブルが発生．その際，年長の技術職員を叱責したところ，逆にその数倍の激しさで恫喝され，以来，スタッフとの関係が気まずくなっている．

(1)本症例に対する療養指導

高橋さんへの療養指導においても，「週50時間の睡眠」の基本方針は変わらない．

それとともに「心身のコンディショニング」という意識ももっていただく．そのために勤務日の24時間のスケジュールと休日のすごし方について尋ねる．不安発作が出現している人の場合，睡眠不足による心身の疲弊があることがほとんどなので，睡眠についてはいつものように詳しく尋ねる．

アクティベーション：賦活症候群．抗うつ薬の投薬開始後，増量・減量後などに生じる症候群で，不安，焦燥，パニック発作，不眠，易刺激性，衝動性などを呈する．

放送局に勤めているかぎり，高橋さんの生活にはストレスが満ちている．それは，退職するまで続くであろう．問題はストレスからいかに回復するかである．ストレスの後，十分な睡眠と休息をとって，心身がベースラインにまで戻れば問題はない．ストレスと回復とのサイクルが，周期のたびにベースラインに復帰するならば，過労には陥らない．

　しかし，高橋さんの場合，オーバーストレス，つまり，ストレスが過剰で回復が追いつかず，十分回復しきれないうちに新たなストレスに曝されているのであろう．そして，その際，番組収録の日の緊張という立場上必要なストレスに加えて，人間関係の些事が不要のストレスとして追加されていると思われる．結果として，サインカーブが徐々にベースラインから下がっていく感じである．

　高橋さんにとって，もっともテンションを上げなければならないのは，おそらく番組収録の日であろう．それは，何曜日であろうか．週何回だろうか．いずれにせよ，その日にコンディションをピークにもっていくように心がけ，それ以外の日には，積極的にテンションを落とすように指示する．はりきらない日を意識的に作るのである．

(2) 精神療法の禁欲原則

　精神科医が患者の内面に踏み込むことには，禁欲的でありたい．プライバシーに踏み込むことは最小限にこしたことはない．精神療法とは，本来なくもがなの営為であり，ひかえめに越したことはない．

　高橋さんの場合，倍率の高い放送局に就職でき，家庭にも恵まれて，公私とも充実しているが，それでも光と影がある．仕事と育児の両立，時間に追われる生活，一般職と技術職との緊張関係，もしかすると，「育休の間に同期に遅れをとった」という焦りもあるのかもしれない．

　しかし，このあたりの詳細に踏み込むと収拾がつかなくなる．ここは医師としての責任範囲の限定が肝心である．いつも通り生活全般の療養指導に徹する．

　それは，結局は，この人に資するところもあろう．人間関係の難しさには触れず，話題を「収録日にピークをもっていくコンディショニング」に向けさせる．その意義は，意識を本来の業務に集中させることにある．プロの仕事人にとって，いい仕事をすること以上の健康法はない．仕事で達成感が得られれば，人間関係のストレスなど感じなくなる．本人の職人気質に働きかけることが，いい仕事につながり，結果として本人の自尊心を高めることになる．それ以上の「薬」はない．込み入った話を伺うことも，薬を投与することも，特段，急ぐには及ばない．

(3) 働く女性の睡眠

　私ども男たちは，女性たちの社会進出に衷心から祝福を送りたい．既存の価値観を拒絶し，男と同じ条件で働き，男と同じ収入を得て，自分の能力と可能性を頼みに生きる女性たちの姿は，実に美しい．

しかし，その一方で，新しい時代の女性たちにおかれては，間違っても，男と同じ愚考にはまり込むことはしてほしくない．残念ながら，女性のなかにも，短時間睡眠信奉者はいる．都会で戦う仕事人にとりわけ多い．この人たちは，愚かな男たちと同じく，不眠不休で働くバイタリティの幻想を抱きがちである．それは誤解である．

働く女性のディプレッションは，その原因の1つが睡眠不足にある．十分な睡眠は，都市で戦う女性たちにとって必須である．それは，ディプレッションを治すためだけではない．何よりも「美容のため」である．眠れば美しくなる．眠らなければ，その逆になる．強く，美しい「できる女性」になるために，どうか十分な睡眠をとっていただきたい．

4 | 習慣飲酒者のディプレッション

〈症例：48歳，田中 実さん（仮名），新聞記者〉

主訴は，「気持ちが落ち込む」．初診時，「だるい，つかれやすい，食欲がない，ぼうっとする，集中力がない．うつ病だと思う．抗うつ薬を出してほしい」と訴える．診察時に，こちらの話を遮って話すなど，いささかいらだっている．一方で，大きなため息をついたり，背中をドンと背もたれにもたれるなど，動作が荒い．「お酒は飲みますか」と尋ねたところ，「毎日日本酒を2ないし3合」との返答が返った．ルーチン採血では，γGTP軽度上昇以外に問題なし．

(1) 本症例に対する療養指導

田中さんもディプレッションであることは間違いない．ご本人も抗うつ薬をお求めである．が，抗うつ薬を出す前にすることがある．第1に，酒を減らすことである．抗うつ薬の投与は，断酒が原則であり，したがって，「毎日お酒を飲んでいるのであれば，抗うつ薬は出せません」と告げてよい．

「仕事でストレスがあって，それでうつになって，つらいから酒を飲んでいるんだ．酒を飲んだからうつになったわけじゃない．いきなり『酒をやめろ』はないだろう．とにかく薬を出してくれ」

そう，田中さんはおっしゃるかもしれない．それは一理ある．仕事がつらくてうつになったのだと．

しかし，原因が仕事ならば，そもそも抗うつ薬は効かない．仕事のストレスが酒で解消するわけではないのと同じである．少し紛らわすことはできるかもしれない．が，本質的な解決にはならないのは当然である．

「あなたは，何か元気の出る薬はないかとおっしゃいます．たしかに，疲労困憊で抑うつ状態であることは間違いありません．ただ，今のあなたに必要なのは抗うつ薬ではなく，生活を改善することです．毎日の飲酒が一番の問題だと思います．『日本

酒2ないし3合など大した量ではない』とお思いかもしれません.『今まで一度も肝臓が悪いとか,酒をひかえろなんていわれたことはない』とあなたはお思いかもしれません.ただ問題は『毎日』というところです.酒を飲んで寝たら,そのときはよく眠れるように錯覚するけれど,眠っているうちにアルコールの血中濃度が下がって,その拍子に目が覚めてしまいがちのはずです.あなたの場合も,毎晩酒を飲んで,アルコールの切れる時間に目が覚めてしまって,その後,十分眠れていない可能性があります.こういうことが続けば,結果として睡眠不足になってしまいます」

　少量の飲酒それ自体が原因でうつ病になることはない.しかし,飲酒による睡眠の質の悪化が相対的な睡眠不足をもたらし,心身を疲れさせ,思考を厭世的にさせ,二次的にうつ状態をもたらすことはめずらしくない.睡眠不足で疲れた脳は,人を情緒不安定にさせる.小さなことでもイライラし,まだ粘れば達成できることでもすぐ放り投げたくなり,ささいな偶発事がこの世の終わりのように感じられる.眠らない頭は,人を悲観的にさせ,「いっそ死んだほうがましだ」と思わせることすらある.

　そこで,次のように指導する.

　「あなたのようにもう何年も毎日飲酒していた人が,今日からいきなり完全に酒をやめよといわれてもそれは無理でしょう.ではまずは,『週3日の休肝日』としてはどうでしょう.例えば,日曜,火曜,木曜はお酒をひかえるのはいかがでしょう」

　そして,以上のような「①週3日の休肝日」の指示に加えて,「②週50時間の睡眠」と「③休肝日にベンゾジアゼピン系睡眠薬の頓服」の3点を療養上の課題として課すなどする.この3点を順守できていて,なお7日後の再診日に依然改善がなければ,次は完全断酒を勧めることとすればよい.いずれにせよ,抗うつ薬は完全断酒が実現できてからであり,どんなに早くとも初診から2週間後となる.

(2) 習慣飲酒者のディプレッションに対する療養指導

　ディプレッションを生活習慣病としてみる立場からいえば,習慣飲酒者の連日の飲酒には療養指導上の課題が多い.

　習慣飲酒は,それ自体がディプレッションの最初の原因ではないであろう.しかし,間違いなく増悪因子となっている.そして,そこに働きかけさえすれば,かなりの効果が得られる.それは,うつのそもそもの最初のきっかけであるところの仕事のストレスに変わりはないにもかかわらず,である.

　そもそも,習慣飲酒者に抗うつ薬は投与すべきではない.まずは酒を減らすよう勧める.ところが,1週間も様子をみていると,酒量減少で睡眠が改善し,抑うつもなくなって,もはや抗うつ薬を必要としなくなる場合も珍しくない.実質的に「週3日の休肝日」と「週50時間の睡眠」の療養指導だけで結構な改善が期待できる.それが実

ベンゾジアゼピン系睡眠薬の頓服:1960年代以降,ジアゼパムほかのベンゾジアゼピン系の抗不安薬・睡眠導入剤が多種類合成された.当時は,それまでのバルビツール系睡眠薬と比べて,依存性が少なく,安全性が高いとされた.今日では,ベンゾジアゼピン系にも常用量依存があるとされ,そのため頓服使用などの控えめな使い方が望ましい.

行できて，なお7日後に依然として抑うつ状態ならば，次は「完全断酒」と「週50時間の睡眠」を勧める．それが実行できて，なお7日後に依然として抑うつ状態なら，そのとき初めて抗うつ薬の投与を考えればいい．どのみち抗うつ薬は効果発現までしばらくかかるのであるから，2週間程度待たせることに大きな問題はない．結果として薬なしで治るなら，それに越したことはないのである．

5│ストレス過少によるディプレッション

〈症例：59歳，中村 誠さん（仮名），退職者〉

主訴は，抑うつ，意欲低下．高卒後40年勤めた市役所を昨年早期退職．当初は妻と海外旅行に出かけたり，同窓会に出かけるなどして，それなりにリタイア後の生活を楽しんでいたが，次第にあきてきた．半年ほど前に，役所時代に知り合った女性ソーシャルワーカーと行動をともにしていたことを妻に指摘され，以来，妻との関係がしっくりこない．外出も滞りがちとなった．この3か月ほどは昼間から酒を飲むことも多くなった．

(1) 本症例に対する療養指導

中村さんに対しては，適度の運動と酒量の減少が療養指導の中心となろう．後者は前者が実現すれば，おのずと達成される．したがって，ポイントは，適度な運動をどう課していくかである．その場合，趣味に運動をからませていくことが肝要である．例えば，この患者が若いころからカメラ好きであるとすれば，①カメラをもってのウォーキングを勧めるなどする．そして，②古い写真を整理する（回想療法になる），③酒は週3日にとどめる，の3点を指導とする．

女性ソーシャルワーカーとのことは，時間がたてば雲散霧消する問題なので，触れる必要はない．長年にわたって苦楽をともにし，退職後は一緒に海外旅行に出かけたりした糟糠の妻との間柄は，そう簡単に壊れるものではない．

ただ，終日家ですごし，弛緩した姿勢のまま，酒臭い息を吐いていては，妻にとっても迷惑である．積極的に外出を促していい．

療養指導の観点から，運動の意義を考える場合，ストレスの至適レベルに常に注意を払う必要があろう．活動を1つのストレスとしてみれば，このケースは，ストレスというものは過剰はもちろんいけないが，過少でもやはりよくないということを示す好例である．

(2) 療養指導としての趣味と運動

一般に，身体を動かすことと知的な趣味を両立させるのが，療養指導のコツである．絵を描くのが好きならスケッチブックをもっての散歩を，観るのが好きなら美術

館や画廊巡りを，骨董が好きなら近隣の町の骨董屋を一軒一軒訪ねてまわるなどもいいであろう．外を歩いて，雲の流れ，夕焼けの美しさに見入ったり，虫の声や遠くから聞こえる町のざわめきを聴いたり，そのなかで風に吹かれて季節の移ろいを感じることは，生物としてのヒトの感覚を呼び覚ます．歩いて適度な疲労感を感じることができれば，臥床後すみやかな入眠が得られる．

(3) 汎適応症候群仮説とストレスの過不足

ヒトの生命活動は，すべて生化学的な基盤をもっている．ストレスとそれに対する反応も例外ではない．Selyeの汎適応症候群仮説[3]によれば，ヒトがストレスを受けると，さまざまな生体反応が下垂体と副腎皮質を司令塔として起こるとされる．ストレスに抵抗しようとして，副腎皮質刺激ホルモン，副腎皮質ホルモンの分泌が高まり，血圧上昇，体温上昇，血糖値上昇といった反応が生じ，抵抗力が高まる．ストレスが去れば，これらは次第に正常化するが，ストレスが長期間続けば，もはや諸反応は失調状態となる．

ここで重要なのは，心身にストレスがかかること自体ではない．それは，異常なことではなく，むしろ生命体としてのヒトにとって，自然な事象である．ストレス自体はなくならないし，なくすこともできない．問題はいかに回復するかにある．ストレスから回復しきれない失調状態が続くことがよくないのである．高血圧や胃潰瘍などの心身症は，このような汎適応症候群の亜型と考えられる．産業戦士のうつ状態なども，そのほとんどがストレス過剰による汎適応症候群の一端であろう．

ところが，ストレスは少なすぎてもよくない．中村さんの例は，アンダーストレスの典型である．心身の健康を保とうと思えば，ストレスと回復とのサイクルが適度な均衡を保ちつつ，不断に繰り返され，両者が時間軸に沿って規則的なサインカーブを描いていることが必要である．すでにストレスから十分回復しているのに，次のストレスがもたらされないことは健康とはいえない．遠からずそれは，比喩的にいえば，心身の廃用性萎縮をもたらすであろう．

(4) ストレス過少によるディプレッションと療養指導

中村さん同様のストレス過少によるうつ状態は，診察室においてしばしばみられる．例えば，有閑階級の無為・怠惰，ニートたちの仕事のない空虚感，子どもの自立後の母親たちの空の巣症候群，産業戦士の退職後の虚脱感などである．何もすることがない，明日の予定がない，誰からも仕事を頼まれないといった単調な日々が続くことは，健康を害する．明日の予定がないから，いくら夜更かしをしてもかまわない．朝は何時に起きてもいい．時間があり余っていて，やることもない．ストレスもないが，エキサイティングなことも起こらない．

このような目的意識に乏しい日々が続けば，心身はデカダンな気分に陥りがちとなる．派手な散財，日中からの飲酒，退屈しのぎのパチンコ屋通い，昼下がりの情事，老いらくの恋などは，空虚な時間の格好の埋め合わせとなる．これらの気晴らしは，

もちろんすべては個人の自由に属する事柄だが，そこに生活の崩壊をもたらしかねない不健康な要素が潜んでいることも否定できない．

精神科医としては，ストレス過少の危険を知っておきたい．その際は，例えば，退職者に対しては，「短時間の仕事でもいい，地域でのボランティアでもいい．とにかく何らかの用事をつくりましょう」などと伝える．適度の仕事は健康法の一環である．それは規則正しい生活をもたらし，精神と肉体の若さを保つ．

ライフストレスには終わりはない．生きているかぎりストレスは続く．私どもが気をつけるべきは，ストレスをなくすことではなく，ストレスと回復の曲線をバランスよく描いていくことである．ストレス過少によるディプレッションに対しては，あえて適度のストレスを課して，振幅が小さく，ほとんどフラットになりそうであった日常を，もう一度リズミカルなサインカーブに変えていくことをめざしたい

「生活習慣病」概念における睡眠の軽視

厚生省(現・厚生労働省)が「生活習慣病」という概念を使い始めたのは，1996年のことである．それまで「成人病」と呼んできていたのを，より成因論に結びつけた呼称に変更した．その背景には，行政の予防医学への強い関心があり，とりわけ生活習慣の改善に焦点があてられたのであった．

「生活習慣病」概念の確立には，Belloc & Breslow 論文[4]が大きく預かっている．そこで取り上げられた健康習慣が，その後の生活習慣病療養指導の基本項目となった．適正な睡眠時間，禁煙，適正体重，飲酒量の適正化，定期的な運動，毎日の朝食摂取，間食の制限などである．

ただ，意外なことに，本邦行政は生活習慣病の概念を導入するときに，「適正な睡眠時間」だけは除外した．理由はわからない．しかし，その後今日に至るまで厚生労働省は，健康習慣として睡眠を取り上げたこともないし，生活習慣病として精神障害を取り上げたことも一度もない．このことは，精神疾患が療養指導において他の慢性疾患に大きく後れをとる元凶となった．

そもそも日本人は総じて睡眠を軽視しがちであった．例えば，1989年に「君は24時間戦えるか」と挑発する滋養強壮剤のCMソングが爆発的にヒットした．それは，製造元に多大の収益をもたらしたが，ジャパニーズ・ビジネスマンに本当に利益をもたらしたかは疑問である．うつ病を生活習慣病としてみる本章の文脈からいえば，このCMによって，「仕事のできる人間は眠らない」という従前からのイメージが固定化してしまったように思える．そして，寝不足の日本人は相も変わらず，眠い目をこすり，肩を落とし，疲れた表情でドリンク剤を飲んでいる．その哀れな姿は，滋養強壮剤が勇気のしるしではなく，憂うつの証拠であることを如実に物語っている．

その後，厚生省は，血圧，血糖，中性脂肪などを示して，「生活習慣病」の概念を国民に掲げた．やがて，行政は，「メタボリック・シンドローム」なる聞きなれないカタカナ語を発見し，この依然異論の多い症候群を流行病にしたてあげた．診断基準も不

完全で，基準値の根拠もあいまいなこの概念のために，行政は膨大な対策費を傾注し，国民は一斉に腹囲を測り始めた．

一方で，国は，睡眠には一切触れなかった．国民の睡眠軽視の傾向に，行政として警鐘を鳴らすことをしなかった．結果として，うつ病は増加し，自殺は1998年以降毎年3万人を超える始末となった．厚生省が睡眠を健康習慣のリストから除外したことは，健康政策として失敗であったと思われる．

ディプレッションに対する療養指導の実際

うつ病を生活習慣病として考えると，療養指導は具体的にどのようなものになるであろうか．睡眠を健康習慣の中心にすえる立場から考えてみたい．

1│睡眠の絶対量

第1に睡眠の絶対量が必要である．「短時間で効率よく眠ることが可能だ」と信じている患者もいる．医師のなかにすら，みずからの睡眠の短さを誇らしげに語る者がいる．しかし，医師が自身の短時間睡眠を自慢することは構わないが，同じことを患者に強いることは許されない．患者への指導は，独善的な信念によってではなく，科学的な判断に基づいて行われなければならない．

実際には，「短時間睡眠健康法」は間違いであろう．生理学的にみて，睡眠は単なる休息ではなく，身体にとって建設の意味をはらんでいる．眠らないと免疫力も，治癒力も建設されていかない．睡眠中，成長ホルモン，プロラクチン，副腎皮質刺激ホルモン，性腺刺激ホルモンなどの分泌は高まる．これらは，すべて同化ホルモンであり，睡眠時に同化過程，つまり身体の建設工事が活発化していることを示している．傷つき疲れた身体にとって，復旧工事はもっぱら夜間作業である．鉄道にとって，夜間の保線作業なくしては，日中の安全な走行は保障されない．人間も同じで，睡眠不足で激務を続ければ，痛めつけられた身体は，保線されない線路を疾走する特急列車と化す．事故を起こして急停車するのは時間の問題である．

それは，実証データが示している．たとえば，アメリカ癌協会[5]は，7時間程度を基準にして，そこから短くなればなるほど死亡リスクが上がるというデータを出している．本邦でもTamakoshiら[6]が検証している．

ディプレッションとの関係も明らかである．Kaneitaら[2]は，3万人を対象とした大規模疫学調査によって，睡眠時間と抑うつの関係を調べた．各年齢層とも7時間以上8時間未満の平均睡眠時間の人々が最も抑うつが低く，そこから長くなっても，短くなっても抑うつ度は高くなる傾向があった．睡眠だけが抑うつを決定するわけではないし，長ければいいというわけでもない．しかし，控えめにいっても短時間睡眠は，うつ病リスクを高めるといえる．

ただ，実際，勤めをもっている身に毎日時計のように正確に7時間眠ることは難し

い．そこで，できれば3日間で睡眠の収支を合わせる．つまり，「一昨日，昨日，よく眠れなければ，今夜は早く就床することにしましょう」などと勧める．そのため，週の半ばに仕事量を減らす，早めに帰宅するなどの業務の調整を提案することも効果的かもしれない．そして，最悪でも週7日で睡眠の収支バランスを合わせる．具体的には，「週7日間で合計50時間」を1つの目標として課すのが適当であろう．シニア世代なら，それよりすこし短くてもいい．

なお，短時間睡眠に固執する人には，多少のフォローは必要であろう．この人たちは，ほとんどが忙しい人たちである．「7時間も眠って大丈夫か．そんなことをしていては，とても仕事が終わらない」という焦りがある．そのため，「週50時間」の指導とともに，「目覚めている17時間をいかに有効に使うか」を徹底的に話し合うほうがいい．「17時間を，18時間，19時間と延ばすことを考えるよりも，17時間の密度を濃くすることを考えましょう」と誘導する．具体的には，朝，夜のムダな時間の短縮，通勤時間の有効利用，外出の用事の順序などを一緒に考え，タイム・スケジュールの効率化を図るなどである．実際，「4時間睡眠」とうそぶく人は，残りの20時間を有効に利用できているわけではない．寝ぼけ眼でぼんやりしている時間がかなりある．それをともに探していって，「7時間十分に眠って，残りの17時間をうまく使えばかなりのことができる」ということを説得力をもって示したい．

2 睡眠相の安定化

第2に，睡眠相の問題がある．若年者は睡眠相が後退しがち，シニア世代は前進しがちである．

例えば，朝，6時半に起床しないと学校に間に合わない高校生が，日曜の朝，午前10時まで眠っていたとすると，翌日，睡眠相を3.5時間ぶん前倒ししなければならない．これは，インドから帰国する際の時差に相当する．月曜日の朝，カルカッタ発，成田行きの飛行機に乗って，時差ぼけに苦しむことを毎週繰り返すようなものである．これでは，頭痛がしたり，吐き気がしたり，ふらつきがあっても無理はない．

産業精神保健の領域でも，「月曜日の憂うつ」がしばしば話題になる．その場合，ともすれば「今日からまた仕事かと思うと憂うつになる」といった，もっぱら心理要因が強調されがちだが，これは正しくない．ストレスの予期だけが原因ならば，曜日をたがわず，朝は憂うつなはずである．月曜日だけことさらに憂うつを感じるのは，土曜日，日曜日に睡眠相が後退して，それを前倒しする努力を月曜朝に強いているからであろう．

ただ，前述の「睡眠時間の絶対量」の確保のためには，週末に長めの睡眠をとることは必要である．例えば，ビジネスマンで毎日のように遅い電車で帰宅する場合，通勤電車の照明によって深夜に，いわば高照度光療法を受けるような結果となる．当然，入眠時間は後退し，睡眠時間が短縮する．したがって，週末に不足した睡眠を挽回しなければならない．ただ，その場合も，起床時間を遅らせるよりも，就床時間を早め

ることで対応する．起床時間の遅れは2時間以内にとどめるなどの工夫が必要であろう．そして，土日の朝は，一定時間にカーテンを開けて，室内に光をいれ，体内時計をオンにするよう試みるといいであろう．

高齢者の場合，睡眠相の前進は主観的な「不眠」の自覚につながる．「まったく眠れない」，「ちょっと寝ただけですぐ目が覚める．そのあと一睡もできない」とおっしゃるお年寄りは，実に多い．その訴えの深刻さを字義どおり受け取れば，毎日，深刻な不眠に苦しんでいるようにみえる．しかし，「では何時にお布団に入るのですか？」と尋ねると，「午後7時」などの驚嘆すべき返答が返る．

高齢者の不眠の訴えは，多くの場合「早すぎる就床」が原因である．午後7時に就床し，眠りに入ってしまえば，午前2時に覚醒して当然である．実際には，7時間眠っている．とても「不眠」とはいえない．

高齢者の「不眠」の訴えは，本質は「不眠」ではなく，「みんなが眠っている時間に自分1人だけ起きていることの不安」である．高齢者の場合，眠る時間，目覚める時間が前倒しになりがちで，この患者の家族が深夜12時に就床し，午前7時に起床しているとすると，一家の中でこのお年寄りだけが5時間の時差，つまり「ハワイ時間」ですごしていることとなる．

この場合，具体的な療養指導としては，「ご家族と一緒に夕食を食べたら，すぐ部屋にこもって布団に入るのではなく，少しご家族とおすごしになってはどうか？」，「せめて夜10時ぐらいまでは布団に入らないで起きていてはどうか？」などと勧めてみる．

なお，一部の精神医学研究医のなかには，睡眠相後退ときけば，すぐさま位相後退仮説や断眠療法や高照度光療法を思い浮かべる人がいるかもしれない．しかし，本章は，うつ病位相後退仮説を支持するものではない．年齢による睡眠相の自然な変化を療養指導において見逃すまいとするだけである．断眠療法や高照度光療法などの実験的な方法でないと科学的治療ではないと思うのは，いきすぎたリサーチ・マインドである．実験的な治療法によらずして治療の目的をとげるならば，むしろそちらをこそ採るべきであろう．断眠療法は，通常の治療セッティングで持続的に実施可能なわけではなく，しょせんは実験にすぎない．人工照射光による高照度光療法は，西欧主要都市よりも緯度が低く，冬季の日照時間が長い日本においては，日本海側のごく一部を除いて，実施することに意味がない．例えば，関東地方では，冬季は連日晴天が続く．明るい陽光のふりそそぐ冬の東京で，患者を室内に閉じ込めて，煌々と灯った蛍光灯をにらませて，もって何か立派な治療を施していると思い込むことは，科学ではなく，喜劇に属する．朝一番に散歩させればいいだけの話であろう．

3 | 午前のすごし方，午後のすごし方

若年者，とりわけ，中学生や高校生の睡眠相が後退する1つの要因は，覚醒している16〜17時間のうちでも，後半に活動性が高くなりがちな点にもあるかもしれない．

午前中は学校の授業がある．しばしば，ただ座って先生の話を聴くだけの単調なものであり，眠気を誘う．そして，昼休みごろから活動的になって，放課後になると部活があったり，夜遅くまで塾に行っていたりする．

週日のスケジュールは変更のしようがない．そこで，睡眠相後退の促進日である土日のすごし方を工夫してみたい．週末には，意識的に午前中に用事を入れる．それも，スポーツ，遠方への外出など，活動性を高め，野外の自然光を浴びる機会をもつといい．そして，夜は早めに消灯する．こうして，覚醒している16～17時間の前半にテンションが高くなる日を，週末だけでももうける．こういうタイム・スケジュールの調整によって睡眠相の後退をいくぶんかでも抑制できるかもしれない．

4｜アルコール・コーヒー・紅茶・緑茶

そもそも精神科薬物療法は，抗不安薬であれ，睡眠導入薬であれ，抗うつ薬であれ，抗精神病薬であれ，すべて「完全断酒」が原則である．実際には，これまで精神科医は，この原則の不履行にあまりに寛容でありすぎた．

薬物療法の際の「完全断酒」の表向きの理由は，アルコールとの相互作用，もしくは薬剤作用増強である．しかし，ディプレッションを生活習慣病としてみる立場からすれば，アルコールの睡眠への悪影響をこそ警戒しておきたい．

アルコールはごく少量なら入眠を促す効果があるが，量を超せば中途覚醒をもたらし，睡眠の質を低下させる．したがって，習慣飲酒者は慢性的な睡眠不足状態にあると考えていい．

習慣飲酒者に対しては，いきなりの完全断酒は，目標として厳しすぎる．したがって，「週3日の休肝日」が現実的であろう．それを1週間程度実行するだけで心身の疲労はかなり軽減する．それで不十分ならば，次には「完全断酒」を課せばいい．薬物療法の開始は，完全断酒が実行できているのを確認してからである．

甘いジュースばかり飲んでいた子どもたちも，中学生くらいから嗜好が変わる．この時期に，コーヒーを飲み始める若者が多い．夜のカフェイン摂取は睡眠相後退を促進する．夜遅い時間帯のコーヒーは控える．紅茶，緑茶なども，睡眠の質の低下に一役買っている場合もあり，それぞれの患者の習慣に応じて適切に指導する．

5｜運動習慣

適度の運動は良好な睡眠を得るのに優れた方法である．身体運動のもたらす適度の疲労感は，最初の睡眠周期中の徐波睡眠の量を増加させる．

若年者は一般に，睡眠・覚醒リズムが不安定になりがちで，広汎性発達障害や多動性障害の傾向のある人は特にそうである．運動は，これをある程度安定させることができる．運動のもたらす筋肉疲労は，それ自体，多動をかなりの程度抑えるうえ，就床後のすみやかな入眠をもたらしてくれる．睡眠相が後退しがちな中学・高校年代に

おいても，体育会系生徒たちの睡眠はいたって安定している．肉体疲労が睡眠リズムを安定化させている証左である．

　成年期の忙しい世代にとって，定期的な運動習慣をもつことは容易ではない．フィットネスクラブに通ったり，週末にスポーツ・クラブの一員として活動するといったことを行っている人は，時間の余裕のある人だけであろう．多忙な人の場合，忙しい日常のなかに運動の要素を取り入れていくのがいいであろう．車を使う代わりに電車にする．電車通勤している人なら，最寄り駅のひと駅前で降りてそのぶん歩く．職場では，エレベーターを使わずに歩くなどもよいであろう．主婦ならば，買い物のためにあえて隣町のスーパーまで出かけるなども悪くない．

　シニア世代にとっては，もはや激しい運動は必要ないし，危険ですらある．ウォーキング程度で十分である．どの町にも，堤防沿いの散歩道はウォーキングをしている年配者がいる．定期的に同じ道を歩けば，顔見知りもできるであろう．

　ただ，「スポーツウェアに着替え，運動用のシューズをはいて」といった「いかにもウォーキング」のいでたちを嫌う人もいる．そういう場合，日常生活のなかにさりげなく歩く要素を取り入れればよい．犬を飼っている人なら，愛犬の散歩がいい理由になる．運動不足のご主人は，愛犬に作業療法を課してもらえばいい．知的な関心を運動習慣に組み込むことも，長続きさせるコツである．野鳥好きならバードウォッチングがいい．庭園めぐり，古寺めぐり，史跡めぐり，文学散歩なども，すべて知的な趣味と運動習慣の融合としてお勧めできる．都会のなかにも注意して歩けば，隠れた名所はたくさんある．そのような知的関心をもって街を歩けば，見慣れた風景が俄然魅力的な場所に見えてくる．夢中で歩いているうちに，気がつけばいつの間にか心地よい疲労を感じているであろう．

6 性生活

　あまりロマンティックな言い方でないが，適度な性生活は健康の秘訣である．パートナーがいて，幸いにして2人とも健康なら，愛し合う夜をもつといい．それは，そもそも医者に説法されるべき「養生訓」ではなく，人生の目的そのものであろう．若き日のひたすら肉体の要求に従った時代をへて，愛し合う2人は，年を重ねるごとに次第にそこに精神的な価値を発見するようになる．さらに年を重ねれば，ここに精神も身体も超越した，1つの健康体操を見出すことであろう．

　抗うつ薬の問題に性機能への影響がある．ここは，薬剤の効果よりも，豊かな性生活を送ることを採りたい．プラセボに比してわずかな付加価値しかない抗うつ薬のために，人生で最大の幸福を捨てることは賢明とはいえない．

7 対人交流

　これは，「生活習慣」という名で呼ばれるものとは違うかもしれない．が，療養指導

の際に，ヒトという種にとって自然な行動とは何かを考慮に入れることは悪くないであろう．その観点からいえば，孤独はヒトの生態として自然なことではない．「孤独はこころの毒である」，それは，動物行動学的に確かなことであるように思える．

霊長類は，オランウータンのようなまれな例外を除けば，ゴリラもチンパンジーもニホンザルも，すべて安定した単位集団のなかで生活する．ヒトも，基本的に霊長類としての行動特性を備えている．したがって，程度の差こそあれ単位集団に一定の帰属を維持するのが理にかなっている．ヒトは樹上生活を終えて地上におり，直立二足歩行を始めて，文明を発達させたが，単独生活を送る種に進化したわけではない．孤独では生きていけないのである．

無職，単身者のディプレッションは，しばしば孤独が増悪因子となっている．何日間も自宅にこもり，誰とも口をきかない生活を続ければ，寂しさのあまり誰でもうつ状態に陥る．それは，ヒトの自然にかなうことではない．この状態が抗うつ薬で解決できるわけではないのは，いうまでもない．

産業精神保健における療養指導の意義

ディプレッションの治療法は，従来，「薬と休養」とされてきた．抗うつ薬の効果について膨大な論文が公刊されてきたが，一方で「プラセボと大差ない」との意見もある[7,8]．抗うつ薬には自殺のリスクもあれば，不適切処方の弊害もある．抗うつ薬に依存し過ぎる治療は，今日岐路にさしかかっている．その点からも，薬物療法と対をなすはずの「休養」に関して，それを方法的に考え，薬物療法の上位におくことは意義のあることであろう．

休養の方法論の確立が喫緊の課題となっているのは，何をおいても産業精神保健領域である．「うつ病により休職中」の増加は，産業界の根底を揺るがす社会問題となっている．

これまで，働く人のディプレッションに対する療養指導には，ストラテジーというものがなかった．「休みましょう」，「焦らないで」，「無理しないで」のワンパターンであった．そこには，「激励禁忌」の神話がモンスターとなって臨床家たちを呪縛していたこともあずかっていよう[9]．致命的な欠点は，精神科医が患者を休養へと導く方法は知っていても，それをカムバックへと結びつける方法をもっていなかったことにある．休職させるだけさせておいて，一方で復職のノウハウがなかった．当然の帰結が，大量の休職者，大量の復職困難者，そして大量の退職者であった．患者自身も休養をその目的も知らされずに勧められていたため，巷間しばしば批判される「うつ病で休職中にハワイへ旅行」などの非常識な事態も生じた．

激励禁忌：内面に強い自責の念を秘めるうつ病患者に，「がんばれ」「しっかりしろ」と励ますと，彼らはこれを叱責として受け止めて，かえって抑うつを深める場合がある．しかし，闘病生活を送る彼らであっても，孤独には耐えられない．温かい激励を求めていることは，健常者と同じである．

「本物のうつ病か，それとも怠けの口実のうつにすぎないのか？」，これは愚問のようにみえて，実際は，精神医学の根幹を揺るがす重大な問題である．精神医学は，社会のなかのサブシステムであり，精神科医が社会から信用を得たければ，まともな倫理観に基づいて行動しなければならない．「うつ病で休職中にハワイへ旅行」は，細かい事情はどうあれ，まじめに働き，休んでいる人のぶんの仕事も賢明にこなしている同僚の立場からみれば，言語道断である．いったいこのような非常識な行動を，誰が，どのように精神医学的に正当化できるのか．とても無理である．精神科医は，ディプレッションの臨床を市民の常識と調和して，持続的に発展していくようなものに変えていかなければならない．

これまで，精神医学界はそのような役割を果たしてきたとはいえなかった．職場復帰を促すべき患者に対し，「激励禁忌」の法則に従って励ましを控え，一方で，休職中の生活習慣に対して何の意見もさしはさむこともしない．ついには，病気療養中のハワイ旅行をさえ黙認するとすれば，精神科医は常識の彼岸の異端者として，早晩，社会から排斥されるであろう．ディプレッションの臨床を社会と調和させていくためには，精神科医は，ナイーブな性善説からも，弱者救済のヒロイズムからも，安っぽいヒューマニズムからも脱却して，診療を市民感覚に立脚したまじめな仕事に戻さなければならない．薬物依存とアブセンティイズムを医原性に大量発生させている惨状は，今日のディプレッション臨床が廉恥と自尊の心情を欠いた放逸無慙な所業と化したことを如実に物語っている．

そもそも，「まず休む，治す，次に仕事」と考えたのが失敗であった．この方針が通用するのは，最重度のうつ病だけである．それ以外では，長すぎる休職は弊害のほうが大きい．復職を促したとたんに，プレッシャーを感じて憂うつになり，それを「まだ治っていない」と判断して，もう一度振り出しにもどすことを繰り返せば，いつまでも復帰は実現できない．長い休職は，もしそうさせるのならば，療養生活に関して，相当細かい指導が必要である．休むなら休むで，それなりに緊張感をもってすごしていただかないと，休むことの意味がない．

ここは，発想の転換が必要である．「治ってから働く」ではなく，「働きながら治す」ということ，働くことと治すこととが相補的な関係になるような，療養指導の方法を考えればいい．ただ現実逃避の口実を与えるだけのための休養では意味がない．休養とは何のために必要だったのかを，精神科医としては原点に帰って考え直しておきたい．それは，こころを弱くするためではない．強くするためである．休むことは必要だが，それはこころを強くするためである．動くために休む，明日の活動のための今日の休養を考えればよかったのである．

● 生活習慣自体は個人の自由

うつ病を生活習慣病として考えるとき，精神科医の役割はあくまで控えめにしておかねばなるまい．生活習慣自体は個人の裁量であり，事例化する前に，精神科医がい

きすぎた介入をするべきではない．

　例えば，本章でしばしば提案してきた「週50時間の睡眠」も，「ディプレッションになったときのリクワイアメント」と考えていい．実際，心身ともに快調，公私ともに充実，万事にわたって順調にことが運んでいるときは，少々寝不足でも疲れを感じない．もっとも，こういうときは，大概，休日に豪快なまでの長い睡眠をとっている場合が多い．ともあれ，本章で主張したいことは，「週50時間眠りたまえ．さもないとディプレッションになるぞ」ということではない．「ディプレッションになったら，週50時間の睡眠を」ということにすぎない．

　医療プロフェッショナルは，心身ともに健康な人に対して，いたずらに病気への不安をあおるべきではない．それは，「疾患喧伝」（disease mongering）[10]そのものである．ライフスタイルは多様であってよく，それに対して医師が，予防医学的観点から早すぎる介入を行うのはいいことではない．生活習慣を巡る指導は，頼まれもしないのに行えば，まさにそれは「大きなお世話」であり，個人の生活に介入する悪しきパターナリズムとなる．メタボリック・シンドロームを巡る行政の指導のなかに，どこか僭越なものを感じるのは，それが個人の自発的意思に属する領域のはずの生活習慣に対して，健康増進・発病予防という大義名分をもって，躊躇なく踏み込んでくるところがあるからである．精神科医の療養指導も，それを治療医学の目的を超えて，予防医学にまで広げすぎれば，はた迷惑な存在になりかねない．

　すなわち，「毎日たくさん酒を飲みたい」，「脂っこくて糖分の多いものをおなかいっぱい食べたい」，「タバコは絶対にやめません」なども，しょせんは個人の自由である．同じく，「午前3時まで毎日オンライン・ゲームをしたい」，「4時間しか眠らないで仕事したい」，「身体を動かすのは面倒．1日中こたつに座っていたい」などの人がいたとしても，それもやはり本人の自由である．

　ただし，その人がディプレッションになった場合，「4時間しか眠りません」，「毎日たくさん酒を飲んでます」，「1日中部屋にこもって誰とも会わず，こたつに座ってすごしています」と言って，「うつです．治してください．いい薬出してください」とおっしゃる場合に，初めて「ちょっとお待ちを．薬の前にすることがありはしませんか」と言えばいいのである．ここではじめて，「生活習慣病としてのうつ病」という概念が意味をもってくる．

　すなわち，それは，基本的に治療を目的としたものであるということ，さらには，抗うつ薬に依存しすぎない治療を行ううえでの，一手段であるということである．ディプレッションになってもいない人に対して，生活指導の取り締まりを行うことは，精神科医の仕事ではない．それは，あまりに僭越である．しかし，同時に，ディプレッションになった人に，「脳の問題です．抗うつ薬で治ります」と言うことも自制したい．それは，あまりに軽率である．

　疾患喧伝：薬剤の売り上げを増やすために，疾患啓発を積極的に行い，人々の不安をあおって受診を促し，結果として診断概念を広げてしまうこと．

低侵襲精神療法としての生活習慣指導

　　生活習慣をめぐる療養指導は，非薬物療法である以上，それを一種の精神療法とみなしても許されよう．それは，笠原[11]の「小精神療法」をさらに小さくした「最小精神療法」であり，考えうるかぎり最も侵襲の少ない精神療法である．そしてこの「低侵襲」という点に，実践的精神療法としての可能性が秘められているように思われる．

　　そもそも精神療法は，精神科医の診療にとって必須のはずだが，実際には，実行することにためらいを覚えるものであった．それはよくいわれるような時間の制約だけではない．むしろ，傾聴すること自体に本質的にはらまれる侵襲性ゆえである．

　　「話を聴くと具合が悪くなる」，多くの精神科医はひそかにそう思っている．たしかにその実感は正しい．精神医学の教科書には，「傾聴」，「支持」，「共感」が精神療法の基本として無造作に並べてあるが，それらを診察の状況においてみると，必須とされるものが時として有害であることに気づかされる．実際，何も考えないで教科書の通りに「傾聴」して，「支持」して，「共感」すると，しばしば患者は見事なまでに悪化する．

　　従来，精神分析的精神療法の侵襲性は指摘されていたが，侵襲的なのは精神分析だけではない．認知行動療法も，対人関係療法も，それどころかごく平凡な「傾聴」，「支持」，「共感」ですら，思慮を欠いたままなされれば侵襲となる．

　　なぜか．それは，疲れているとき，苛立っているとき，自暴自棄になっているときに，その気分のままで言語化を促せば，語れば語るほど，疲れ，苛立ち，自暴自棄が強まるからである．心身の状態が悪いときの語りは，語る者の眼を曇らせる．捨てばちになっていると，状況が見えなくなり，したがって，判断も対応も誤る．特に現状に強い不満があると，それを直接には関係のないはずの過去の出来事のせいにするのは，人間に普遍的にみられる傾向である．心的外傷や幼児体験は，それを傾聴すれば，必ず患者は悪くなる．それは，状態が悪いときは，過去の記憶はみじめさと被害感情に彩られて，事実以上に誇張されて想起されるからである．激しい抑うつにあるときほど，陳述は自虐的となり，語れば語るほどみじめになって，いっそう抑うつは深まる．「傾聴すれば悪化する」という事情は，このようなからくりゆえである．

　　もちろん，患者は精神的に納得のいかない未解決の問題を抱えている．それに対して答を探すプロセスをモニターすることは悪くない．しかし，それは，あくまで心身の状態が改善してからである．まずは，体調の改善と生活習慣の是正，そして心身の状態が改善してから，少しずつ言語化を促せばいい．体調が整ったら，積もる話を聴こうではないか．抑うつが深ければ，「傾聴」も「支持」も「共感」も行わず，ただ生活習慣の改善だけを促せばいい．精神科医は，「時間をとってじっくりと話を聴く」ことを，あたかも美徳のように語るステレオタイプな思考から脱却する必要がある．言語化が危険だとみれば，ただちに「その話の続きは次回に」と伝える．そのような俊敏な決断力も精神科医に求められる資質である．

　　低侵襲精神療法としての療養指導は，心的外傷も，幼児体験も，認知のゆがみも扱

わない．ただ，生活習慣のゆがみだけを扱う．被害感情，劣等感，挫折感，嫉妬，憎悪，敵意などをめぐるなまなましい言語化は慎重に避ける．治療者としては，これらの激しい感情が患者のディプレッションの背後にあることを察知している．しかし，痛いところに触れないデリカシーを，何をおいても重視していきたい．人間関係には触れてはならない，言ってはならない微妙なものがある．普通の人間関係ではけっしてあらわにされることのない領域に，治療の名のもとに躊躇なく土足で踏み込むようなことは，極力控えたい．かつて笠原が小精神療法を論じるにあたって，「できることなら浅く切開することで癒したい」[11]と述べたように，あらゆる治療手技は低侵襲に越したことはない．小さな侵襲，少ない出血で手術を完遂するのが優れた外科医である．精神科医も同じで，低い侵襲，低コスト，短時間で，それにもかかわらず一定の結果を出せるとすれば，そちらの方法を採ることにしたい．

生活習慣指導の利点

　生活習慣を巡る療養指導の利点をいくつか考えてみたい．

(1) 安い，短い

　まず，「安い，短い」という点が挙げられる．保険医療の枠のなかで，廉価かつ短時間で行うことができる．患者は，会計窓口で治療費を支払うたびに診療報酬明細書を渡される．そこに記された診療内容を見て，支払いの大半が「通院・在宅精神療法」名義の保険点数に費やされていることを知る．当然，「さっきの医師とのやりとりは，精神療法に値するのか」と疑念を抱く．こういうときに，生活習慣の療養指導を行っておれば，「これが医師のする精神療法だ」と言える．精神科医にとって，「通院・在宅精神療法」は診療報酬中の最大の収入源となっており，仮に，これを「心身医学療法」なみの保険点数に下げられたら，もう糊口はしのげない．したがって，「通院・在宅精神療法」名義の診療報酬の死守は，全精神科医共通の課題である．一方で時間の制約があり，「初診30分超，2回目以降5分超」がせいぜいである．この厳しい現実をふまえれば，短時間精神療法として，療養指導を行うことは有効であろう．

(2) 特別な訓練は必要ない

　方法の習得に特別な訓練は必要ない．精神療法嫌いの精神科医にもできる．従来，精神療法といえば，ともすれば，気難しい先生について，「そのとき，君はどう思ったの」といった嫌味な質問を繰り返し浴びせられ，人格攻撃に近いような不快な指導に耐えて，ようやく習得できるものと思われてきた．こういう指導者との封建的な関係のわずらわしさこそ，精神療法嫌いの精神科医を大量に作ってきたといえる．その本質は，「精神療法嫌い」ではなく，「精神療法家嫌い」である．生活習慣の指導ならば，陰気な師弟関係に耐えながら，苦労して学ぶ必要はない．少なくともトレーニングの本来の目的に帰ることができる．それは，すなわち，精神療法家のためではな

く，患者さんのためである．

(3) 精神科医なら誰でもできる

精神科医なら誰でもできるという点も大きい．学派の違いに左右されない．精神病理学の難しい理論や，精神科診断学の煩瑣な議論も必要ない．生活習慣の指導は，ディプレッションの亜型の如何に関わらない．事前の勉強もほとんどいらない．睡眠相の加齢による変化について意識しておいたほうがいいが，これも，「若者は宵っ張り」，「お年寄りは早起き」といったあたりまえの知識で十分である．

(4) 科学的である

科学的であるということも，利点の1つであろう．療養指導の根幹となる睡眠については，時間生物学と睡眠学から若干の知識を借りてきている．時間生物学については，植物の葉の昼夜運動など古くから知られる概日リズムに始まり，サヤミドロの遊走子放散のレベルから，霊長類まで，きわめて広範に研究されている．人間の睡眠に関する膨大な研究もある．これらの生理学的知見は，製薬資本の影響を受けにくいため，中立性を維持できている．従来，うつ病治療は，精神薬理学のエビデンスに過度に依存していた．残念ながら，この学問は，製薬会社との利益相反という深刻な問題を抱えており，科学としての中立性を担保できているとはいえない．

(5) 侵襲性がない

生活習慣の指導には，侵襲性がない．したがって，副作用，過量服薬，薬物相互作用など臨床家の頭を悩ませていた多くの問題から解放される．定期的な採血もいらない．残薬の確認に時間を費やす必要もない．常用量依存も作らない．すでに治っていて，治療終結可能な患者が，「薬がないと不安」という理由で，いたずらに長期にわたって通院を続けるようなことはなくなる．

(6) わかりやすい

わかりやすいのも特徴である．指導内容は，通常の生活習慣病の指導に準ずる．一般常識の範囲をほとんど出ていないから，誰にでもわかる．他科の医師にも，患者にも，家族にも説明しやすい．

(7) 概念の混乱に影響を受けない

うつ病概念の混乱にもいささかも動揺しない．非精神病圏，非器質疾患圏のディプレッションであれば，細かい診断カテゴリーの違いにかかわらず適用できる．操作主義診断の登場以降，この30年間に「うつ病」概念は混乱の一途をたどってきた．将来，「うつ病」が「大うつ病」としての狭義のうつ病になるか，気分変調症も含めた広義のも

時間生物学：生物の活動の時間的変動に関する科学．

のとなるか，今のところわからない．しかし，うつ病概念がどうなろうと，生活習慣指導の方法は影響を受けない．

(8) 行政の理解を得やすい

　最大の利点は，行政の理解を得られやすいということにある．現在，厚生労働省は，生活習慣病の問題にまことに熱心であり，同時に自殺対策など，精神保健の問題にも熱心である．両側面からの援助が得られることが期待される．安上がりな治療法だから，医療費削減という国家的プロジェクトにとっても，相応の寄与をなしえるであろう．世界保健機構も Global Strategy on Diet, Physical Activity and Health (DPAS)[12] という宣言を 2004 年に採択しており，生活習慣病への関心を強めている．ディプレッションをも生活習慣病と考えることによって，行政レベルでのうつ病対策に方向転換がもたらされる可能性がある．

生活習慣指導とは何でないか

(1) 反科学ではない

　むしろ，概日リズムに関する時間生物学的理解に基づいている．たとえば，スポーツ心理学では，海外での試合の前には，概日リズムを渡航前から現地時間に合わせることをする．起床，就床時間の調整だけでなく，高照度光療法や，メラトニン投与さえ行うことがある．甲子園の高校球児ですら，抽選の結果，午前 8 時開始の第 1 試合と決まれば，翌朝から 3 時起きである．このように時間生物学を応用して成功している分野は少なくない．精神科臨床が他分野に大きく後れをとったのは，恥ずかしいことである．

　一方，精神薬理学については，その情報にはらまれるパブリケーション・バイアスに対して，健全な批判精神をもつ必要がある．情報のバイアスに無批判なまま，うのみにすることは科学的な態度ではない．

(2) 反薬物療法ではない

　必要な患者に，必要な量を，必要な期間，使用することに，いささかも反対しない．医師のアイデンティティが「薬師（くすし）」にあることも否定するつもりはない．むしろ，薬師だからこそ，薬の使い方には節度がなければならない．「伝家の宝刀」も，節操なく抜き続ければ切れ味は悪くなる．

　例えば，抗うつ薬についていえば，その量も期間も，現在，ガイドラインに推奨された治療法には，健全な懐疑精神をもちたい．「最小治療用量から開始し，承認された治療用量の上限まで増量すべきである」，「寛解後は，再発・再燃防止のため，急性期と同じ投与量にて，少なくとも 6 か月以上継続して投与することが望ましい」，「再発の場合は 1 年以上投与が望ましい」，「維持用量については，急性期と同用量を継続することが望ましい」，「治療困難例に対しては，増強療法を試みる」，これらは精神

薬理学のどの教科書にも判で押したように推奨されている「定石」である．しかし，これを，マーケティングの観点からみれば，抗うつ薬の消費量を最大化するうえであまりにも都合がいい．

一方で，「プラセボとの有意差なし」[7,8]とのアンビリーバブルな意見も出されている．「プラセボと大差ないからこそ，消費量を最大化するような使い方をしないかぎり効果が出せない」ということなのであろうか．

いずれにせよ，臨床医としては，どちらの極論にも振り回されることなく，精神薬理学のあらゆる情報に対し冷静な視点をもちたい．

(3) 反製薬会社ではない

抗うつ薬の不適正使用は，今日，重大な社会問題となったが，これについての製薬会社の見解はいつも決まっている．「病気かどうかを判断するのは先生方です」，「私どもはいつも先生方に適正な使用をお願いしております」というものである．その通りである．病気かどうか，薬を使うべきかどうか，正しい使い方とは何かは，すべて精神科医が判断すべき事柄である．責任の所在は精神科医にある．製薬会社にはない．

生活習慣の指導をうつ病臨床の中心にすえることで，私どもは製薬会社に適切な薬剤の使用を提案できる．これまで，精神科医はともすれば不適切な投薬によって，製薬会社のイメージダウンに寄与してきた．一部の精神科医の思慮を欠いた処方によって，本来，健康産業である製薬会社が，あたかも薬害の源泉であるかのような誤解を与えてしまった．そこには，病気かどうか，薬を使うかどうかの判断をもっぱら薬剤のパンフレットに委ね，医師としての自律性を放棄してしまったこともあった．臨床精神薬理学者たちが「待ちに待った」，「待望の」，「いよいよ」，「ついに」などの形容詞を学術誌に並べて，新薬のパンフレットまがいの論文を書いてきた事情もあずかっていたかもしれない．これらは，国民の利益相反に向ける厳しい目をかんがみれば，あまりに軽率であったといえよう．

今後，生活習慣の指導をディプレッション臨床の中心となすことができれば，製薬会社の信用回復に貢献することができる．近年の製薬会社の疾患啓発は，精神科臨床への敷居を下げ，患者本位の医療の実現に一役買ってきたが，一方で疾患喧伝の危険もあった．ここに私ども精神科医は，薬物療法の適正化を図ることで，製薬会社の企業社会責任（corporate social responsibility：CSR）を支援し，医薬品工業を国民の幸福を創造する真にクリーンな健康産業へと転換させることができるものと考える．「生活習慣病としてのうつ病」との考え方は，第1に，患者のためのものだが，製薬会社に対しても少なからぬ貢献をなしえるものと考えている．

一方で，薬物療法に対する狂信的でイデオロギカルな批判に対しては，製薬会社と協力して，適切な使用のために反論を出していく．

(4) 反精神療法ではない

　生活習慣指導は，すべての精神療法技法と矛盾なく共存する．むしろ，それらの実現に一助となると思われる．体調を回復させれば，さらに高度の精神療法技法の適用となる状態を作れる．

　ただし，「ことさらに精神療法をしない」との内海[13]のストイシズムは重要である．「ことさら」な精神療法は，ディプレッションが深刻な場合には，治療者の情熱に比例して侵襲的となる．笠原が自らの精神療法をあえて「小精神療法」と呼んで，「ことさら」な精神療法を「大精神療法」と呼ぶとき，その「大」には，「大先生」とか「大上段」と同様，尊大な人，粗大なモノに対する揶揄が込められている．「大精神療法」とは「大げさな精神療法」の意であり，よほど時をわきまえなければ「大きなお世話」に堕するということである．

　実際，「ことさら」な精神療法の前に，まず，寝不足を何とかしないとどうしようもない．メンタルのまえに，フィジカルを整えたほうがよくはないか．疲労困憊で憔悴しきっている人に，「さあ，それではあなたの考え方の癖を自覚してみましょう」はないだろう．こころの体温計もいいけれど，その前に，就床・起床の帳簿をつけて，1週間で睡眠の収支を合わせることを考えたほうがいいだろう．

(5) 精神主義ではない

　薬物に頼らない臨床の確立をめざすとはいえ，それは「根性」と「気合」を強調するものではない．むしろ，「24時間戦う」ことを武勇伝とみなすような，愚かな精神主義こそ，攻撃目標である．かといって惰眠を奨励するわけでもない．睡眠は少なすぎても多すぎても健康を害する．すでに回復し，社会復帰を目指すべき時期の長すぎる睡眠は，とりわけ反治療的である．

(6) イデオロギーではない

　生活習慣病としてうつ病をみていく立場は，あらゆるイデオロギーに懐疑的で，リベラルである．特定の主義を奉ずるものではない．むしろ，多様なディプレッションを十把ひとからげに「脳の病気」と呼ぶほうが，よほどイデオロジカルである[14]．寝不足は「脳の病気」ではない．宵っ張りの朝寝坊は「脳の病気」ではない．対人関係で悩むことは「脳の病気」ではない．

● 生活習慣指導の限界

　本章は，「うつ病は寝れば治る」との極論を主張するものではない．生活習慣の是正だけでは不十分で，ただちに薬物療法を開始すべきケースもある．例えば，妄想を伴

　「ことさら」な精神療法：ここでは，精神分析的精神療法，EMDR（eye movement desensitization and reprocessing：眼球運動による脱感作と再処理），認知行動療法，対人関係療法，森田療法などのフォーマルな精神療法を指す．

うつ病は，眠るだけではとうてい治らない．衝動性が亢進しているケース，切迫した自殺の危険があるケースも，積極的に薬物療法を行っていくべきである．睡眠障害のなかでも，睡眠相後退を伴わない入眠困難と睡眠相前進を伴わない途中覚醒は，薬物療法によって睡眠を改善させていかなければならない．統合失調症などの精神病の前駆期の可能性のあるケースなどは，慎重な薬物投与とそれにも増して慎重な効果判定と時期を逸さぬ薬剤増減，変更が必要であろう．さらにいえば，すでに薬物療法中の患者については，拙速な減量・中止は，離脱症状を起こしかねない．

医師・患者の治療的パートナーシップ

「ディプレッションを生活習慣病としてみる」ことによって，医師・患者の治療的パートナーシップは新たな局面を迎える．

従来，治療とは医師が患者に一方的に施すものであった．生活習慣病概念の導入により，今後は患者の積極的な治療参加を促し，治療を患者と医師との共同作業としてとらえ直すこととなる．当然のこととして，患者にも一定の治療責任を担っていただく．「医師は自ら助くる者を助く」であり，体調管理は医師だけでは無理である．心身の健康にとっても，生活習慣を改善するためには，ある程度本人にイニシアティブをとっていただく必要があろう．

もっとも，このような医師-患者関係は，生活習慣病一般にとっては，すでに常識になっていた．「血糖値が高ければすぐ糖尿病薬」，「トリグリセリドが高ければすぐベザフィブラート」，「尿酸値が高ければただちにアロプリノール」は，ないであろう．すぐ薬というのは，間違いである．まずは，食事，運動などの生活習慣を是正することを試みる．生活習慣の是正を数カ月実行して，なお依然として効果を認めないときに初めて薬物療法となる．精神医学においても，「アルコール依存があればすぐシアナミド」という発想はない．

ディプレッションも同じである．「うつ病とくれば薬」ではなく，まず，生活習慣の是正を促したい．患者のほうも，医師の療養指導に従って自らこころの健康回復への努力を試みていただきたい．それだけである程度回復するのであれば，副作用の伴う治療はひかえることができる．生活習慣の是正を行って，なお依然として改善がみられないときに，薬物療法や多少侵襲のある精神療法を試みればいい．

健康な生活習慣を勧めることには副作用がない．それは，健康アドバイザーとしての医師として許される最小限の治療介入である．最小限のリスクで効果を上げられるのであれば，それに越したことはないのである．

おわりに—無理なく，無駄なく，おだやかに

本章は，1人の精神科医の個人的な治療実践に基づく管見にすぎない．一臨床家の力量では，療養指導と薬物療法の効果を比較するデータを出せようがない．

しかし私は，率直にいって，今日の精神医学アカデミズムが，有効性に疑義が出されている抗うつ薬の比較に，かくも多大な情熱を傾注している現状が奇異に思える．開発に携わる臨床薬理学者だけではない．普段，患者を診察している臨床医たちすらも，である．うつ病の治療といえば，猫も杓子も「A剤とB剤とを比べて，どちらが効くか，効かないか」の議論ばかりを繰り返している．それは製薬会社にとってはマーケティング上の重要課題であろう．しかし，患者にとってはどれほどの意味があるのだろう．どちらが効くか比べてみても，その差はいつもごくわずかである．さらには，「ではA剤はプラセボと比べてどうか」，「B剤はプラセボと比べてどうか」といった，製薬会社を侮辱するような失礼な質問を発してみても，これまた情けないほどの差異しかない．

「A剤とB剤とはどちらが効くか」，このような議論を何千回，何万回と繰り返せば，それでいずれは患者に資する結論が得られるのだろうか．「このような議論にうつつをぬかすな」とまで言うつもりはない．しかし，あらゆる議論は，その結果予想される成果に応じて，傾注する労力を比例配分させたほうがいい．精神薬理学という学問は，それのもたらす患者へのベネフィットをはるかに超えた，過剰な隆盛ぶりを呈しているようにみえる．これは，いったい誰のための学問なのだろうか．

少なくとも精神医学一般は，患者さんのためにある．精神科医は，自分たちのことを信頼してくださる患者の皆さんの期待にこたえる義務がある．精神医学は患者の皆さんあっての学問である．精神科医は，患者の皆さんに生かしていただいている．そうである以上，最もお世話になっている皆さんに恩返しできるようなことを考えておきたい．薬の議論に明け暮れてはいられない．ここは，思い切った発想の転換が必要なのではないか．

本章は，睡眠という生体に与えられた自然の恵みを大切にしようという，ささやかな提案にすぎない．脳に化学物質を入れて，神経の機能を強引に操作することだけが治療ではない．「無理なく，無駄なく，おだやかに」，そのような方法で治療の目的を遂げられるのなら，それに越したことはない．睡眠は，生体のもつ最も強力な均衡回復力であり，ここに抗うつ効果がないと思うのは，よほど不自然である．4時間睡眠の寝不足の人を7時間睡眠で休ませて得られる効果は，劇的である．これほどまでに効果のある自己治癒力にモノをいわせないのは惜しい．抗うつ薬なら，効果発現まで数日から十数日もかかる．睡眠なら2, 3日で目に見える効果が出せる．安価で，簡単で，侵襲性もなければ，副作用もなく，ただ，医師側に多少説教じみたことを言う負担がかかるだけである．こんな便利なシロモノはないと思うのは，私の妄想であろうか．

● 謝辞

貴重なご意見と温かい激励を賜りました読売新聞東京本社　田中秀一医療情報部長に厚く御礼申し上げます．

●文献

1) 大国真彦：起立性調節障害の診断基準と臨床．小児科診療 58：1501-1508, 2005
2) Kaneita Y, Ohida T, Uchiyama M, et al：The relationship between depression and sleep disturbances：A Japanese nationwide general population survey. J Clin Psychiatry 67：196-203, 2006
3) Selye H：The Stress of Life (rev. ed). McGraw-Hill, New York, 1976
4) Belloc NB, Breslow J：Relationship of physical health status and health practices. Internal Prev Med 1：409-421, 1972
5) Kripke DF, Simons RN, Garfinkel L, et al：Short and long sleep and sleeping pills. Is increased mortality associated? Arch Gen Psychiatry 36：103-116, 1979
6) Tamakoshi A, Ohno Y, JACC Study Group：Self-reported sleep duration as a predictor of all-cause mortality：results from the JACC study, Japan. Sleep 27：13-14, 2004
7) Kirsch I, Deacon BJ, Huedo-Medina TB, et al：Initial severity and antidepressant benefits：a meta-analysis of data submitted to the Food and Drug Administration. PLoS Med 5：e45, 2008
8) Fournier JC, DeRubeis RJ, Hollon SD, et al：Anti depressant drug effects and depression severity. A patient-level meta-analysis. JAMA 303：47-53, 2010
9) 井原 裕：激励禁忌神話の終焉．日本評論社，2009
10) 井原 裕：治さない―思春期臨床における「病気喧伝」の回避．臨床精神医学 39：1577-1581, 2010
11) 笠原 嘉：予診・初診・初期治療．診療新社，1980
12) World Health Organization：Global Strategy on Diet, Physical Activity and Health (DPAS). World Health Organization, Geneva, 2004
13) 内海 健：精神病理からみたうつ病の治療構造論．精神療法 36：732-744, 2010
14) 井原 裕：うつ病臨床における「えせ契約」(Bogus contract) について．精神経誌 112：1084-1090, 2010

●Further Reading

・井原 裕：激励禁忌神話の終焉．日本評論社，2009
 激励禁忌神話や薬物療法偏重などの，うつ病臨床の問題点を指摘したもの．
・内海 健：うつ病新時代．勉誠出版，2006
 近年のうつ病像の変化，とりわけ，そこにひそむ抗うつ薬による医原性を指摘している．
・冨高辰一郎：なぜうつ病の人が増えたのか．幻冬舎，2008
 うつ病患者の見かけ上の増加には，その背後に製薬会社による疾患啓発活動がある．その点を豊富なデータをもとに論じたもの．
・野村総一郎：うつ病の真実．日本評論社，2008
 うつ病概念に関し，ギリシャ悲劇から今日の学説まで広範にわたって論じたもの．なお，同書には古代ギリシャ医学のうつ病治療法を「よく眠り，よく休み，運動し，ちゃんと食べて，風呂に入って温まり，マッサージでも受けて，適当にセックスして，快適に過ごすべし」(208頁)とまとめている．本章の主張は，すでに紀元前に指摘されていたのである．
・アービング・カーシュ(著)，石黒千秋(訳)：抗うつ薬は本当に効くのか．エクスナレッジ，2010
 本書で引用した文献7)の内容を中心に，抗うつ薬の効果が誇張されて伝えられてきたことや化学的不均衡化説の根拠の脆弱さなどを指摘したもの．

〔井原 裕〕

第4章

老年期うつ病診療のポイント

　老年期のうつ病はその発症や経過に多くの要因が関係しており，臨床的なチェックポイントが多く存在する．治療以前にまず診断を十分に検討することが重要であり，認知症をはじめとする他の精神神経疾患，身体疾患や併用薬剤による症候性・薬剤性のうつ状態などを鑑別する必要がある．治療においても薬物療法による副作用の出現などで十分量の薬物投与が行えないことなどにより難治化することも多く，自殺のリスクも高い．さらに予後においては認知症への移行もしばしばみられるため，治療的視点ばかりではなくケアも必要となることが多い．こうしたことから老年期うつ病は他の世代のうつ病より時間をかけて慎重に診療にあたることが望ましいと考え，筆者は通常外来とは別にゆとりある時間枠を設定した老年期うつ病専門外来を実施している[1]．本章ではこの専門外来で得られた経験といくつかのエビデンスに基づく知見をもとに老年期うつ病の治療ポイントについて論じたい．

● 疫学

　老年期うつ病の疫学を知っておくことは患者や家族にその疾患を説明するうえで大変重要である．老年期うつ病の有病率に関しては国内外よりさまざまな報告があり，報告によってばらつきが多いが，欧米の60歳以上の一般人口においては大うつ病の有病率が0.9〜9.4％，小うつ病が3.1〜12％とレビューされている[2]．一方，国内の大規模調査の結果は欧米のそれより低く，65歳以上の一般人口における老年期うつ病の有病率は大うつ病が3.3％，小うつ病が0.7％となっているが[3]，この違いは診断の閾値によるものと考えられている[4]．このため全体として老年期うつ病は高齢者人口のおおむね10％前後，高齢者の10人に1人が罹患するものと考えて大きくはずれないであろう[5]．疾患の説明の際には，有病率は高いほうが一般に患者や家族は安心するので，この高齢者人口の約1割，10人に1人という高い有病率は積極的に説明しており，そうすると多くの患者や家族は「めずらしい病気ではなかったのですね」と安心する．ところで，これだけの有病率をもつ老年期うつ病患者であるが，実際に医療機関を受診している数はどうなっているのだろうか．厚生労働省発表の平成20年患者調査[6]では躁うつ病を含む気分障害の総患者数104.1万人のうち，65歳以上の患者数が31.3万人とされ，気分障害患者のおよそ30％が65歳以上の老年期患者であっ

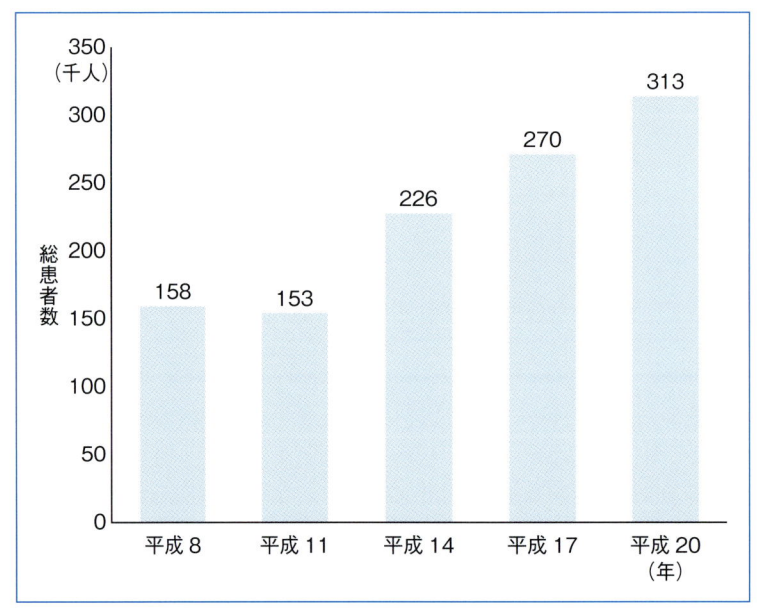

図 4-1 気分障害総患者数(65歳以上)の年次変化

た.年次推移をみても老年期の気分障害患者は増加している(図 4-1).この背景には高齢者人口の増加に伴う患者数の増加に加えて,うつ病に対する啓蒙が進み,疾患への理解と受診への抵抗感が少なくなったことも推察される.いずれにしても,今後ますます老年期うつ病の診療の機会が増えていくことが容易に予想されよう.

要因

老年期うつ病の発症は若年者のうつ病のそれとは若干異なり,脳器質的要因や身体的要因,そして心理・社会的要因が複合的に関係しあって発症すると考えられている.つまり脳血管性病変を中心とした器質的脆弱性を生物学的基礎とし,これによって認知機能やストレス耐性が脆弱になる.そこに喪失体験などのストレスフルなライフイベントがトリガーとなり,うつ病の発症に至るのである(図 4-2).このため老年期うつ病の治療にあたっては,これらの要因を複合的に検討することが必要となる.

1│脳器質的要因(脳血管性病変)

脳血管性病変がうつ病の発症に深く関与していることは,1970 年代後半の computed tomography(CT)の導入後,1980 年代より報告されるようになった.1982 年に Robinson らは,103 人の脳卒中発作患者のうち 30 人(29%)がうつ病を発症し,特に左前頭葉の梗塞がうつ病の発症に関係していることを報告し,これらを脳卒中後うつ(post-stroke depressive disorder,後に post-stroke depression:PSD)と呼んだ[7].Hama らの最近の報告でも,左前頭葉や両側基底核の梗塞が PSD の発症と関連して

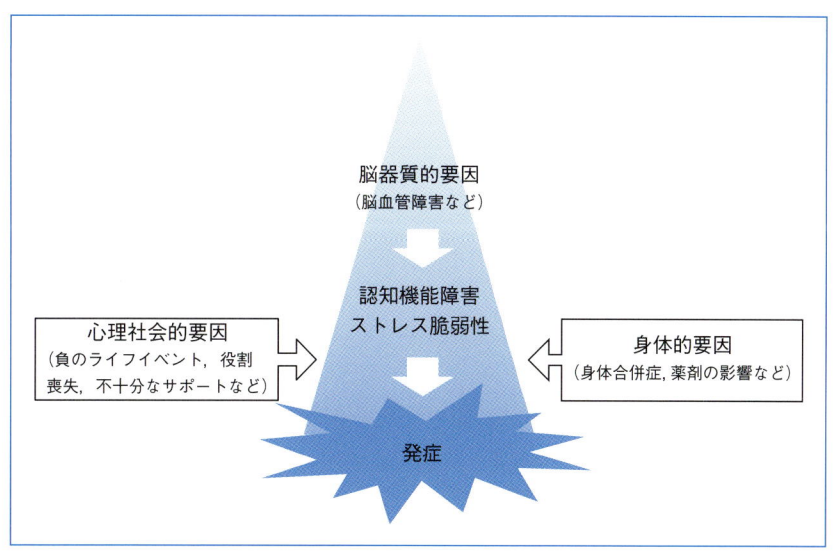

図 4-2 老年期うつ病の発症要因

いることが示された[8]．その後 1980 年代後半に magnetic resonance imaging（MRI）が導入されると，さらに詳細な脳血管性の病変が検出できるようになり，うつ病，特に老年期うつ病と大脳深部白質病変との関係が注目されるようになった．1988 年に Krishnan らは，45 歳以上のうつ病の 61% に深部白質病変を認め，特に高齢発症のうつ病にこの病変が高率に認められることを報告した[9]．日本でも Fujikawa らは，老年期発症の老年期うつ病の実に 93.7% に，局所神経症状や卒中発作を認めない潜在性脳梗塞が合併していることを示した[10]．こうした研究から老年期うつ病の病態には脳血管障害が関与していることが示唆され，1997 年に卒中発作はないが MRI で脳血管性病変を認めるうつ病を MRI-defined vascular depression とし[11]，PSD と併せて血管性うつ病（vascular depression：VD）という概念が提唱された[12]．この血管性うつ病は 1 つの疾患概念としてはまだコンセンサスを得られたわけではないが，こうした脳血管性病変が老年期うつ病の生物学的基盤として重要な要素であると考えられる．後に述べるが，これらの脳血管性病変は治療的介入や予後の見通しのうえで 1 つの重要なポイントとなるので，頭部 MRI の FLAIR 画像や，少なくとも頭部 CT で一度はチェックすべきであろう．

2｜身体的要因

老年期にはさまざまな身体疾患に罹患し，その治療のために多種類の薬物を服用していることが多い．身体疾患やそれに対する治療薬剤には，それ自体に抑うつ症状を

血管性うつ病：MRI の普及により老年期うつ病に高率に脳血管性病変が存在することが明らかになり，これがうつ病の発症に関与していることが示唆された．こうした脳血管障害が関与するうつ病を，それまでの脳卒中後うつ病とあわせて「血管性うつ病」と呼ぶことが提唱された．

引き起こすものがあるため，症候性うつ病や薬剤性うつ病をチェックする必要がある．

うつ症状を引き起こすことでよく知られる身体疾患に甲状腺機能障害がある．甲状腺機能低下症をきたす代表的疾患である橋本病（慢性甲状腺炎）は45〜65歳，特に60歳以上の高年齢層に多いとされる．甲状腺機能低下症では無力感や集中力の低下，易疲労感，意欲低下，活動性の低下，食欲低下などがみられる．こうした精神症状以外に皮膚の乾燥や寒がり，体重増加，粘液水腫などの身体症状も合併することが多く，鑑別のヒントとなるが，身体的愁訴の多い患者の場合はこれら臨床症状だけではやはり鑑別は困難である．さらに高齢者のうつ病では甲状腺ホルモンは正常でもTSHが高値である潜在性甲状腺機能低下症が高い確率で認められるという報告[13]もあり，この場合うつ病の治療が難治化した際に増強療法として甲状腺製剤の使用も検討される[5]．

一方甲状腺機能亢進症をきたす代表的疾患はバセドウ病である．これは比較的若い20〜30歳代の女性に多いが，まれに高齢者にもみられる．甲状腺機能亢進症の場合，不安，焦燥，緊張が強く，不眠を伴うこともある．身体症状としては頻脈や発汗過多がみられるが，こうした身体症状も不安，緊張のために生じたものと誤解されやすい．筆者も，老年期ではないが50歳代後半の女性患者で強い不安と焦燥を主訴に来院し，診察中も終始じっとしておられず，一見いわゆる激越うつ病と思われた患者が，実は甲状腺機能亢進症であり，そちらの治療によって精神症状もすみやかに寛解したという症例を経験した．こうした経験からも初診時に血中のTSH，トリヨードサイロニン（free T_3），サイロキシン（free T_4）を測定するべきであろう．

その他にもパーキンソン病や悪性新生物で，身体症状の目立たない病初期から抑うつ症状を呈する患者もめずらしくない．悪性新生物とうつ病については，古くから「警告うつ病」という概念があるように，その関係の深さが指摘されている．これは1973年にドイツのLauterが提唱したもので，癌（特に膵臓癌）など重篤な疾患が顕在化する前からうつ病が先駆してみられることをいったものである．近年では，生体に自然発生した初期の癌細胞を除去する働きをもつリンパ球の1つ，ナチュラルキラー細胞を中心とした，末梢での免疫活性が抑うつ状態で低下し，これによって癌が発生しやすくなることが知られている[14]．このように特に高齢者の場合，うつ症状の背景にさまざまな身体疾患が存在している可能性があるため，初診時には全身検索としての一般血液検査を行うことが望ましい．

身体疾患に対して用いられる薬剤でうつ症状やうつ病を引き起こす可能性のあるものは非常に多く，むしろほとんどの薬剤がうつ症状を引き起こす可能性があるといえる[15]．このためある薬剤を投与した後に，ほかに誘因なく発症した抑うつ状態の場合

🔑 **甲状腺機能障害**：甲状腺機能低下症では抑うつ病状が多くみられる．機能亢進症では躁症状もみられるが，不安，焦燥などを伴ううつ症状を呈することもある．

🔑 **警告うつ病**：癌などの重篤な身体疾患に前駆してみられるうつ病．当初は癌の前駆症状として考えられていたが，近年はうつ病によりナチュラルキラー細胞を中心とした免疫活性の低下によって癌が発生しやすくなることが知られている．

は薬剤性を疑うこととなる．特にうつ症状をきたしやすい薬剤が投与されている場合はさらにうつ症状発現とその薬剤投与との時間関係に注意する．ステロイドやインターフェロン，抗癌剤などの化学療法薬，抗エストロゲン薬などは比較的高い確率で抑うつ症状を呈することが知られている．筆者らも乳癌の再発予防で使用されていた抗エストロゲン薬のタモキシフェンでうつ病が遷延化した症例を経験した[16]．より一般的に使用される頻度の高い薬剤でもうつ症状を呈する可能性があるものは多い．循環器系薬剤ではプロプラノロールなどのβ遮断薬，ニフェジピンやジルチアゼム，ベラパミルなどのカルシウム拮抗薬，リドカインなどでうつ症状出現が報告されている．消化器系薬剤ではシメチジンなどのH_2受容体拮抗薬でうつ症状が報告されており，この場合はプロトンポンプ阻害薬に変更することが推奨されている[15]．治療歴の把握には紹介状だけでは不十分であることが多く，「お薬手帳」が有用であることが多い．どんな薬剤をどのくらいの量，どのくらいの期間使用されてきたか，副作用の出現はどうであったかを手帳と照らし合わせながら本人・家族と確認する．

こうした身体疾患や併用薬剤はうつ病の発症に直接関与していなくても，うつ病の経過に影響を与える可能性があるので，やはり特に高齢者の場合は注意すべきであろう．

3 ｜ 心理社会的要因[17]

老年期にはさまざまな喪失体験を経験するが，これには近親者との死別だけではなく，老化やそれに伴う身体機能の低下，社会的役割の縮小など多くの事柄があり，またそれらを短期間に重ねて経験することが多くなる[5]．身体的な老化は視力や聴力，筋力，心肺機能などに及び，日常生活にさまざまな支障をきたす．また心疾患や脳血管障害などの身体疾患や骨折などの外傷も日常生活の制限となる．そしてこれらによって周囲の人々に依存しなくてはならなくなることも大きなストレスとなる．一方社会的には多くの高齢者が仕事の第一線から退き，それまで長年にわたって築いた社会的役割が縮小する．さらに退職などによる経済面での悪化もストレスとなりうる．役割の喪失は家庭においても経験し，子どもが就職や結婚で親元を離れると，親としての役割を失ったと感じられ，このような体験によって精神的に危機状態となることは「空の巣症候群」と呼ばれる．そして老年期には長年連れ添った配偶者や古くからの知人・友人など，長く深いつながりをもった人々との死別を体験する．これらは遺された孤独感のみならず，同年代の近親者の死を自分自身に照らし合わせてしまいやすいことも指摘されている．

老年期にはこうした多くの喪失体験を経験するが，それに対するソーシャルサポー

お薬手帳：各自治体の薬剤師会などで発行している調剤薬の履歴を記録する手帳．複数の医療機関に受診していても調剤薬局に提出すればそのつど記載してくれるので，現在服用中の薬剤や履歴を確認するのに役立つ．

空の巣症候群：子育てが終わって家庭が空になった孤独な中高年の主婦に生じるうつ状態．子どもが成人して進学，就職，結婚などで独立し，空虚感，孤独感を感じて生じる．

トが少ないことも問題として指摘されている．核家族化により高齢者のみの世帯が増え，また近隣との関係も希薄化しているため，家族や友人からのサポートが受けにくくなっている．そして公的なサポート体制も十分とはいえない状況にある．

　こうした心理・社会的要因も老年期うつ病の発症や治療経過に重要な影響を与えている．老年期うつ病患者はこうした心理・社会的背景により単身生活でなくても喪失による孤独の状態にあることが多いため，これを察して初診時に多少時間を多めにとって受容的・共感的態度で接すると，それだけで患者は理解者の存在に安心し，診察の最後には笑顔をみせることが少なくない．こうした反応をみせた患者はそれ以降の診察時間がさほど長くなくとも比較的良好に経過し，寛解後も「先生に出会えたことが一番の薬でした」などと話してくれたりもする．薬物療法以上に初期の対応が重要であることを実感する場面である．

診断と臨床特徴

　老年期うつ病の治療において，最も重要なポイントの1つに，その診断と鑑別がある．まずうつ病の診断であるが，何をもってうつ病と確定診断をつけるかは実は簡単ではない．国内のいわゆるうつ病エキスパート達の間でもうつ病の定義についての議論がなされているところであり[5]，現時点におけるうつ病の診断は最終的には個々の精神科医の臨床経験によるのが現状であろう．ICD-10やDSM-IVなどの現在の操作診断は，これをもって診断をつけることへの賛否はあるものの，やはり丁寧に診察を進めていくと従来診断でうつ病と診立てた患者は，たいてい操作診断でもうつ病の診断基準を満たしている．特に抑うつ気分が目立たない患者でも興味の喪失は多くの場合で認められており，主症状をいずれも認めずうつ病と診断できた患者はいない．また診断をつけるにはその根拠が必要であり，それをもって患者や家族に説明しなくてはならないわけである．その根拠が漠然としたものでは最近の患者や家族はなかなか納得してくれず，特に抑うつ気分が目立たない場合などは老年期うつ病の専門外来に来ているにもかかわらず，うつ病といわれてあらためて驚かれる場合もめずらしくない．こうしたことから操作診断は患者や家族にうつ病診断の根拠を示すには有用である．一般的には「うつ病＝抑うつ気分」というイメージがあるので，抑うつ気分が目立たないタイプにうつ病の診断根拠を説明するうえでも説得力がある．またICD-10では主症状に入れられている易疲労感も，一般には重要なうつ症状として認知されていないため，その症状のみられる患者に説明するにはこちらの診断基準を用いるようにしている．つまり最終的な臨床診断は患者を全人的にみて，これまでの知識と経験に基づいてなされるものとなるが，操作的診断基準を用いても大きく診断が異なることは少ない．さらに操作的診断基準は患者や家族の説明の道具としても大変有用と考えられる．

　老年期うつ病の臨床症状は若い世代のうつ病と比較して非定型であることがその特徴であるといわれているが，本書のタイトルにあるように近年は年齢層に関係なくう

つ病が多様化しているので，単に若年層と比較してとはいい難くなっている．一般的にいわれる老年期うつ病の臨床症状の特徴は抑うつ気分や精神運動制止が目立たず，自律神経症状や不眠，食欲低下といった身体症状を認めやすい．そしてこうした身体疾患に対する過剰な懸念と恐怖をもち，心気的となる．身体的愁訴は時に体感幻覚様となることもあり，さらに心気妄想へと発展することもある．老年期うつ病では不安・焦燥感も多くみられ，しばしば激越を呈する．そして，こうした症状・状態のため他の年齢層と比較して，自殺率も高く，既遂に至る可能性も高くなる．老年期うつ病では心気妄想以外にも罪業妄想や貧困妄想といったいわゆる微小妄想や被害妄想など妄想を形成しやすいことも特徴の1つである．さらに老年期うつ病では仮性認知症を呈しやすいことやせん妄を起こしやすいことなども特徴であり，またアパシー（無気力）がみられやすいことも注目されている（ただしアパシーについてはうつ病とは別の症候群ととらえるべきという考え方もあるため後述する）．

　実際に老年期うつ病が若い世代のうつ病と臨床症状に違いがあるのかを約180例のうつ病患者にハミルトンうつ病評価尺度を用いてあらためて調査してみたところ，やはり65歳以上のうつ病患者では「身体症状，消化器系」，「身体症状，一般的」，「身体不安」，「心気症」，「精神運動抑制」の項目が若いうつ病患者に比べて有意に高得点であった．

鑑別診断

1 | 認知症[18]

　当然のことであるが，老年期うつ病専門外来をはじめて受診される患者にはうつ病でない方も多い．その中で最も多いのが認知症である．アルツハイマー病(Alzheimer's disease：AD)をはじめとする認知症でも抑うつ症状はしばしばみられるし，老年期うつ病ではしばしば「うつ病性仮性認知症」が認められるため，認知症との鑑別が困難になる場合がある．仮性認知症は思考制止などのうつ病症状により注意・集中力や判断力が低下し，一見認知症のようにみえる状態であるが，これは認知症とは異なり，臨床的にはうつ病の軽快とともに改善する治療可能(treatable)な一過性の認知機能障害であるため，認知症との鑑別は重要である．この両者の鑑別が困難な理由は，臨床的にその状態が似ているというだけでなく，老年期うつ病と認知症の合併や，うつ病から認知症への移行が存在するからである．そもそも老年期うつ病においては，軽度ではあるが認知機能の障害が存在しており，これがうつ病の発症や臨床症状，経過，そして予後に大きな影響を与えるため，最近では仮性認知症を認知症，特

🔑 アルツハイマー病：認知症を呈する代表的な変性疾患．記銘力障害により始まり徐々に認知機能全般が低下していく．脳内にアミロイドβ蛋白を主成分とする老人斑が異常沈着する．

🔑 仮性認知症：うつ病などの機能性精神障害に伴って認められる認知機能障害．器質的精神障害である認知症と異なり，基本的には精神症状の改善により認知機能も改善する．

表 4-1 仮性認知症と認知症の鑑別

	仮性認知症	認知症
認知機能障害に対する認識		
自覚	ある	少ない
深刻さ	ある	少ない
姿勢(構え)	誇張的	無関心
反応速度	緩徐	障害されない
質問に対する態度	努力放棄(「わからない」と答える)	取り繕い
見当識	保たれている，または一定しない	障害されていることが多い
記憶機能	障害されない，または短期記憶，長期記憶が同等に障害	病初期より遅延再生が障害
再認	障害されない	障害される
描画・構成	不注意，貧弱，不完全	本質的に障害される
失語・失行・失認	ない	進行するとみられる

〔馬場 元：4. 検査所見，e. 神経心理検査．三村 將，仲秋秀太郎，古茶大樹(編)：老年期うつ病ハンドブック，p 88, 診断と治療社，2009〕

に AD とのスペクトラムとしてとらえる考え方も広まりつつある．うつ病と認知症の合併については AD の 40〜50% に抑うつ気分が認められ，10〜20% にうつ病が合併すると報告されている．また血管性認知症では 60% にうつ症状が認められ，27% にうつ病が合併しているという報告がある．そしてうつ病の既往が AD をはじめとする認知症のリスクファクターであることが以前より指摘されている．うつ病性仮性認知症と認知症の関係については，仮性認知症から認知症への移行が 1 年の追跡調査で 3%，2 年で 12%，3 年で 50% 以上と報告されている．さらに長期(平均 8 年)の追跡調査では仮性認知症を呈したうつ病患者の 89% が AD に進展したと報告された．また老年期うつ病患者の経過を平均 33.8 か月観察した縦断的研究では，仮性認知症を呈した症例はそれを呈さなかった患者と比べて約 5 倍も認知症に発展したという報告もある．こうした報告から，うつ病性仮性認知症を呈したうつ病患者の 9〜25% が毎年非可逆的な認知症に移行し，その頻度は一般高齢者の 2.5〜6 倍も高いとされている．こうした疫学的な報告からも，老年期のうつ病患者は特に仮性認知症を伴うものは認知症に移行しやすいことが示唆される．このように老年期うつ病と認知症は合併する症例や移行する症例も多いため，両疾患を完全に鑑別することは困難であるが，臨床症状や経過に加え簡便な神経心理検査におけるいくつかのポイントをみることによって鑑別の手掛かりを得られる．それらの鑑別点を表 4-1 に示す．

(1) 長谷川式簡易知能スケール，Mini Mental State Examination

　これらの検査の総得点のみで老年期うつ病と認知症を鑑別することはできないが，検査に対する態度や検査結果の詳細な内容が両者を鑑別するポイントとなることがある．老年期うつ病ではもの忘れなどの認知症症状を強く自覚して悲嘆しており，検査に対する反応は全体に緩徐で，質問に対してもすぐに「わからない」と努力を放棄する傾向がある．一方認知症患者では症状に対する関心が乏しく，質問に対する答えがわからなくても，それを取り繕おうとすることが多い．認知症における自発性の減退は

図4-3 Clock Drawing Test
HDS-R：長谷川式簡易知能スケール改訂版

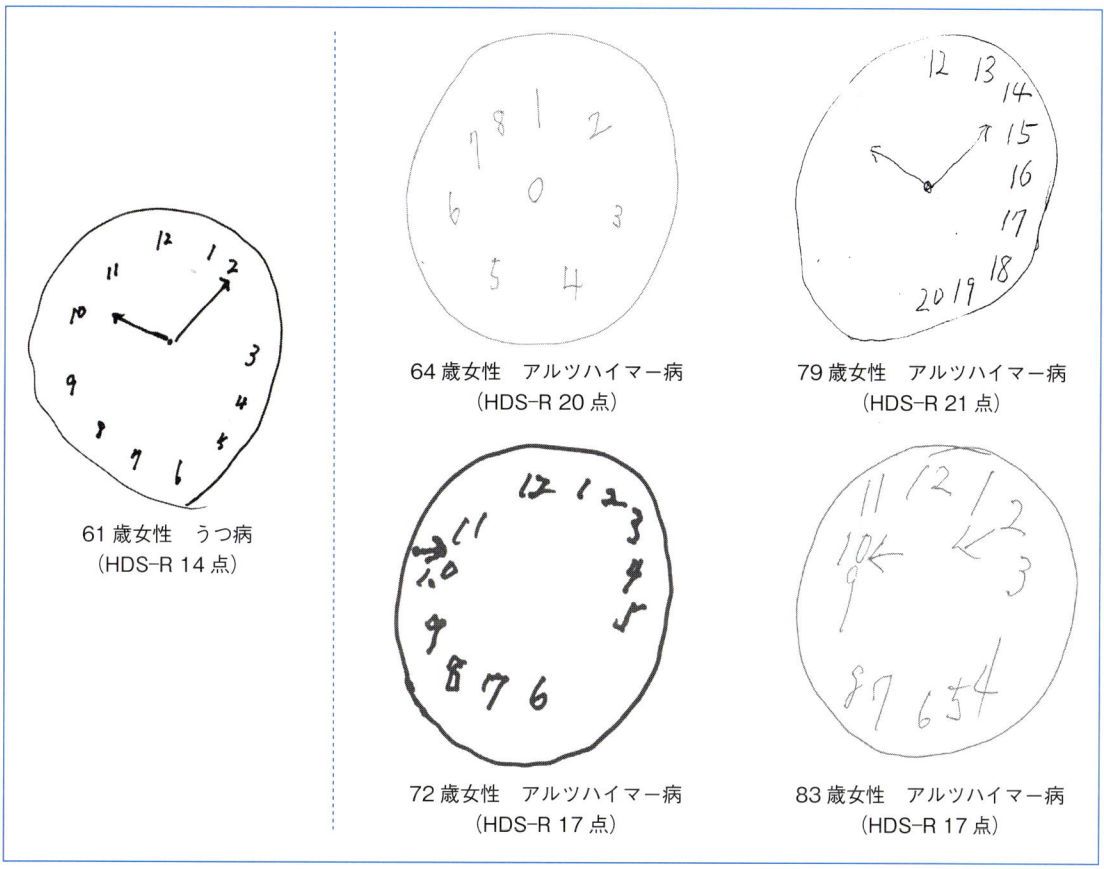

61歳女性　うつ病（HDS-R 14点）
64歳女性　アルツハイマー病（HDS-R 20点）
79歳女性　アルツハイマー病（HDS-R 21点）
72歳女性　アルツハイマー病（HDS-R 17点）
83歳女性　アルツハイマー病（HDS-R 17点）

〔馬場　元：関連疾患 1.うつ病（仮性認知症）．三村　將（編）：認知症，p 122，最新医学社，2010〕

よりアパシーに近いものであり，周囲に対する無関心，無頓着さが目立ち，鑑別に役立つ．認知症，特にADでは遅延再生が病初期より障害され，また3単語の再生に失敗した後に正答を提示してもそれを覚えておらず，「再認」が障害されていることもある．

(2) 時計描画テスト（Clock Drawing Test：CDT）[19]

CDTは紙と鉛筆を用意して，患者に「10時10分（または8時20分）を指す時計を描くように」と指示し，描かれた描画を採点するものである（図4-3）．これがADでは障害されるが，老年期うつ病では障害されないことが報告されている．

(3) 画像検査，神経生理学検査

頭部MRI検査において，ADでは早期に海馬領域を含めた側頭葉内側部が侵され，その後大脳皮質に進展することが病理学的研究にて明らかとなっている．進行したADでは全般性の大脳皮質の萎縮を伴うため比較的うつ病とは鑑別しやすくなるが，

初期の AD では萎縮が目立たないため鑑別に苦慮する場合がある．これはうつ病においても海馬領域に軽度の萎縮を認めることがあるからである．近年 MRI の画像統計解析を行う voxel-based morphometry (VBM) が用いられるようになり，これによると AD では極早期に海馬傍回前方の主要な部分を占める嗅内野皮質の萎縮がすでに検出されるという．一方うつ病においては前頭前野や扁桃の容積低下が同様の解析法により報告されている．機能的変化としては後部帯状回〜楔前部，側頭・前頭連合野に認めることが特徴的であり，SPECT においては脳血流の低下として，PET においてはグルコース代謝の低下としてそれぞれ極早期から所見として示される．また神経生理学的検査として脳波検査も AD と老年期うつ病の鑑別に有益となる．一般的にはうつ病では脳波上の異常所見は乏しいが，AD では進行に応じた脳波変化がみられる．すなわち初期には軽度の α 波と β 波の減少と θ 波の増加がみられ，進行すると δ 波群発を伴う著明な徐波化と呈し，後期には大徐波の振幅と出現量が低下して基礎律動が平坦化する．

2 | アパシー[20]

アパシーは「発動性の低下 (antriebsmangel)」とほぼ同義である．アパシーは老年期うつ病の症状としてみられることも多いが，アパシーには器質的基盤がより明確であり基本的な病態が異なるので，うつ病とは分けて考えるべきであるとされている．アパシーの診断基準およびうつ病とアパシーの相違点と共通点を示す (表 4-2, 3)．アパシーの中核症状は発動性の低下，興味・関心の喪失，感情の平板化である．アパシーでは客観的にも活動性が低下し，「元気がない」状態となり，さまざまな出来事に興味や関心を示さなくなるのでうつ病との鑑別が難しいことも多い．しかしアパシーではうつ病でみられる抑うつ気分や悲哀感情，自責感，絶望感などといった感情面での症状が目立たず，感情は平板化している．うつ病患者は自らの活動性の低下をたいへん苦痛に感じているのに対し，アパシーでは周囲や自己の状態に対しても無関心であるので，自らの「元気がない」状態に対してあまり苦痛を訴えない．

● 薬物療法

1 | 高齢者一般の留意点[21]

うつ病の薬物治療に限ったことではないが，高齢者に薬物を投与する場合にはその体内動態に留意しなくてはならない．高齢者では若い世代と比べて体脂肪は 20〜30% 増加するため，多くが脂溶性である向精神薬はこの増加した脂肪組織に蓄積され，血中濃度の上昇が遅延する．そのため効果が出ないからと早期に投与量を増

---

voxel-based morphometry (VBM)：MRI 画像をコンピューターグラフィックスの技術を用いて三次元画像に再構成し，健常者脳を標準とした脳の容積比較を行う自動解析技術．

表 4-2 アパシーの診断基準

患者の病前の機能水準または年齢や文化の水準と比較した主観的なまたは他者の観察による自発性の低下

自発性の低下が下記の3つの領域のうち1つの症状が存在：
- 目標志向的な活動の減退
  努力の喪失
  構造化された活動における他者への依存
- 目標志向的な認知機能の減退
  新しいことを学ぶ，または新しい経験をすることへの興味の喪失
  個人的な問題についての関心の喪失
- 目標指向的な行動についての反応の減退
  感情の平板化
  肯定的あるいは否定的出来事への感情的反応の喪失

症状は臨床的に著しい社会的，職業的，または重要な領域における機能の障害を引き起こしている．

症状は，意識障害や物質（例：乱用薬物，投薬）の直接的な生理学的作用によるものではない．

〔城野 匡，池田 学：高齢者のうつ病とアパシー．老年精神医学雑誌 19：420-427, 2008 より（原典：Marin RS: Apathy; A neuropsychiatric syndrome. *J Neuropsychiatry Clin Neurosci*, 3：243-254, 1991）〕

表 4-3 うつ病とアパシーの症状

アパシーとうつ病で共通してみられる症状
　活動性の低下：Lack of interest in events or activities
　活気のなさ：Anergia
　精神運動の緩慢さ：Psychomotor slowing
　易疲労感：Fatigue
　興味の喪失：Decreased interest

うつ病でみられる症状
　抑うつ・不快：Dysphoria
　希望のなさ：Hopelessness
　罪業感と自責感：Guilt, Self-criticism
　希死念慮：Suicidal ideation
　睡眠障害：Sleep problems
　食欲不振：Loss of appetite

アパシーでみられる症状
　自発性や発動性のなさ：Loss of motivation and initiation
　持続力の欠如：Lack of persistence
　感情の平板化：Emotional indifference or diminished emotional reactivity
　社会性の減退：Decreased social engagement

〔城野 匡，池田 学：高齢者のうつ病とアパシー．老年精神医学雑誌 19：420-427, 2008 より（原典：Boyle PA, Malloy PF: Treating apathy in Alzheimer's disease. *Dement Geriatr Cogn Disord*, 17：91-99, 2004）〕

やすと突然効果や副作用が現れる．しかし副作用が出現したからと投与を中止しても脂肪組織に蓄積があるためその副作用もしばらく持続してしまう．患者の状態にもよるが，高齢者に薬物を投与する場合，若年者と比べて増量のペースを遅くしたほうがより安全であるし，実際「忘れたころに」効果が現れることも少なくない．また高齢者では脳血管関門も脆弱化しているので，中枢神経に働く向精神薬は全般的に低用量でも効果や副作用が出やすいと考えられている．向精神薬は肝代謝酵素，その中でもチトクローム P450（CYP）によって代謝されるものが多いが，これも加齢によって代謝効率が低下するため，薬物血中濃度は高く維持される傾向にある．これも副作用の出やすさに関係するため，投与量を少なめに設定する必要がある．さらに高齢者は身体疾患の合併が多く，それに対する併用薬剤の投与を受けている場合が多いので，その併用薬剤との相互作用も念頭に置く必要がある．併用薬剤と同じアイソフォームのCYP（2D6 や 3A4 など）で代謝される薬物を投与した場合には代謝が競合的に阻害され，CYP の特定のアイソフォームを阻害する薬剤を投与した場合には相手の薬剤の血中濃度を高めて作用や副作用を増強させてしまう．ここでは特に SSRI との併用禁忌，併用注意薬剤を表に示す（表 4-4）[22]．

チトクローム P450（CYP）：薬物代謝に重要な働きをする酵素系．向精神薬の代謝においてはこのなかでも 1A2, 2D6, 2C9, 2C19, 3A4 酵素が重要となる．

表 4-4　SSRI の代謝酵素と併用禁忌，注意

		フルボキサミン	パロキセチン	セルトラリン
代謝酵素		2D6	2D6	2C9，2C19，2B6，3A4
酵素阻害	高度	1A2，2C19	2D6	
	中等度	2C9，3A4		（2C9）
	軽度	2D6	1A2，2C9，2C19，3A4	2C9，1A2，2D6，3A4
併用禁忌		ピモジド，チオリダジン，チザニジン	ピモジド，チオリダジン	ピモジド
併用注意		イミプラミン，アミトリプチリン，クロミプラミン，フェニトイン，カルバマゼピン，アルプラゾラム，ブロマゼパム，ジアゼパム，オランザピン，メキシレチン，プロプラノロール，テオフィリン，シクロスポリン，ワルファリン	イミプラミン，アミトリプチリン，ノルトリプチリン，ペルフェナジン，リスペリドン，プロパフェノン，フレカイニド，チモロール，メトプロロール，キニジン，シメチジン	イミプラミン，アミトリプチリン，クロミプラミン，トルブタミド，シメチジン

（谷向　仁，武田雅俊：高齢者のうつ病における併用療法のあり方と注意点について．Geriatric Medicine 46：357-362，2008）

2　抗うつ薬の選択

　2003 年に発表されたものであるが，わが国で作成された老年期うつ病の治療アルゴリズムを図 4-4 に示す．抗うつ薬を使用する際には第 1 選択として選択的セロトニン再取り込み阻害薬（selective serotonin reuptake inhibitor：SSRI）やセロトニン-ノルアドレナリン再取り込み阻害薬（serotonin-noradrenaline reuptake inhibitor：SNRI）が，従来の三環系抗うつ薬に比べて抗コリン作用などの副作用が少ないことから推奨されている．2011 年 1 月現在，本邦で使用できる SSRI はフルボキサミン（ルボックス®，デプロメール®），パロキセチン（パキシル®），セルトラリン（ジェイゾロフト®）の 3 剤で，SNRI はミルナシプラン（トレドミン®），デュロキセチン（サインバルタ®）の 2 剤である．このなかからどの薬剤を選択するかだが，使い分けに有意義なエビデンスは実は存在していない．古典的な「セロトニンうつ病」と「ノルアドレナリンうつ病」の概念に沿って不安の強い患者にはセロトニンを賦活する SSRI，抑うつ気分の強い患者にはノルアドレナリンも賦活する SNRI といった選び方も一部にはあるが，実際そのとおりにうまくいくものでもない．数多くある SSRI と SNRI とを比較した臨床治験でも症状による効果の違いは実証されていない．そもそも SSRI といってもパロキセチンにはノルアドレナリンに対する再取り込み阻害作用もあるし，セルトラリンにはドパミンに対する再取り込み阻害作用があるので，SSRI と SNRI と 2 分すること自体が難しいのかもしれない．第 1 選択のなかにスルピリド（ドグマチール®）が入っていることは国内のアルゴリズムの特徴の 1 つである．これも症例によっては大変有効である．このほかにアルゴリズムでは下位になっているが，筆者が第 1 選択としてしばしば用いるものに四環系抗うつ薬のミアンセリン（テトラミ

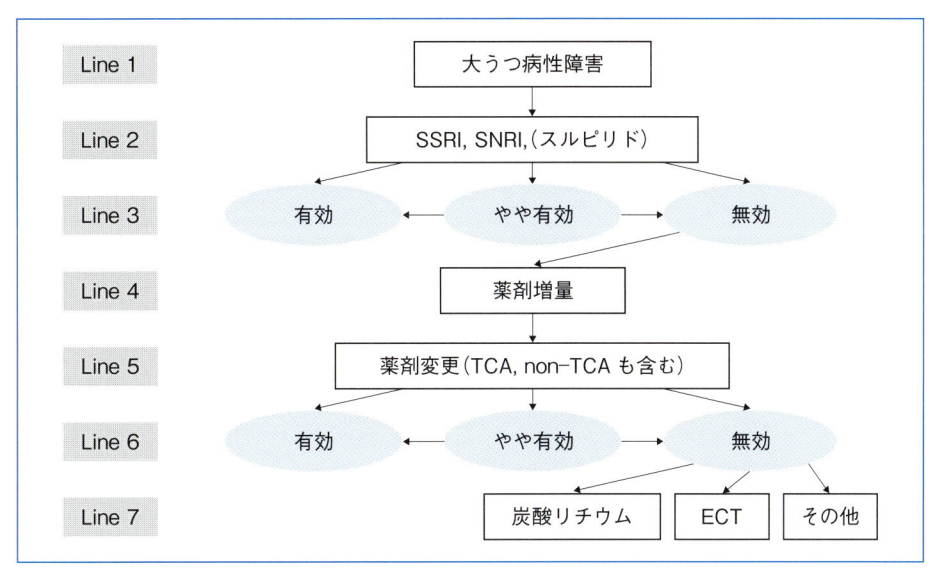

図 4-4 老年期うつ病の治療アルゴリズム

ド®)や 2009 年に発売されたミルタザピン(レメロン®,リフレックス®)がある.こうした第 1 選択として選びうる薬剤のなかから実際にどの薬剤を選択するかはまず,それぞれの薬剤の特性を理解することが肝要となる.

(1) 選択的セロトニン再取り込み阻害薬(SSRI)

　SSRI はいずれも初期には比較的高頻度で悪心,嘔吐,食欲不振などの消化器症状がみられる.これは服用初期に出やすく通常 1〜2 週間のうちに消退するが,このために初期に中断される場合もめずらしくない.これについては初回投与時に患者に説明し,希望があれば最初から制吐薬を併用する場合もある.日中の眠気もいずれの薬剤にも出現しうる.パロキセチンにはSSRI のなかでは口渇,便秘といった抗コリン作用が比較的多く,セルトラリンには下痢が多い.これらの副作用は継続投与による慣れは生じないため,服薬中は症状が続いてしまう.そのほかに性機能障害や睡眠障害も時々みられる.SSRI は深睡眠を阻害することがあるため,投与後より中途覚醒がみられた場合は投与を朝食後にすることで改善する場合もある.SSRI は不安性障害や強迫性障害にも適応があるように「適度ないい加減さ」をもたらしてくれるが,筆者を含めこれこそSSRI の最大の効果と考えるものは少なくない.これにより過剰な不安やとり越し苦労,些細な事へこだわりを減らし,「くよくよ考える」ことを少なくしてくれる.ネガティブな思考の悪循環から「まあいいか」と解放してくれるので,おのずと抑うつ気分も軽快するものと思われる.しかし一方でこの「まあいいか」が強くなると意欲やモチベーションの低下にもつながることがあり,前述したアパシーを悪化させることも報告されている.このことからもうつ病かアパシーかの鑑別は重要である.出現頻度は少ないが,SSRI ではセロトニン症候群にも注意を要する.セロトニン症候群はミオクローヌス,振戦,反射亢進などの神経学的徴候,発熱,発汗,下

痢，頻脈，血圧上昇などの自律神経症状，不安，焦燥，興奮，錯乱などの精神症状の変化がみられる．SSRI は離脱(中断症候群)が生じることがあるため中止する際にも漸減させる必要がある．離脱は不安，焦燥，頭痛，めまい，振戦，発汗，悪心，下痢，不眠，しびれ感など多彩な症状を呈する．特にパロキセチンは離脱が起こりやすく，初期投与量の 10 mg/日を中止しただけで離脱を生じる場合がある．このためこれまではパロキセチン漸減の最後の段階では隔日投与などを行っていたが，こうした声を受けて最近国内では 5 mg 錠が発売になった．離脱については患者や家族に十分説明しておかないと，「風邪をひいてしまったが，風邪薬とうつの薬を一緒に飲むのが心配だったので，風邪薬を飲んでいる間はうつの薬は飲まなかった」というケースもある．

(2) セロトニン-ノルアドレナリン再取り込み阻害薬(SNRI)

SNRI のなかでミルナシプランは CYP による代謝を受けないため，併用薬剤の心配が少ない．しかし尿閉がしばしばみられるので，前立腺肥大をもつ患者には禁忌となっている．高齢男性では前立腺肥大をもつ場合が少なくないため，その診断を受けていなくても排尿障害がある場合には使用を控える必要がある．また顆粒球減少がみられることがあるため定期的な血液検査も要する．2010 年春に発売されたデュロキセチンはセロトニンとノルアドレナリンを強力に賦活し，尿閉などの特異的な副作用もないため併用薬剤に注意すれば高齢者にも使用しやすいと思われる．比較的新しい薬であるが，これまでの使用経験ではたいへん高い有効性を感じており今後期待される薬剤の 1 つと考えている．

(3) スルピリド

スルピリド(ドグマチール®)は抗コリン作用がほとんどみられず，また SSRI でみられる悪心，嘔気などの消化器症状がなくむしろ制吐作用もある．最大の特徴としては食欲増進効果が比較的短時間でみられるので，食欲低下の目立った老年期うつ病にもしばしば用いられる．しかし当然のことながら高齢者では錐体外路症状がみられやすいため，使用に際しては十分な説明をし，歩行障害による転倒や嚥下障害による誤嚥，そして遅発性ジスキネジアなどに細心の注意を要する．筆者は高齢者に使用する際には細粒を使用し，上限を 60 mg/日として 10 mg 単位での調整を行っている．これも基本的には単剤使用を原則としているが，患者の状態によっては SSRI の消化器症状を予防する意味も兼ねて SSRI に少量併用する場合もある．

(4) トラゾドン，ミアンセリン，ミルタザピン

トラゾドン(レスリン®，デジレル®)やミアンセリン(テトラミド®)はアルゴリズムでは第 2 選択以降の薬剤とされているが，これらの薬剤は抗コリン作用や心臓血管系への副作用も少なく，睡眠補助作用があるため不眠を伴う患者には第 1 選択として使用する場合が多い．米国のエキスパートコンセンサスガイドラインでは高齢うつ病の

不眠にはトラゾドンが第1選択となっている．睡眠導入薬の使用経験のない高齢者は睡眠薬に悪い印象をもっていることが多いので，トラゾドンやミアンセリンを単剤で使用し，力価の弱い短時間型の睡眠導入薬を不眠時頓用として処方しておくと安心する．ミアンセリンはトラゾドンと比べても鎮静効果が強いので過鎮静に注意を要するが，日中の不安，焦燥にも効果的であり，激越に対しても三環系抗うつ薬に先んじて使用する価値がある．2009年にミアンセリンと分子構造上側鎖が1つ異なるだけで薬理作用が大きく異なるミルタザピン（レメロン®，リフレックス®）が国内で発売された．これはノルアドレナリン作動性・特異的セロトニン作動性抗うつ薬（noradrenergic and specific serotonergic antidepressant：NaSSA）と名づけられているが，構造でみれば早い話が四環系抗うつ薬である．ミルタザピンはSSRIやSNRIのような再取り込み阻害作用とは全く異なる作用機序でセロトニンとノルアドレナリンを賦活するので，SSRIやSNRIに対する無効例にも効果が期待できる．抗ヒスタミン作用による鎮静作用はミアンセリンよりさらに強いので，STAR★Dなどの海外での大規模なアルゴリズム検証治験でも第1選択とはならなかった．しかし2006年に改訂されたTexas Medication Algorithm Project（TMAP）のうつ病治療アルゴリズムではSSRI，SNRIと並んで第1選択となっている．薬理機序はミアンセリンにクエチアピンを足したような薬剤だが，実際の臨床場面でも印象もそれに近い．作用にも副作用にもなるが，食欲増進と体重増加も比較的多くみられる．薬物相互作用も比較的少ないので，過鎮静に注意して用いれば今後ミアンセリンにとって代わる薬剤になる可能性がある．筆者も最近ではこれまでならミアンセリンを選択していた患者に使用し，悪くない印象をもっている．さらにこの薬剤のもう1つの特徴的な使い方にSNRIとの併用がある．これは先のSTAR★Dでも最後のラインで最も薬物反応性の悪かった患者に用いられ，モノアミン酸化酵素（MAO）阻害薬と比較されたが，SNRIであるvenlafaxine（国内未発売）とミルタザピンを併用し，数種類の抗うつ薬に対して治療反応性の悪かった患者でも15％前後の寛解率をみせた．これは再取り込み阻害作用とそれ以外の作用を用いてセロトニンとノルアドレナリンを強力に賦活するもので，「カリフォルニアロケット燃料」と呼ばれた．老年期うつ病での使用経験は少ないが，今後難治例には治療選択肢の1つとなるかもしれない．

(5) 三環系抗うつ薬（TCA）

　三環系抗うつ薬は抗コリン作用が強いため，少なくとも軽症，中等症の老年期うつ病には第1選択で使われることはないであろう．一般に複数の抗うつ薬に反応しない難治例や激越，希死念慮が強い場合に使用される．三環系抗うつ薬はムスカリン受容

STAR★D：米国国立精神衛生研究所（NIMH）の資金提供により行われた大規模なうつ病の治療アルゴリズム検証試験．公的資金による公平な試験であること，患者のエントリーにほとんど除外基準を設けないことにより，実臨床に近い結果が得られた．

Texas Medication Algorithm Project（TMAP）：米国テキサス州の公的資金提供によるメンタルヘルスケアシステムによる治療アルゴリズム．国際的にも信頼度の高いガイドラインとされている．

体遮断作用による口渇，便秘やイレウス，目の調節障害(かすみ目，複視)，尿閉，せん妄，認知機能障害などの抗コリン作用，アドレナリン $α_1$ 受容体遮断作用による起立性低血圧やめまい，ヒスタミン H_1 受容体遮断作用による眠気や体重増加がみられる．さらに不整脈，特に QT 延長症候群は心室細動から突然死に至るため使用中は定期的な心電図のチェックが必須である．三環系抗うつ薬のなかではノルトリプチリン(ノリトレン®)が比較的副作用が少なく，寛解率も 70〜80% との報告もあり，海外では老年期うつ病にも最もよく使用されている．先の STAR★D でも三環系抗うつ薬ではノルトリプチリンが用いられている．そのほかにアミトリプチリン(トリプタノール®)やクロミプラミン(アナフラニール®)も必要に応じて使用する．またアモキサピン(アモキサン®)は 2 級アミンなので，比較的抗コリン作用も少なく，またドパミン受容体遮断作用があるので，妄想を伴ううつ病には効果が期待できる．しかしこのドパミン遮断作用による錐体外路症状がしばしばみられるので，筆者はあまり使用しない．妄想を伴う場合は他の抗うつ薬に非定型抗精神病薬を併用したほうが安全性が高いと考えている．

　こうした多くの抗うつ薬のなかからどの薬剤を選択するか．これには確かなエビデンスがないので，最終的には診療にあたる各医師の知識と経験によるものであろう．ただし，薬物治療アルゴリズムやエキスパートコンセンサスガイドラインなどは，それなりに納得できる医学的根拠が示されており，薬物選択を含めた治療方針について患者や家族に質問されたり，場合によっては訴訟になったようなときでも治療方針の根拠として説得力があるので，こうしたガイドラインをふまえたうえでテーラーメードの治療方針を組み立てていくのがよいと思われる．筆者の場合はまず副作用と併用薬から消去法で薬剤を絞り込んでいる．軽症，中等症で SSRI や SNRI で治療を開始する場合，高齢男性で排尿障害がある場合はミルナシプランを選択肢から外すし，併用薬剤が多い場合はパロキセチンやフルボキサミンは酵素阻害の観点から安易には使いにくい．身体的愁訴で吐き気などの消化器症状が強い場合は SSRI を第 1 選択としない場合が多い．老年期うつ病では身体症状が主訴である場合が少なくないが，これを最初に服用した薬剤で悪化させてしまうとそれ以降の薬剤に対しても強い警戒心をもってしまい，どの薬剤も「一度飲んだら副作用が出たので続けられなかった」となってしまうことがあるからである．こうした負の要因を除外した後に患者の状態によって薬剤を選択する．どんな状態にどの薬剤を選択するかは上記のごとくそれぞれの薬剤の特徴のところで記したとおりである．そして投与量は状態によって若干の調整は必要だが，基本的には能書に従った少量の初期投与量より開始し，効果判定には若年患者と比べて長い時間をかける．最大量に到達して 2 か月近くたった頃より効果がみられることもまれではない．

3 | 抗不安薬の併用

不安や焦燥感が強い場合には抗不安薬を併用することも少なくない．抗不安薬はベンゾジアゼピン誘導体(BZD)が主流であるが，高齢者に使用する場合には筋弛緩作用によるふらつきや転倒，鎮静催眠作用による眠気や過鎮静，脱抑制などの奇異反応に注意を要する．特に前述したように高齢者の場合は脂肪組織への蓄積があるので，脂溶性のBZDは投与初期には問題ないように見えても，後に上記の副作用が出現し，あわてて減量，中止しても症状がしばらく持続してしまう．中断による離脱も生じやすく，上記SSRIのときと同様にそのことを患者や家族に十分説明しておく必要がある．BZDの種類や服用量，服用期間にもよるが，急な中断により離脱けいれんを起こすこともある．さらにBZDには長期使用による依存や耐性形成にも注意を要する．特にエチゾラム(デパス®)のように力価が強く半減期が短いものほど依存を形成しやすい．またBZDには抗コリン作用もあるため，長期使用による記憶機能障害や認知機能障害が起こることも知っておく必要があろう．こうしたことからBZD系抗不安薬は不安の強い患者に治療初期に抗うつ薬と併用するのは有用だが，副作用に注意しながら漫然と投与せず，抗うつ薬の効果がでるまでの対症療法として1～2か月程度に限定して使用するべきである．近所の内科で「うつ病」の診断でエチゾラム3mg/日を長期にわたって漫然と投与されており，徐々に無言・無動に近い状態となり，うつ病が悪化したのか認知症になったのかと心配した家族に付き添われて来院し，エチゾラムの漸減・中止のみで寛解した症例もある(それ以来筆者のなかでは老年期うつ病にエチゾラムの定期投与は原則禁忌となっている)．高齢者に使用するBZD系抗不安薬としては比較的筋弛緩作用が少なく，効果の発現が早くて蓄積が少なく，そしてそれなりに効果が期待できるロラゼパム(ワイパックス®)やアルプラゾラム(コンスタン®，ソラナックス®)を頓用で用いるか，定期服用させる場合はクロチアゼパム(リーゼ®)のような低力価のものから使用することが望ましい．また一般に半減期が長く長時間作用するものは上記蓄積の観点から極力避けるべきである．しかし場合によっては高力価のBZDを定期服用しなくてはならないこともあるので，このときは上に述べたように漫然と長期投与しないことを念頭におきながら使用する．筆者は患者にも「この薬は心の痛み止めのようなもので，そのときは楽になるけど病気の根本を治してくれる薬ではないので，うつの薬が効いてきたら止めていきましょう」と最初から説明している．非BZD系抗不安薬のタンドスピロン(セディール®)は選択的なセロトニン5-HT$_{1A}$受容体作動薬であり，同じ作用機序のbupropionは海外では抗うつ薬として認可されている．国内では抗うつ薬としての適応取得治験に失敗し，抗不安薬として分類されている．この薬剤は筋弛緩作用や依存，認知機能障害がきわめて少なく，その点からは老年期うつ病に使用しやすいと考えられるが，抗不安薬として用いるには期待される「速やかな抗不安作用」がないことから出番が少ない．筆者は病態に心理的要素が大きく，症状もきわめて軽症で，現段階で積極的薬物療法を必要としないが患者が服薬を強く望む場合などに用いていることが多い．

4 | 不眠への対応，睡眠導入薬の併用

　不眠はしばしば主訴となり，患者が最も苦痛に感じている症状である場合が少なくない．「とにかくぐっすり眠らせてください」という訴えは筆者に限らず多くの臨床医が耳にするものであると思われる．不眠に対しては，程度や患者の希望により最初は睡眠導入薬を使用しないこともある．特に高齢者は睡眠導入薬に悪い印象をもっており，できることなら使用を避けたいという患者は少なくない．不眠の程度が軽く，患者が睡眠薬の使用を希望しない場合は，不眠に対する生活指導を行う．まずなるべく就寝，起床時間を一定に保ち，起床後は雨戸やカーテンを開けてなるべく光を浴びる．そして少しでもよいから朝食を摂る．この網膜への光刺激と胃の拡張刺激が1日25時間（高齢者の場合はそれ以上）の体内時計と24時間の生活時間とのずれをリセットしてくれ，その日の夜の睡眠を決定するといわれている．さらに昼寝はなるべく1時間以内とし，午後2時以降の昼寝も極力避ける．夕方以降のカフェインの摂取を控え，可能であれば日中適度に体を動かす．そして不眠に対する不安を軽減する工夫をする．人は暗闇で不安が増強するものなので，暗くした部屋の中で布団に入り，「今夜は眠れるだろうか？　今夜も眠れないのだろうか？」とビクビクして眠気の訪れを待つよりも，逆に眠気が差すまで明るい部屋で体を楽にしてゆったりすごし，眠くなったらすぐ部屋を暗くして布団に入るようにしたほうがよい．不眠に対する心理的不安を軽減しようと，以前は「眠れなくても死ぬことはない」などと言ったこともあったが，「どんなに辛いか先生にはわからないのですか．死なないかもしれないけど，死にたくなるほど辛いんです！」と反感を買うこともあった．最近は睡眠医学の権威，日本大学の内山 真教授のアドバイスにならって，「人間がぐっすり眠るようになったのは近代になってからで，それ以前はちょっとした物音でもすぐ覚醒するくらいの浅い睡眠だった．なぜなら当時は物音で目が覚めないくらいぐっすり眠ってしまったら，イノシシに農作物をみんな食べられてしまうし，場合によっては自らが狼に食べられてしまう危険があったのです．つまり人間はそもそもぐっすり眠る生物ではないので，不眠によって身体的に大きな障害が発生することはないので，不眠は苦しいですけどその点はご安心ください」と説明する．少しユーモラスな印象もあるこの説明はたいていの場合緊張した患者の表情を緩ませ，隣に座っている家族を大きくうなずかせる．

　薬物により睡眠補助が必要な場合は睡眠導入薬を使用する場合と，睡眠補助効果のある抗うつ薬を使用する場合がある．抗うつ薬の項でも説明したが，トラゾドン（レスリン®，デジレル®）やミアンセリン（テトラミド®），ミルタザピン（レメロン®，リフレックス®）には睡眠補助作用があるので，これらを主剤として選択するのもリーズナブルである．睡眠導入薬もBZDが主流であるが，非BZDとしてシクロピロロン系のゾピクロン（アモバン®），ゾルピデム（マイスリー®）がある．バルビツール系の睡眠導入薬（ラボナ®やイソミタール®）を高齢者に使用することはないであろう．BZD系睡眠導入薬は抗不安薬の項でも触れたが，脂肪組織への蓄積があるので投与

初期にみられなくても連用による副作用の出現に注意を要する．このため長時間作用型はなるべく使用しないことが望ましいし，中間型も注意して使用するべきであろう．BZDの副作用は筋弛緩作用によるふらつき・転倒，翌日への持ち越し，長期連用による記憶・認知機能障害などがある．特に高齢者の場合，夜間覚醒してトイレに行くことが多いので，この筋弛緩作用によるふらつき・転倒，そしてそれによる骨折のリスクを念頭におかなくてはならない．BZD系の睡眠導入薬を使用する場合は比較的筋弛緩作用の少ない短時間型のブロチゾラム（レンドルミン®）やリルマザホン（リスミー®），CYPで代謝されないため併用薬の心配がないロルメタゼパム（ロラメット®，エバミール®）を用いることが多い．シクロピロロン系のゾピクロン（アモバン®），ゾルピデム（マイスリー®）は筋弛緩作用や記憶障害が少ないので高齢者には使用しやすく，BZDに先んじて使用するべき睡眠導入薬と考えられる．しかしこれらは時にもうろうや夢遊症状がみられるので注意を要する．またBZDにもシクロピロロン系にも共通しているが，特に短時間型の睡眠導入薬は長期連用すると中止時に離脱が起こり，強い不眠や不安が出現する．これが反跳性不眠であるが，これによってうつ病の症状が寛解しても睡眠導入薬がやめられないことは実は多いものと思われる．2010年に発売になったラメルテオン（ロゼレム®）は睡眠誘導・維持ホルモンであるメラトニンの受容体を刺激することによって自然な睡眠に誘うという作用機序をもち，海外ではドラッグストアで市販されている薬剤である．睡眠導入作用は決して強くはないが，これにはBZDにみられる筋弛緩作用や依存，反跳性不眠がほとんどないということで，高齢者に対しても安全性が高いと期待されている．ただしこの薬剤はCYP1A2で代謝されるため，この酵素を阻害するフルボキサミン（ルボックス®，デプロメール®）は併用禁忌となっており，使用の際には注意を要する．睡眠導入作用は弱く作用時間も短いが，作用機序がBZDと全く異なるので，BZDに耐性や依存の形成されてしまった患者でもしばしば効果がみられる．

5 | 増強療法

1つの抗うつ薬に対して全く反応がなかった場合は他の抗うつ薬に切り替えるが，部分的に反応し，最大量まで使用しても寛解に至らない場合は増強療法を行う．しかしここで重要なことは効果判定に十分な時間をかけることである．上述したように若年者に比べて高齢者は効果発現までに時間がかかることが多いので，切り替え療法にしても増強療法にしても1つの抗うつ薬を十分量にしてから一般に8週間は経過を観察すべきとされている（ただし実際にはそこまで待てない場合も多いが）．そのうえで効果が部分反応であった場合に併用による増強療法が検討される．増強療法に際してはその多くが適応外使用となるので，その点についても十分に説明しておく必要がある．以前非定型抗精神病薬を老年期うつ病の増強療法として使用したときに，その説明を忘れ，家族がインターネットでその薬を調べ「うちの母は統合失調症なのですか？」とあわてて飛んできたことがあった．

(1) 炭酸リチウム

老年期うつ病に対する炭酸リチウムの有効性を示す報告もあり，図 4-4 に示したわが国の老年期うつ病治療アルゴリズムでも増強療法の1つとして炭酸リチウムをあげているが，忍容性から慎重にすべきという意見も多い．リチウムは腎排泄される薬剤であるが，高齢者では腎血流量と糸球体濾過率の減少により腎臓のクリアランスは低下するため，リチウム中毒をはじめとする副作用が出現しやすいことに注意を要する．一般的な至適血中濃度(0.6〜1.2 mEq/L)は高齢者には当てはまらない．筆者もこの血中濃度内で発生した重度のリチウム中毒を経験した．リチウム中毒では軽度のもので嘔気，嘔吐，下痢といった消化器症状，多飲・多尿といった腎性尿崩症，振戦，知覚障害，ミオクローヌスなどの中枢神経症状がみられ，重症になると小脳失調，けいれん，意識障害，アシドーシスなどにより緊急入院して血液透析を要する場合もある．また長期に服用すると甲状腺機能低下や脳波異常がみられることもある．こうした副作用のリスクから，筆者は老年期うつ病では炭酸リチウムによる増強療法はあまり行わない．

(2) 甲状腺ホルモン

甲状腺ホルモンは忍容性の観点からは比較的安全性が高い．効果については先の STAR★D で甲状腺ホルモン(T_3)と炭酸リチウムの比較が行われたが，ここでの寛解率は炭酸リチウムが 15.9％ に対して T_3 が 24.7％ であった．筆者は初診時の血液検査で甲状腺機能をチェックし，このとき free T_3 や free T_4 が低めであったり，TSH が高めのときはレボチロキシンナトリウム(チラーヂン S®)を増強療法に使用する場合がある．レボチロキシンナトリウムは T_4 製剤であるが，この約 8 割は服用後体内でゆっくりと T_3 に変わっていくので T_3 の低い患者でも使用する意味がある．

(3) 抗精神病薬

最近では増強療法として非定型抗精神病薬が使用されることが多くなってきた．また非定型精神病薬の併用は増強療法ではなく，妄想を伴ううつ病に対して病初期より行われることもある．しかしいまだに老年期うつ病への非定型抗精神病薬の有効性と安全性に対するエビデンスが十分に集積されているとはいえない状況である．抗精神病薬では従来の定型薬ではなく錐体外路症状の少ない非定型抗精神病薬が選択されるべきであるが，それでも高齢者の場合はパーキンソニズムやアカシジア，遅発性ジスキネジアや Pisa 症候群のようなジストニアが出現することがあるので注意を要する．また耐糖能異常や脂質代謝異常については従来の定型薬より注意しなければならず，オランザピン(ジプレキサ®)やクエチアピン(セロクエル®)は過去に糖尿病の既往があるだけで禁忌となっている．

老年期うつ病への非定型抗精神病薬による増強療法には十分なエビデンスが乏しいため，実際の使用の仕方については筆者の経験に基づいて紹介したい．薬剤選択については，禁忌や併用薬剤，副作用を十分鑑み，そのうえで症状によって使い分けてい

る．妄想を伴う患者の場合，比較的低用量でも抗幻覚・妄想作用が発現しやすいリスペリドン（リスパダール®）を0.5～1 mgやオランザピン（ジプレキサ®）2.5～5 mgを就寝前に投与することが多い．海外ではオランザピンとSSRIのfluoxetineとの合剤（Symbyax®，国内未発売）が治療抵抗性うつ病の治療薬として発売されている．ペロスピロン（ルーラン®）にはセロトニン5-HT$_{1A}$受容体遮断作用による抗不安作用や抗うつ作用もあり，錐体外路症状も少ないため，4～12 mgの低用量を使用することもある．ブロナンセリン（ロナセン®）は非定型抗精神病薬のなかではアカシジアの出現頻度が高いので高齢者には使用していない．身体症状を伴い，不安が強い患者にはクエチアピン（セロクエル®）50～150 mgの日中投与も有効である[23]．クエチアピンは低力価で多くの受容体を遮断するので，クロルプロマジンに近く，そこから抗コリン作用を減弱させたような印象をもつ薬剤である．抗ヒスタミン作用による鎮静効果が早期にみられ，不安や焦燥を和らげる．またクエチアピンにはミアンセリン（テトラミド®）やミルタザピン（レメロン®，リフレックス®）と同様にノルアドレナリンα_2自己受容体遮断作用やセロトニン5-HT$_{2A}$受容体遮断作用があるので，同様の抗うつ，抗不安作用をもつものと考えられる．過眠や強いだるさなどの非定型うつ病様な病像を呈する場合や意欲障害が目立つ患者には少量（3 mg程度）のアリピプラゾール（エビリファイ®）が有効な場合もある[24]．アリピプラゾールにはドパミンD$_2$およびD$_3$受容体に対する部分アゴニスト以外にも，セロトニン5-HT$_{1A}$受容体への部分アゴニスト，5-HT$_2$受容体へのアンタゴニストとしての薬理作用があり，buspirone（5-HT$_{1A}$部分アゴニスト；国内未発売）やプラミペキソール（ビ・シフロール®；D$_2$受容体への強い刺激作用に加えてD$_3$アゴニスト作用も有する）に抗うつ作用があることから，これらと同様の作用機序が存在する可能性がある．さらにアリピプラゾールには低用量で使用した場合と高用量で使用した場合で，ドパミン伝達系への伝達と抑制のバランスが異なり，低用量ではより伝達に促進的に働く可能性も示唆されている．

以下にクエチアピンによる増強療法が奏効した老年期うつ病の症例を紹介する．

● クエチアピンによる増強療法が奏効した症例[23]

〈症例1：75歳，女性〉

既往歴：子宮後屈にて手術，急性肋膜炎．

生活歴：高等学校卒業後事務職につき，22歳で現夫と結婚し退職．その後は専業主婦としてすごしていた．現在は夫と2人暮らし．

病前性格：几帳面，自己犠牲的．

現病歴：36歳時にうつ病で精神科病院に1か月間の入院歴があるが，退院後は外来通院せずとも安定していた．X−11年（64歳）頃より自らの変形性膝関節症の罹患や近親者が病気で倒れたことを機に，不安，抑うつ気分が出現し，X−9年（66歳）に同院を再受診，それから入退院を繰り返すようになった．X−3年5月頃（72歳）より抑うつ気分，全身倦怠感，不安が出現し，同院にてアモキサピンやマプロチリン，フルボキサミンなどによる薬物療法を受けるも症状は軽快せず，家事の出来ない

状態が続いた．また動悸や胸部違和感などの身体症状もみられたため，頻繁に内科受診を繰り返していた．X年7月(75歳)頃より全身倦怠感が悪化し，終日臥床するようになった．さらに不安感，胸部違和感，動悸も悪化したため，同年7月25日に当院に入院となった．

　入院後経過：入院時，不安，焦燥感が強く，全身倦怠感や胸部違和感，動悸，胃部不快感などの多彩な身体症状を執拗に訴え，心気的であった．一般血算・生化学検査，甲状腺機能検査，胸腹部X線および心電図などに異常は認めず，頭部CTでは前頭葉を中心とした軽度の脳表萎縮を認めたほか，精神症状に直接影響を与えると考えられる所見はみられなかった．うつ病と診断し，アミトリプチリンを主剤とし，75 mgまで増量したが効果に乏しく，執拗な身体的愁訴が続いたため，第8病日よりクエチアピンの併用を開始した．投与開始前のBeck Depression Inventory 第2版(BDI-Ⅱ)の総点は27点であった．第24病日に150 mg(毎食後3分服)まで増量したところ，第30病日頃より連日訴えていた胃部不快感が自覚的に改善し，その他の身体症状の訴えも減少していった．第44病日(クエチアピン投与開始36日)のBDI-Ⅱは6点まで改善していた．症状が軽快したため，第58病日(投与開始50日)にクエチアピンを100 mgまで減量したが，その後再び同様の身体的愁訴が増え，BDI-Ⅱも16点まで悪化した．このため再びクエチアピンを150 mgにもどしたところ症状は比較的速やかに消退し，第86病日(投与78日)にはBDI-Ⅱは7点であった．その後も身体症状の訴えは聞かれず，その他の抑うつ症状も改善したため11月4日(第103病日)に退院となった．

(4) シロスタゾール(プレタール®)

「要因」の項でも述べたが，老年期うつ病には脳血管性病変を有するものが多く，この血管病変が病態そのものに影響を与えている可能性が示唆されている．抗血小板薬であるシロスタゾールは血管拡張作用によって慢性脳虚血の血流を増加させる働きがあり，ラクナ梗塞などの慢性脳虚血による認知機能や神経症状を改善することも報告されている．さらにシロスタゾールにはこうした脳血流改善効果以外に神経細胞内でのCREBのリン酸化促進作用がある．CREBをリン酸化することにより脳由来神経栄養因子(BDNF)などの転写を促進するが，このCREBのリン酸化🔑とそれによるBDNFの転写🔑増加は最近の抗うつ薬の薬理機序として最も注目されているものでもある．こうしたことから筆者らは脳血管病変を伴う老年期うつ病にシロスタゾールによる増強療法を試み，その効果を実感している[25,26]．特に脳画像検査で深部白質に血管病変

🔑 CREBのリン酸化：抗うつ薬を持続的に投与すると，セロトニンやノルアドレナリンが受容体に結合し，その作用として後シナプスにおけるプロテインキナーゼA，Cなどを活性化する．これによってCREB(cAMP response element binding protein)のリン酸化が促進される．このリン酸化CREBがBDNFの転写・発現を促進する．

🔑 BDNFの転写：BDNF(brain-derived neurotrophic factor；脳由来神経栄養因子)はシナプスの可塑性や神経新生に関する蛋白であるが，抗うつ作用がある．近年はCREBのリン酸化によるBDNFの増加という細胞内シグナル伝達系が抗うつ薬の作用機序として注目されている．

が強いものほどシロスタゾールが効きやすい印象がある[26]. 頭部 MRI にて脳血管障害を認めるいわゆる血管性うつ病にシロスタゾールの併用が奏効した症例を紹介する.

● シロスタゾールによる増強療法が奏効した症例[25]

〈症例 2：75 歳, 男性〉

既往歴：肺癌, 高血圧, 高脂血症.

病前性格：几帳面・責任感が強い・心配性・神経質.

生活史：大学卒業後よりドライクリーニングの会社に勤める. 65 歳まで同会社に勤務し, その後顧問として同系列の会社に転勤後, 70 歳にて退職した. 現在は妻との 2 人暮らし.

現病歴：Y 年 1 月(75 歳)頃より特に誘因なく「足先の冷え, 頭がボーッとする感じ」が出現し始め, 次第に食欲が低下して体重減少を認めた. 4 月 9 日に近医内科にて肺癌に対する定期検査のため胸部 X 線, 血液検査などが施行されたが異常所見は認めなかった. このためうつ病と診断されスルピリド 150 mg/日が 3 週間投与されたが症状の改善を認めなかった. その後上記症状に加え, めまいや動悸, 意欲低下が出現した. 5 月末頃より体重減少や意欲低下は増悪し, 精神運動制止も強く, 1 日のうち大半を臥床して過ごすようになった. 次第に身体的な衰弱が著しくなったため, 6 月に B 総合病院内科に入院となった. 入院後は身体的に精査されたが器質的異常は認めなかった. その後不安・焦燥は増悪し, 全く食事を摂らなくなった. 同院にてうつ病と診断され, 7 月よりパロキセチン 20 mg/日が投与開始となったが著変なく, 同月当院当科に転院となった.

入院時所見：入院時, 自力歩行は不可能であり, 車椅子での入室となった. 不安・焦燥・困惑が強く, 会話も困難な状態であった. HAM-D 24 点であり, 抑うつ気分, 仕事と活動, 消化器系の身体症状において特に高得点が目立った.

血液生化学検査にて TP 5.1 g/dl, Alb 3.0 g/dl と低栄養が示唆された.

頭部 MRI では前頭, 側頭葉優位の軽度脳表の萎縮を認め, T2 強調および FLAIR にて深部白質および一部基底核に多発する高信号領域を認めた(図 4-5).

入院後経過：入院後, パロキセチン 20 mg を継続しニセルゴリン(サアミオン®)を追加投与し経過をみたが, 睡眠導入剤使用により睡眠障害が改善された以外に症状に著明な変化を認めなかった(第 7 日目 HAM-D 21 点). 食事も毎食数口程度であり, 持続点滴による補液を続けた. 第 12 病日, ニセルゴリンを中止し, シロスタゾールを 100 mg/日で開始した. シロスタゾールを開始後 2 日目より客観的にうつ状態の明らかな改善を認め, 徐々に食事摂取量が増加した. 第 14 病日, HAM-D 12 点であり, 抑うつ気分, 消化器系の身体症状, 精神的不安が改善された. 第 18 病日より自覚的に改善傾向が認められ, 表情も明るくなり会話も増えた. この頃より食事もほぼ全量摂取可能となった. その後は症状に変動を認めず順調な回復を認めた. 自立歩行も可能となり, 積極的に散歩をするようになった. 第 42 病日の HAM-D では 3 点であり, ほぼ寛解の状態となった. 以降外泊を繰り返したが症状の増悪を認めず

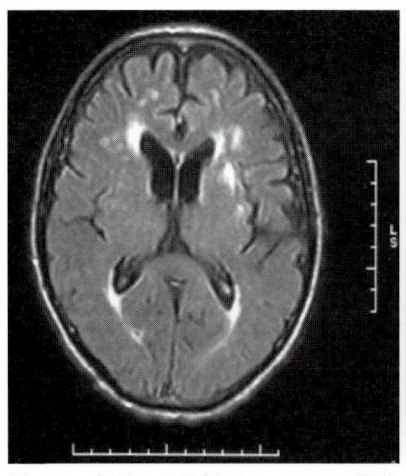

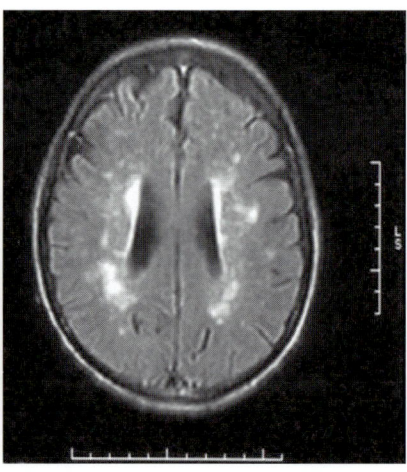

図4-5 症例2の頭部MRI：FLAIR画像

> 入院103病日に退院となった．なお第60病日に施行したHDS-Rは28点であり，明らかな認知機能障害は認めなかった．

精神療法

　老年期うつ病には上述したような心理・社会的要因も大きく関与していることが多いので，精神療法・心理療法も有用である．特に高齢者では薬物療法における副作用のリスクが高いため，精神療法を積極的に推奨する意見もある．TMAPなど最近のうつ病治療アルゴリズムでは薬物療法に先んじて，または薬物療法に並行して精神療法の実施を検討することを推奨している．その代表が認知行動療法（cognitive behavioral therapy：CBT）と対人関係療法である．ただし，老年期うつ病では脳血管病変など器質的要因による認知機能障害を有する場合が多いので，これらの精神療法をシステマチックに実施するのはなかなか難しい．CBTについては平成22年の診療報酬改定で新たに加算が可能になったが，加算のための条件は厳しく限られた診療時間内ではいまだ実施困難なことが多い．このため本格的にCBTを実施する場合には現実的には臨床心理士（他施設の場合も多いが）にCBTを実施してもらい，こちらの薬物療法と並行することが多い．まれではあるが，症状が軽く知的水準の高い患者では認知理論を簡単に説明し，一般に販売されているCBTの本を紹介するだけで実践できてしまうこともある．CBTの理論を知っておくと，「CBT的アプローチ」で診療することもできるので，精神療法の幅が広がる（この場合認知療法加算は算定していないが）．CBTの理論では，うつ病患者は日常生活のなかで起こる出来事に対して，客観性の乏しい悲観的で歪曲したとらえ方をしてしまい，不安や抑うつといったネガティ

> 対人関係療法：家族や友人など患者の情緒に大きな影響を与える「重要な他者」と患者本人との関係に注目し，患者が直面している現実的人間関係の問題に焦点を当てた精神療法．

表 4-5 うつ病にみられる特徴的な認知パターン

恣意的推論	証拠が少ないのに自分で考えを思いめぐらせ，あることを信じ込み，独断的に物事を推測し判断する思考パターン
二分割思考	常に白黒をはっきりさせておかないと気がすまない白黒思考
選択的抽出	自分が関心ある（主として悪い）事柄にのみ目を向けて抽象的に結論づけてしまうパターン
拡大視/縮小視	自分の関心のある（主として悪い）ことは大きくとらえ，反対に自分の考えや予測に合わない部分はことさらみないパターン
極端な一般化	ごくわずかな事実（失敗など）を取り上げてそれが恒常的であると決めつけるパターン
自己関連づけ	悪い出来事をすべて自分の責任にするパターン
情緒的な理由づけ	その時点の自分の（主として悪い）感情状態から現実を偏って判断するパターン

〔中川敦夫：8. 精神療法．三村 將，仲秋秀太郎，古茶大樹（編）：老年期うつ病ハンドブック，p 152，診断と治療社，2009〕

ブな情緒反応をしてしまう．CBT はこの歪んだ認知を修正し，客観性をもった適応的な思考や問題解決に有効な対処法を身につけていくものである．言わば主観的に偏りすぎて歪んだ考え方の癖を現実的，建設的に考え，行動できるように修正するトレーニングのようなものである．ネガティブシンキングをポジティブシンキングに変えてくれる治療と誤解されている患者もいるが，そんな都合のよいものではない．うつ病にみられる認知パターンを表 4-5 に示す．実際に多くの患者がこれらの歪んだ認知パターンをとっていることが多いので，診療を進めるなかでこれらの認知パターンに陥っていることを指摘，認識させるだけでも診療に深みが増し，「薬を処方されるだけのおざなり診察ではなく，ちゃんと精神療法を受けている」という実感をもたらせる．ただし気をつけねばならないことは「自分の考え方を否定された」ととられないようにすることである．こう受けとられると「やはり悪いのは自分なんだ」と自責感を増強させてしまうことがある．主観に偏りすぎてマイナスに歪んだ認知をすべて肯定してはもちろんいけないが，すべて否定してもよくないのである．筆者は「元気なときだったらそうは考えなかったはずなのに，うつの状態によってそういう思考のパターンに陥ってしまっているようです．少し離れて考えてみたら，こういうふうにも考えられませんか？」程度にアプローチして患者の反応をみて，さらに CBT 的アプローチを深めるかを考える．

　CBT を本格的に実施する場合はコラム法を用いるのが一般的である．実施にはそれなりの患者のエネルギーと診療時間を要するので通常の外来では困難である．コラム法では日常生活のなかで起こった情緒的反応を伴う出来事に対して，それを回想してノートに記載していくのであるが，まず最初のコラムにその出来事を簡潔に記載，次のコラムにそのとき起こった感情とその程度を記載する．例えば不安という感情が生じた場合，自分が想像しうる最大の不安を 100% としてそれに対して何% 位か自己評価するのである．この感情を具体的に記載するという作業も大変重要な意味があり，「気分が悪い」とか「調子悪い」などと抽象的な表現しかできない患者は自分がどの

ように不調なのかを具体的に認識することにより「不調の正体」に気づき，医師は症状として具体的に把握できる．次のコラムでは「自動思考」と「スキーマ」を記載する．認知理論では人はある出来事に対してほとんど無意識にそして瞬時に何かを考え（自動思考），その思考によって感情が変化する．そしてその自動思考の根拠となる深い認知パターンがスキーマである．実際にはその出来事に遭遇した時に，瞬時にどう考えたからその感情が起こったのか，そしてどうしてそう考えたのかを検証する．その次のコラムには（最初は治療者が大きく介入するが），その出来事に対して極端に反対の思考を試みる（反証）．そうして自動思考も反証もどちらも客観性が乏しく主観に偏っていることを認識し，次のコラムでその両方をすり合わせて客観性を帯びた「適応的思考」を記載する．しかしこの時点でもこの適応的思考は無理やり考えた机上の思考なので，本人は確信してはいない．なのでこのコラムではその適応的思考の確信度をパーセンテージで記載しておく．そして最後のコラムでもう一度その出来事を想起してそれに対する感情と程度を記載する．この時点で思考に少しでも客観性が加わり，歪んだ認知がわずかにでも修正されれば，2つ目のコラムで記載した「不安 80%」が「不安 50%」に軽減するのである．この作業を日常的にできるようにトレーニングすれば，場面場面でネガティブな感情をその場で軽減させることができるようになり，最終的には不適切な陰性感情を生じさせる歪んだ認知を修正できるのである．このような本格的な CBT を一般診療の中で実践するのは困難だが，CBT は最近テレビなどでも紹介されることが多いため，患者や家族から CBT に関する相談を受けることも多い．このためある程度 CBT は理解しておいたほうがよいであろう．

非薬物的身体療法

　非薬物的身体療法には運動療法，光療法，断眠療法，そして電気けいれん療法（electroconvulsive therapy：ECT）がある．さらにまだ保険適応を受けていないが経頭蓋磁気刺激療法（transcranial magnetic stimulation：TMS）や迷走神経刺激療法（vagus nerve stimulation：VNS）も注目されている．

1 | 運動療法

　適度な運動は軽症のうつ病や認知症の予防にも効果があることが報告されている．運動療法に関する報告は多くあるが，一般的に有酸素運動を中心に 30 分以上で週 3 日以上というのが有効とされている[27]．いくつかのうつ病治療ガイドラインでも軽症の場合は薬物療法を施行するまえに，精神療法と並んで運動療法や食事療法を推奨するものがある．しかし老年期うつ病の場合はたとえ散歩程度でも大きな負担となる場合が多いので，筆者は特に軽症で制止がほとんどみられない場合や，寛解後の再燃予防の1つとして提案している．高齢者の場合，休養をとるように指導しても足腰が弱ることを恐れて，「寝てばかりいたら歩けなくなりませんか？」と聞かれることが実に

多い．「骨折と同じで，最初はゆっくり休みながら病気をしっかり治して，ある程度よくなったらリハビリとして運動するように指導します」と伝えておくと一応は納得してくれる．

2｜光療法

　光療法は高照度光(刺激)療法とも呼ばれ，日照時間が少ない冬季になるとうつ病相が出現するような冬型の季節性うつ病への有効性が知られている．報告により有効性は一定していないが，最近は季節性変動のないうつ病にもある程度効果があることも示され，また重大な副作用がないため老年期うつ病にも補助療法としての効果は期待できそうである．光刺激は視床下部の視交叉上核に作用して生体リズムの同調(体内時計の25時間周期を24時間にリセットする)とセロトニン機能の上昇をもたらすことにより抗うつ作用をもたらすと考えられている．実際の光療法では2,500～3,000ルクスの高照度を毎日2時間程度，1～5週間続けるが，有効例では1週間で効果がみられるという．ただしこの治療には高照度を発する特殊な治療装置が必要となる(卓上のものやレンタルもある)．一般の家庭用蛍光灯は数百ルクスしかないので正式な光療法より効果は劣るとされているが，それでも少なくとも悪いことはないので，なるべく暗い部屋にいないで午前中はカーテンや雨戸を開けて部屋を明るくするとか，気候が良ければ庭先に出て光を浴びるなどの指導をしている．この指導は患者や家族には大変よく受け入れられるが，実際にこれだけで寛解した患者を経験したことは残念ながらまだなく，現時点は薬物療法に加えた生活指導の1つとなっている．

3｜断眠療法

　断眠療法はわが国ではあまり一般的ではないが，ドイツでは比較的一般的に実施されているようである．断眠療法には36～48時間全く眠らせない全断眠療法と睡眠の後半を断眠させる部分断眠がある．有効性は60%を上回るとされているが，効果は一時的であるため薬物療法との併用がよいとされている．しかし老年期うつ病患者の多くは「とにかく眠れないのがつらい」とか「眠っているときだけが辛さから解放されて幸せな時間です」などと語ることが多く，こうした患者に「眠るな」とは心情的に言えないので薬物療法を嫌う患者にこういう治療法もあると一応話はするが，実施したいと答えた患者は今のところいない．

4｜電気けいれん療法(ECT)

　電気けいれん療法(ECT)の詳細は割愛するが，老年期うつ病では積極的なECTの実施が推奨されている．もちろん全身麻酔下に筋弛緩薬を使用し，骨折のリスクを排除した修正型ECTであるが，老年期うつ病での治療効果は若年のうつ病に比べても

高く，その寛解率は 55〜85% と報告されている[28]．認知症を合併している老年期うつ病でもその有効性は高く，認知機能を改善するという報告すらある．ECT の副作用として一過性の認知・記憶機能障害があるが，老年期うつ病における ECT 施行後のこの障害も一過性であり，長期的にはむしろ認知機能が改善するという報告もあるので，この点についても大きな心配はないといえよう．ただしそれでも認知機能への影響を考慮して，治療を急がない場合は週 2 回の施行にとどめるのがよいとされている．ECT では通電直後に一過性の徐脈と血圧低下が起こり，その後に頻脈と血圧上昇が起こる．高齢者の場合も同様の反応が起こるが，通常のモニタリングと対応で安全に施行できるので，特に高齢者の循環動態にリスクがあるということはない．データとしてあるわけではないが，筆者の経験ではむしろ高齢者のほうが若年者と比べてこうした循環動態の変化が少ないような印象をもっている．このように ECT は老年期うつ病に対して安全性と高い有効性があるので，自殺企図の危険性が高い患者や食事摂取が困難で脱水や低栄養の状態となっているような重症患者は直ちに入院させ，初期より積極的に導入すべきである．また三環系抗うつ薬の投与を要するような中等症以上の患者にも ECT の施行を検討すべきである．高用量の三環系を使用するよりは ECT で症状を軽快させてから維持療法として低力価，低用量の抗うつ薬を使用する方が長期的にみても安全であろう．ECT は野蛮な治療というイメージがあるので，患者や家族への説明と同意に苦労することもあるが，その実施は麻酔科管理による全身麻酔下で寝ている間に施行され，実施時間は数秒程度，80% 近い高い有効率が期待でき，高力価で高用量の薬物療法と比べても安全性が高いことなどを詳しく説明すると同意は得られやすい．

5｜経頭蓋磁気刺激療法（TMS），迷走神経刺激療法（VNS）

TMS は頭部を経皮的に磁気刺激して磁場を発生させ，電磁誘導により脳内に弱い電流を発生させることにより神経細胞を刺激する治療方法で，非侵襲的で外来でも施行できるメリットがある．現時点ではまだ保険適応を受けていないが，将来は薬物療法と ECT の中間領域に位置づけられる治療として期待されている[5]．VNS は難治性てんかんの治療法の 1 つであるが，うつ病への効果も期待されている．これは重篤な副作用が少ないが，刺激装置の埋め込み手術が必要であり，うつ病への適応はまだまだ先であろう．

● ケア

老年期うつ病の診療においてはこれまで述べた薬物を中心として治療以外に心理・社会的なアプローチとしてのケアも重要となる．特に家族を含めた環境の調整は大切なポイントとなり，逆にいえばこの調整がうまくいくだけで薬物療法が不要になるほど症状の軽快をみることが少なくない．われわれ治療者は傾聴と共感の大原則に基づ

いて診療にあたるわけだが，家族にそれを要求するのは実際のところ難しい場合が多い．単身で家族が同居していなかったり，同居の家族がいてもその家族自体が患者への対応ですでに疲弊しきっていることが多いのである．家族の疲弊の原因の1つとして，患者が敬愛する父，母，妻，夫だからこそ患者に尊厳ある生活態度を期待しまうが，患者がその期待に応えてくれないことでジレンマが生じるものと思われる．このジレンマは認知機能の障害を含めた老年期うつ病の心理的特性や老年期心性を家族が十分に理解していないために生じることであるため，ケアの第一歩は理解から始まるものであると考える．「要因」の項(98頁)で述べたが，老年期うつ病の心理社会的要因を一般論としてでもよいので家族に理解してもらうことは大切であろう．子どもや孫などの若い世代は最近の厚生労働省行政や製薬会社，マスコミの啓蒙のおかげでうつ病という疾患についての理解が高まってきているが(正しい理解かどうかは別として)，喪失体験などの老年期心性については理解が乏しい．さらに器質的要因に基づく認知機能障害やストレス耐性への脆弱性は非常に理解しがたいので，そこも含めて理解できるように説明する．患者に明らかな認知・思考の歪みがあれば精神療法の項(120頁)で触れたうつ病の認知パターンを説明しておくことも1つである．家族が配偶者など患者と同世代の場合は，老年期の心理には共感しやすい一方うつ病についての理解が乏しく，時にうつ病と統合失調症(多くは分裂病として)とを同様のものと誤解している者もいる．さらにうつ病に対する理解がないと「行動できない」ことがどうしても怠けにみえてしまい，つい患者に根性論でもって対応してしまう．これについてはうつ病の一般的な症状と，老年期の10%位に発生する珍しい疾患ではないこと，治療により寛解しうる病気で不治の病ではないということも説明する．ただし高齢の家族には一度に多くのことを説明しすぎるとかえって不安を増強することがあるので，様子をみながら理解できる範囲で説明することも重要である．大事なことは老年期うつ病について，そして老年期心性についての理解を共有することある．そうすることによって治療の方向性を統一でき，家族を巻き込んだ好ましい治療チームを作ることができる．

　これらのことを理解したうえで家族には患者のケアにあたってもらうわけだが，「家族はどう対応したらよいのでしょう？」は診察の最後に必ず家族から聞かれる質問の1つである．同居の家族にお願いすることは患者を「孤立させない」こと，うつの状態や身体状態，自殺をほのめかす言動，食事や服薬状況，副作用の出現などを「観察する」こと，そして十分な「休養をとらせる」ことである．しかし老年期うつ病の患者にはただでさえ役割の喪失を体験しているので，ただ「休め，休め」と言ってもなかなか気持ちのうえでは休養できず，ますます「役立たず」と自己卑下してしまう．時には患者の尊厳を保つために役割として生活の「相談役」になってもらうのも1つである．女性患者であれば料理のアドバイスをもらうなど，その患者の経験を想起して教授するだけで「役に立った」と思える役割を与えるのである．「ありがとう」と言われることは老年期うつ病の患者にとってはかなりの薬になる．元卓球の国体選手だった患者の娘が40代にして趣味で卓球を始め，患者から卓球についていろいろとアドバイスを

もらうようになったら患者の病状がみるみる軽快していったという症例もあった．心気的で身体的愁訴を家族に執拗に訴える場合は特に家族が疲弊する．患者がドクターショッピングしている場合など家族はそれにも振り回されてしまい，最後は患者を嘘つき扱いしてしまう場合もある．このような場合には家族へのケアも重要で，家族に幻覚や妄想と同じように「客観的疾患はなくても患者は症状を自覚してしまっている」ことをあらためて認識してもらい，「今まで内科や整形外科に行ってもわからなかったものが，ようやく原因がわかって，その治療が始まったのだ」と患者，家族ともに気持を立て直してもらう．ついつい患者につらくあたってしまったことに自責の念を抱いている家族を治療者が容認し，「悪いのは家族でも患者でもなく両者を苦しめているうつ病という病気で，それも不治の病ではないから一緒に退治していきましょう」とここでも治療同盟を強めることで多くの場合家族も安心する．

　患者が単身生活の場合の環境調整は患者の意向や家族の状況による．単身の場合不測の事態に対応できるように誰かがそばにいる状況が好ましいが，患者本人が住み慣れた環境を変えることや子どもたちに迷惑をかけることを嫌がって同居を拒む場合も多い．子ども世代もアパートやマンション住まいで物理的スペースの問題があったり，すでに配偶者の親と同居しているなどの理由で患者と同居できないことも多い．自殺を含めた不測の事態が起こる可能性がある場合には当然入院を強く勧めるが，そのリスクが少ない場合でも単身患者の場合は「安全で安心な環境での治療を」と一応入院を提案する．軽症患者に入院を提案すると「そんなに重症なのですか？」と驚かれることがあるが，「身の回りのことも含めた生活労働から一時的に解放されて休養をとることが回復の近道であるし，万が一薬の副作用が出てもすぐ対応できるから安心」と説明する．それでも本人，家族が外来での治療を求める場合は家族の患者宅への訪問回数を増やすことや毎日数回電話をすることを推奨する．さらに介護保険の申請をし，ヘルパーや訪問看護を含めた社会資源の利用を提案する．これらの対応は家族と同居しているが日中は1人になってしまう場合も同様である．

● 予後[1]

　老年期うつ病の治療予後については一般に難治化・遷延化しやすいとされているが，一方では回復率は若年者のうつ病と有意な差がなく，予後は老年期うつ病も若年者と変わらないという報告もある[29]．しかし長期予後については再発率は高く，認知症への移行なども多く，やはり予後は不良と考えられる[30]．うつ病から認知症への移行は以前より指摘されているが，近年の大規模な疫学的調査でもそれが改めて確認された[31]．また認知症との鑑別でも触れたが，仮性認知症を呈したうつ病患者は長期的には90％近くが認知症へ移行すると報告されている．このように老年期うつ病が認知症に移行する生物学的背景には老年期うつ病の器質的要因である脳血管性障害の関与が考えられているが，われわれの研究でもうつ病患者では寛解後も一部の認知機能が障害されており，老年期うつ病の認知機能障害には脳血管病変が関与していること

が示された[32].さらに最近では老年期うつ病患者の一部ではアミロイドβ蛋白（Aβ；AD脳にみられる老人斑の主な構成成分）の血中での発現量が健常者と異なることが報告され，老年期うつ病とADとの関連性の点から注目されている[33].しかしわれわれの研究ではこの血中Aβの変化は若年のうつ病でも認められたため，老年期うつ病に限った所見ではなさそうである．最近若年発症のうつ病も将来認知症発症のリスクになるという大規模な疫学的調査の結果が報告されており，こうしたAβの変化はむしろこうした疫学的調査の結果を生物学的に裏づけるものかもしれない[34].いずれにしても老年期うつ病はADをはじめとする認知症のリスクファクターであり，うつ病が寛解した後でも認知症への移行を考慮に入れた経過観察が必要であろう．

老年期うつ病の治療ポイントを，エビデンスよりも老年期うつ病の専門外来で得られた臨床経験に重きをおいて論じた．老年期には精神状態に影響を与える心理的，社会的，生物学的因子が多く，それらを丁寧に検証して診断を検討することがまずは重要である．さらに老年期うつ病と診断された後もその病因・病態に上記のような多くの因子が影響を与えているためこれらをできるだけ把握し，薬物療法だけに頼らずさまざまなアプローチで治療やケアにあたる慎重で柔軟な診療姿勢が肝要であると考える．本シリーズの趣旨に従い，経験を重視して論じただけに異論もあって当然と思われるが，本章が老年期うつ病の日常診療に少しでもお役に立てれば幸いである．

● 文献
1) 馬場 元：精神科における専門外来の試み—新たな展開とその今日的意義．老年期うつ病外来．精神科治療学 23：1109-1113, 2008
2) Djernes JK：Prevalence and predictors of depression in populations of elderly：a review. Acta Psychiatr Scand 113：372-387, 2006
3) 立森久照, 長沼洋一, 小山智典, ほか：こころの健康に関する地域疫学調査の成果に関する疫学成果の主要成果．平成16年～平成18年度厚生労働省科学研究費補助金「こころの健康科学研究事業」こころの健康についての疫学調査に関する研究：平成18年度総括・分担研究報告書．pp 17-57, 2007
4) Simon GE, Goldberg DP, Von Korff M, et al：Understanding cross-national differences in depression prevalence. Psychol Med 32：585-594, 2002
5) 三村 將, 仲秋秀太郎, 古茶大樹（編）：老年期うつ病ハンドブック．診断と治療社, 2009
6) 平成20年患者調査．厚生労働省ホームページ（http://www.mhlw.go.jp/toukei/list/10-20.html）
7) Robinson RG, Price TR：Post-stroke depressive disorders：a follow-up study of 103 patients. Stroke 13：635-641, 1992
8) Hama S, Yamashita H, Shigenobu M, et al：Post-stroke affective or apathetic depression and lesion location：left frontal lobe and bilateral basal ganglia. Eur Arch Psychiatry Clin Neurosci 257：149-152, 2007
9) Krishnan KR, Goli V, Ellinwood EH, et al：Leukoencephalopathy in patients diagnosed as major depressive. Biol Psychiatry 23：519-522, 1988
10) Fujikawa T, Yamawaki S, Touhouda Y：Incidence of silent cerebral infarction in patients with major depression. Stroke 24：1631-1634, 1993
11) Krishnan KR, Hays JC, Blazer DG：MRI-defined vascular depression. Am J Psychiatry 154：497-501, 1997
12) Alexopoulos GS, Meyers BS, Young RC, et al：'Vascular depression' hypothesis. Arch Gen Psychiatry 54：915-922, 1997

13) Chueire VB, Romaldin JH, Ward LS : Subclinical hypothyroidism increases the risk for depression in the elderly. Arch Gerontol Geriatr 44 : 21-28, 2007
14) 馬場 元，江渡 江：老化と NK 細胞．精神科治療学 13：790-791, 1998
15) 瀧本禎之：日常診療におけるうつ病 薬剤性．治療学 42：163-166, 2008
16) Ito M, Baba H, Kawashima R, et al : A case of prolonged depression with tamoxifen. JMAJ 46 : 167-172, 2006
17) 馬場 元：精神医学における老年うつ病の位置づけ．アンチ・エイジング医学 6：818-822, 2010
18) 馬場 元，新井平伊．認知症とうつ病―初期における鑑別を中心に．成人病と生活習慣病 40：170-175, 2010
19) 三村 將（編）：認知症．最新医学社，2010
20) 城野 匡，池田 学：高齢者のうつ病とアパシー．老年精神医学雑誌 19：420-427, 2008
21) 田中徹平，黒木俊秀：高齢者の薬物療法．老年精神医学雑誌 19：556-561, 2008
22) 谷向 仁，武田雅俊：高齢者のうつ病における併用療法のあり方と注意点について．Geriatric Medicine 46：357-362, 2008
23) 里村恵美，馬場 元，榛沢 亮，ほか：Quetiapine による augmentation が奏効した身体症状を伴ううつ病の 2 症例．精神医学 51：17-22, 2009
24) 馬場 元，野口岩秀，新井礼子，ほか：治療抵抗性のうつ病エピソードに対する Aripiprazole 併用の効果；著効した 4 症例の報告．精神医学 51：873-877, 2009
25) 藤倉由季，馬場 元，大久保拓，ほか：Cilostazol が奏効した老年期うつ病の 2 症例．精神医学 48：1101-1107, 2006
26) Baba H, Kubota Y, Suzuki T, et al : Seven Cases with Late-life Depression who Treated with Cilostazol Augment Therapy. J Clin Psychopharmacol 27 : 727-728, 2007
27) 寺尾 岳：うつ病の運動療法．Current Insight in Neurological Science 15：6, 2007
28) 安田和幸，本橋伸高：高齢者のうつ病と ECT．老年精神医学雑誌 19：437-442, 2008
29) Alexopoulos G, Meyers B, Young R, et al : Recovery in geriatric depression. Arch Gen Psychiatry 53 : 305-312, 1996
30) Tuma T : Outcome of hospital-treated depression at 4.5 years ; An elderly and a younger adult cohort compared. Br J Psychiatry 176 : 224-228, 2000
31) Kessing L, Anderson P : Does the risk of developing dementia increase with the number of episodes in patients with depressive disorder and in patients with bipolar disorder? J Neurol Neurosurg Psychiatry 75 : 1662-1666, 2004
32) Nakano Y, Baba H, Maeshima H, et al : Executive dysfunction in medicated, remitted state of major depression. J Affect Disord 111 : 46-51, 2008
33) Sun X, Steffens DC, Au R, et al : Amyloid-associated depression : a prodromal depression of Alzheimer disease? Arch Gen Psychiatry 65 : 542-550, 2008
34) Kita Y, Baba H, Maeshima H, et al : Serum amyloid beta protein in young and elderly depression : a pilot study. Psychogeriatrics 9 : 180-185, 2009

〔馬場 元〕

第 5 章

発達障害からみたうつ病の臨床

● 発達障害の概説

　近年，気分障害の臨床では，メランコリー親和型以外の状態像の多様さが指摘され，それらに応じた治療の適切化が改めて唱えられている．一方，発達障害，特にアスペルガーをはじめとする広汎性発達障害（pervasive developmental disorder：PDD）に対する関心が高まっており，その診断頻度は増え，それらは精神科日常臨床の中で少しずつ大きな位置を占めるようになってきた．したがって，うつ病の多様性のなかに発達障害の併存は考慮されるべきであるし，そのことが膠着している治療を展開させる可能性がある．そこで本章では，発達障害の定義や歴史を振り返り，その後，広汎性発達障害や注意欠如・多動(性)障害（attention deficit hyperactivity disorder：ADHD）と気分障害の併存について疫学から臨床的な話題に入っていきたい．なお，筆者らは普段，成人の発達障害専門外来，それも広汎性発達障害のケースを中心として担当しており，臨床例は成人例，それも広汎性発達障害が中心となることを断っておく．

1 | 発達障害の定義

　発達障害という用語は，アメリカの法律において1963年に初めて使用されたもの（developmental disabilities）であり，DSM-Ⅳ[1]やICD-10[2]において発達障害（developmental disorders）という用語は使われていない．1963年当初この用語は，精神発達遅滞とほぼ同義で使用されており，日本においても発達障害といえば，精神発達遅滞，自閉症を中心としつつ知的な遅れを伴う場合を指すことが多かったように思われる．日本で発達障害が法律上，用語として規定されたのは，2005年4月1日に施行された発達障害者支援法が初めてであろう．同法で発達障害は，「自閉症，アスペルガー症候群その他の広汎性発達障害，学習障害，注意欠陥多動性障害その他これと類する脳機能の障害であってその症状が通常低年齢において発現するものとして政令で定めるもの」とされている．これは精神発達遅滞がメインであった従来の「発達障害」とは少し異なる印象である．実際同法に関連する「発達障害者支援法の施行について」において，「これらの規定により想定される，法の対象となる障害は，脳機能の障害

であってその症状が通常低年齢において発現するもののうち，ICD-10（疾病及び関連保健問題の国際統計分類）における『心理的発達の障害(F80-89)』及び『小児〈児童〉期及び青年期に通常発症する行動及び情緒の障害(F90-98)』に含まれる障害であること」と規定しており，精神発達遅滞のみの場合はこの法律の対象外となる．これは金生[3]が指摘するように，それらが知的障害者福祉法の対象としてこれまで支援を受けてこられたために，対象外であった高機能自閉症，学習障害，ADHDなどを発達障害であると強調して支援するための法律が制定されたからだと思われる．

また，文部科学省は「発達障害の用語の使用について」のなかで，「学術的な発達障害と行政政策上の発達障害とは一致しない」と述べている．学術的には，ADHDが発達障害に含まれるのかはいまだに議論のあるところであり，ICD-10では，ADHDが心理的発達の障害(F8)に含まれていない．しかし，ICD-10にはその心理的発達の障害のなかで，(a)発症は常に乳幼児期あるいは小児期であること，(b)中枢神経系の生物学的成熟に深く関係した機能発達の障害，(c)寛解や再発がみられない安定した経過であること，をその共通点として挙げている．ADHDは(a)〜(c)と矛盾することはないため，本章では発達障害者支援法に定められた発達障害概念に沿って論を進めることとする．

2｜発達障害の広がり

自閉症という呼称は，Kanner[4]が1943年に児童分裂病でも精神発達遅滞でもない，11名の子どもに関する症例報告を発表し，後に「早期小児自閉症」としたことに端を発する．その1年後にはAsperger[5]が，「自閉性精神病質」として，4例中3例は現在の精神発達遅滞を伴わない自閉症に相当すると思われる症例を報告している．Kannerとは対照的に，Aspergerの論文は第二次世界大戦終結直前のオーストリアにてドイツ語で書かれたため，余り顧みられることはなかった．

しかし，1981年にWing[6]がAsperger論文を紹介して，アスペルガー症候群という疾患概念を発表し，その2年後には，重度の自閉症からアスペルガー症候群までを連続した発達障害と考え，自閉症スペクトラム障害(autistic spectrum disorder：ASD)という概念を提唱し，精神遅滞や言語発達の遅れがない，社会性の障害のみが中心の群をもASDの範疇に入れることとした．これにより発達障害の概念，診断の幅が大きく広がり，また生物学的研究においても自閉症への関心が高まったことなどから，発達障害への注目度が大きくなったと思われる．今日の精神医学では，従来の内因性，外因性，心因性という要因に新たな発達障害の視点を加える必要が生じてきたのは間違いのない事実である[7]といわれているほどであり，あらゆる精神疾患の背景に発達障害の存在を考慮する診断姿勢が広まっている．このように注目を集めてきている発達障害であるが，本章でもうつの背景に広汎性発達障害やADHDが併存し

🔎 アスペルガー症候群：ASDの1つ．社会的交流の質的障害と常同反復的な行動様式を呈する．自閉症とは言語発達の遅れ，コミュニケーションの質的障害を伴わないことで区別される．

ている場合についても考察していきたい．

3 | 自閉症スペクトラム障害と広汎性発達障害

　広汎性発達障害と ASD はしばしば同義語のように使用されるが，この2つの概念は微妙に異なっており，初めにこの点を整理して以下各論に入っていきたい．

　広汎性発達障害は DSM-IV，ICD-10 において用いられている概念であり，対人的相互反応とコミュニケーションにおける質的な障害，行動・興味および活動の限定された反復的で常同的な様式によって特徴づけられる一群の障害と定義される．広汎性発達障害という上位カテゴリーのもと，下位カテゴリーとして，自閉性障害，レット障害，小児期崩壊性障害，アスペルガー障害，特定不能の広汎性発達障害(PDD-NOS)の5つが位置づけられている．なお，広汎性発達障害は，DSM-IVにおいて，ADHDを併記できず，また，アスペルガー障害に限ると統合失調症と，PDD-NOSでは統合失調症，統合失調型パーソナリティ障害，回避性パーソナリティ障害との重複診断ができないことになっている(ICD-10 では特に決まりはない)．

　一方 ASD は Wing が提唱したものであり，社会的交流，社会的コミュニケーション，社会的イマジネーションという「3つ組の障害」で定義される．「3つ組の障害」は年齢や知的水準によって多様な現れ方をするのが特徴であり，アスペルガー症候群から自閉症までを連続体としてとらえた．したがって，広汎性発達障害とは違い，レット障害や小児期崩壊性障害を通常含まず，正常やパーソナリティ障害との境界も明瞭ではない．また，ASDはいかなる精神障害，発達障害とも合併するとされており，ADHDとの併存を認めている点も異なっている．

　レット障害や小児期崩壊性障害を本章では扱っていないため，以下ASDとして，自閉症，アスペルガー症候群，PDD-NOSを中心に述べていく．

● 自閉症スペクトラム障害(ASD)

1 | 疫学

(1) ASD の有病率

　ASD の有病率は一般人口 100 人当たり，5〜9歳の子どもで 1.57 人[8]，9〜10 歳の子どもで 1.16 人[9]などと報告されており，総じて100人に1人前後と想定されている．ADHDとは違い，ASDは成人になっても同様の障害は持続すると考えられているので，成人の有病率も同程度と推測される．アスペルガーに限定すると，DSM-IV

　3つ組の障害：疫学研究の結果から上記3つの障害がセットで現れることが多いため，Wingらが提唱した．社会的交流の障害：対人関心の乏しさ，親に対する選択的愛着の遅れなど．社会的コミュニケーションの障害：言語発達の遅れ，オウム返し，字義通りの解釈など．社会的イマジネーションの障害：見立て遊び，ごっこ遊びの発達の遅れなど．

より幅広い Gillberg らの診断基準を用いた研究で，Ehlers ら[10]はアスペルガーの有病率を 0.36% と報告している．また，ASD の双生児研究[11]では，一卵性双生児の一致率が 88%，二卵性双生児の一致率が 31% と報告されており，遺伝的影響が高い疾患である．

(2) ASD とうつ病性障害の併存

ASD にうつ病性障害が併存しやすいという事実は，アスペルガー概念を提示した Wing[6]の報告からすでに存在している．フォローアップできた 16 歳以上の 18 名のなかで 4 名が気分障害を呈し（affective illness とだけ書かれている），別の 4 名は引きこもりがちとなり，おそらくこれはうつ病によるものだろうと記載されている．その後も同様の報告は続いている．Ghaziuddin ら[12]はアスペルガー症候群の 35 名に半構造化面接を行い，うつ病性障害が 13 名に認められ，最も多い併存症であり，これは 13 歳以上に限ると 15 名中 8 名と，年齢が上がるに従いうつ病性障害の併存率が高くなることを報告した．また，Kim ら[13]は 59 名の高機能自閉症，アスペルガー症候群の児童青年と，1,751 名の健常対照群とを比較し，ASD 群にはうつ病性障害が 16.9% 認められ，気分障害が有意に多いことを示した．

成人期の調査となると，幼小児期に診断を受けた人の追跡調査形式での報告が多い．Mouridsen ら[14]は幼小児期に自閉症の診断を受けた 118 名の成人期（平均年齢 40.6 歳）の追跡調査を行い，気分障害は 3.4% 併存し，対照群（1.2%）と比べ約 3 倍の頻度であったが有意差はなかった．また幼小児期に非定型自閉症（現在のアスペルガー障害，PDD-NOS）の診断を受けた 89 名（平均年齢 45.3 歳）のうち，精神病性障害（34.8%）に次いで，気分障害が 11.2% と有意に多かった[15]と報告している．

以上の論文は年齢が上がるにつれて，また高機能であるほどにうつ病性障害の併存が多いことを示唆しているが，そのことは他の研究においても追認されている．

並木ら[16]は，高機能広汎性発達障害 386 名（男性 297 名，女性 89 名；平均年齢 11.1±7.6 歳）を対象に気分障害の併存を調べたところ，41 名（10.6%，気分変調性障害 17 名：4.4%，大うつ病性障害 24 名：6.2%）に気分障害の併存を認めた．気分障害をもたない群の平均年齢は 9.5（±4.9）歳であるのに対し，気分変調性障害の平均年齢は 17.1（±8.2）歳，大うつ病性障害は 28.3（±12.9）歳と，年齢が上がるにつれて有意に気分障害の併存が多くなることが示された．また，広汎性発達障害の下位診断別には，アスペルガー症候群において有意に気分障害が多いことが示された．

また，Sterling ら[17]は，成人 ASD 46 名に診断面接による調査を行い，20 名は抑うつ症状を呈したが，抑うつ症状を伴った群では，伴わない群よりも，高い認知機能をもち，社会機能障害は少なく，不安や強迫症状をより呈していたと報告している．

2009 年度の当院成人発達障害専門外来においても，ASD（アスペルガー症候群，自閉症，PDD-NOS）の診断が付いた患者 110 名のうち 16 名，14.5% までもが前医診断では気分障害とされており，その併存率の高さがうかがわれる．

(3) ASDと双極性障害の併存

WingとほぼほぼじくしてAkiskal[18]が1983年に双極スペクトラム（bipolar spectrum）概念を発表し，発達障害と同様に近年注目を集めている双極性障害だが，双極性障害とASDの関連についても多くの報告がある．

棟居ら[19]は，高機能ASDと診断を受けた44人の外来患者を対象に気分障害の併存を調べた．16人（36.4%）に気分障害の併存を認め，そのうち，4人（25%）が大うつ病性障害，2人（12.5%）が双極Ⅰ型障害，6人（37.5%）が双極Ⅱ型障害，4人（25%）が特定不能の双極性障害を併存し，気分障害のなかで双極性障害は75%にも上ったと報告した．

Wozniakら[20]はASDと躁病との関連を調べるため，躁病を併存しないASD 52名，躁病を併存するASD 14名，そして躁病114名の3群（平均年齢10歳）を症候学的に比較した．ASDのうち躁病を併存するものは11%であり，躁病併存の有無によってASDの臨床症状に違いはなかった．

また，ASDの家族歴に双極性障害が多いという報告もある．DeLongら[21]はASD 40名の第2度親族までの家族歴を調べたところ，29名の親族に双極性障害を認め，そのうち両親の双極性障害の有病率は16.2%であったと報告している．

うつ病性障害と双極性障害の報告で，その併存率に差が認められるが，これはまだ大規模調査が行われておらず，サンプル数が少ないためだろう．特に双極性障害の報告でその傾向が強い．

以上からASDと併存してうつ状態を呈することは多いが，今後の治療方針の観点からも，その際には双極性障害の可能性に注意を払う必要のあることがわかる．

2｜症候学的特徴

(1) ASDを疑うポイント

ASDにはうつ状態を併存することが多く，また，そのなかには双極性障害も含まれる可能性が高いことを疫学研究からみてきた．それでは，うつ状態の患者が実際来院したときに，どういったところからASDを疑い，その発達歴を詳細に聴取すべきなのだろうか．もちろんすべての患者において出生や幼少期からのエピソードを聴取するのが理想なのだが，それは時間に追われる日常臨床では難しいと思われるので，以下に疑うポイントを挙げてみようと思う．

まず一番大事と思われるのが，臨床医のなかに表れる，日常臨床で培われた典型的なうつ病，各種パーソナリティ障害などのプロトタイプとは異なる，「何か変」という違和感であろう．当然通常のうつ病治療を行っても，その回復は難航するため，診断の妥当性について再考するときにASDは視野に入れるべきであろうと思われる．

そしてその違和感のなかに，表5-1に列挙した，患者とのやり取りで横断的に現れてくる特徴があるかどうかは1つの参考となりうる．

しかし，成人の場合，後述するようにこれらの特徴を複数持ち合わせていたとして

表5-1 ASDを疑う患者の特徴

- 他人との交流に問題があり，特に同世代の友人がみつけられない．
- 視線が合いづらい，または合いすぎる．
- 話し方には抑揚がなく，感情表現が乏しい．
- 仕草や表情がぎこちなく場にそぐわない．
- 堅苦しく，文法的に過度に正しい話し方をしたり，回りくどい言い方をしたりする．
- 過度にルールを守り，臨機応変にそれを変えることができない（例えば，他に席がたくさん空いているのに高齢者に席を譲る）．
- 非常に狭い関心（信号機，キノコなど）があり，そのことに関しては知識も豊富なのに，それ以外は常識的，基本的なことも知らなかったりする．
- 診察時間などの予定が変更したときにパニックになったり，怒り出したりする．
- 新しい服が皮膚に触れる感覚が嫌なので，流行などにかかわらずいつも同じ服装を好んで着ている．
- 他にも感覚の過敏さ，鈍感さがあり，例えば冷蔵庫の音などが気になってしまって集中できない．
- WAIS-Ⅲなどの知能テストで，プロフィールに凸凹がある．特に言語性IQ＞動作性IQで，その差が10点以上ある．

もASDとは限らない．むしろ当院の成人期発達障害専門外来では，このような特徴を持ち合わせていてもASDとは違い，気分障害，不安障害，パーソナリティ障害が背景となっていることのほうが多い．このためASDを疑った際には，診断のために横断像だけでなく，縦断像，すなわち，発達歴の聴取が欠かせなくなってくる．次に診断のポイントについて述べていく．

(2) 診断のポイント

ASDは，DSM-ⅣやICD-10の診断基準からも明らかなように，①「幼少期からの」コミュニケーションにおける質的な障害，②「幼少期からの」意思伝達の質的な障害，③「幼少期からの」限定され，いつも同じような形で繰り返される行動・興味・活動限定した関心，の程度により診断される．

したがって，ASDと診断するためには幼少期からの発達歴の聴取が必要不可欠であり，当院外来の初診でも両親との同伴を原則としている．成人の場合はそれでも，両親が来院できない，両親がいたとしても聴取できる過去の情報が乏しいといった事態になることもあるが，可能な限り情報を集める努力は必要である．例えば，母子手帳や小学校の成績表，作文，写真，ビデオなどは診断の参考になりうる．

ASDであれば幼少期からその特徴がはっきりと存在する．例えば，就学前の時期には，「基本的には1人遊びが多く，たまに誰かと遊んだとしてもごっこ遊びは苦手で，ただお姉さんの言うことに従うだけだった」，「友だちと同じ空間にいるのだが，まるで他人が存在していないかのように振る舞っていた」，「特に慣れない大人に対してはクレーン現象がみられる」という対人交流，コミュニケーションの質的障害，また，「一方的に自分の好きな電車のことばかりを話し，他者との会話のキャッチボールが成立しない」，「ミニカーを1列に並べて，特に動かすわけでなく，そのまま片づ

けて遊んでいた」，「常にキノコの図鑑を持ち歩き，母親にキノコの名前を読むようにせがむ」といったこだわりの問題，さらに「肌が衣類と擦れるのを嫌がり冬でも半袖半ズボンですごしていた」といった感覚過敏の問題などである．

(3)過剰診断の問題

内山[22]は，発達障害，それも ASD 関連の主訴として，「診断を知りたい」，「アスペルガー障害と診断してほしい」という人が増えていることを指摘している．当院外来でも事情は同様であり，ASD を見逃すというよりは過剰診断のほうが問題となっている印象である．

過剰診断となっている場合に多いのは，金井ら[23]が述べているように，本人は例えば3歳時の記憶が非常に鮮明であり，あたかも自分がアスペルガー症候群の特徴があったかのように話すが，母親から得られた本人の幼少期のエピソードについては「全くほかの子どもと変わらなかったです．今と比べて，小さいころはよく笑っていたし，本当に普通だったのですが…」というようなケースである．このような事態に陥らないためには，先ほど述べたように幼少期からのエピソードを丁寧に聴取することが大事である．そこで，養育者などの第三者から系統立てて発達の側面を縦断的に評価できる広汎性発達障害日本自閉症協会評定尺度(Pervasive Developmental Disorders Autism Society Japan Rating Scale：PARS)[24]は有用であると思われる．PARS は診断について聴くべきポイントが列挙してあり，カットオフポイントも参考になる．また，ASD の特徴が幼少期からあったのか，あったとすればどの程度であったのか，ASD の症状が説明されている小冊子を渡し，それに当てはまるものがあったのか，本人や家族に書いてきてもらうというのも，話すことよりも書くことが得意な ASD にとって，十分ではないが役に立つことが多い．

また，評価スケールについていえば，自記式である自閉症スペクトラム指数(Autism-Spectrum Quotient：AQ)も参考となる．Baron-Cohen ら[25]によって開発された AQ の日本版は，若林ら[26]によって尺度の有用性の検討が行われている．しかし，Woodbury-Smith ら[27]によると，統合失調症などほかの精神疾患においても，その得点が高くなることが報告されており，やはりほかの評価スケールや，病歴と併せて診断する必要があると思われる．

(4)抑うつ症状の症候学的特徴

今度は ASD に併存するうつ病性障害そのものの症候学的特徴についても述べていく．ADI-R(Autism Diagnostic Interview-Revised)[28]という ASD の診断基準のなかには，助けを求める際に社交的に働きかけにくい，場にそぐわない不適切な表情，微妙な感情を顔の表情で伝えるのが困難，といった項目があるように，ASD 患者は気分や感情の変化を伝える十分な言語的，非言語的なスキルをもっておらず，うつ病性障害の評価を行うことはしばしば困難である．

Stewart ら[29]は，ASD にうつ病性障害を併存した15症例の報告を review し(表5-

2)，そのなかで症候学的特徴について述べている．抑うつ気分を自ら訴えたのは1例だけであり，他は親など第三者からの報告により抑うつ気分は診断されていた．それも，悲しい表情，みじめな表情，泣く頻度が増す，といった他者の行動観察によるものであった．また，興味の喪失，睡眠障害，食欲の障害といった比較的行動面に現れやすい徴候は患者からよく報告されていた．易疲労感や精神運動制止は，ASDによる社会的引きこもりや独特の発語パターンと区別しづらく，報告も少なかった(2症例)．したがって，うつ病の主症状は本人の陳述よりも，第三者の報告や行動面に表れることが多いと結論づけている．この論文では言及されていないが，希死念慮の訴えが1例，それも自殺企図という形でしか認められていないことは注目に値すると思われる．

　Matsonら[30]は，ASDに他の精神疾患を併存した際の特徴について述べている．ASDの症状は，いったん診断をつけられるレベルに到達すると，ほとんど変化することなく安定し，推移していることが知られている．しかし，その症状が数日，数週間で変化するときがあり，この変動は不安障害，うつ病，精神病症状などとともに生じることが多い．この変動こそがASDの特徴であり，気分障害の際にも，その症状が変化することが知られている．この変動の例として山下[31]は就眠前の儀式行動の回数が増えて眠れなくなるなどを挙げている．

　したがって，ASDにうつ病性障害を併存した際，中核症状はASDの併存がないうつ病と変わりはないが，抑うつ気分，罪責感など気分，感情の変化を言語的，非言語的に伝えるが苦手であるため，身体症状や生活行動面の変動を第三者とともにとらえ，うつとの関連を考慮することが大事だと思われる．また希死念慮についても同様で訴えられることが少なく，突然の行動化に注意を払う必要がある．

　当院でもアスペルガー症候群患者の自殺を2例経験している．1例は，例えばデイケア活動中にタオルで首を絞めるなど，自殺の素振りを頻繁にみせていた，境界性パーソナリティ障害と診断された時期もある患者である．上記特徴もあり，慎重に経過を追っていたが，自殺前の変化にわれわれは全く気づけなかった．もう1例においても同居していた家族を含め，その変化を全くとらえられなかった．2例について回顧してみてもそれらしい変化は思い当たらず，本当に突然という印象であった．

(5) ASDと睡眠リズム障害

　成人ASDを診ていると不規則型の概日リズム障害の併存の多さに気づかされる．例えば，夜間インターネットなどこだわりのあるものに没頭し，昼夜逆転をきたすような例が多い．ASDの睡眠リズム障害は睡眠導入薬の効果が得られにくいため，治療は難渋することがしばしばである．また，睡眠障害を併存していると養育者のストレスレベルが高くなるという報告[32]や睡眠時間の短さとASD症状の重症度が相関するという報告[33]もある．したがって，ここではうつとも相関がある睡眠リズム障害について取り上げる．

　Richdaleら[34]は，ASDの睡眠障害に関する総説のなかで，その特徴について以下

自閉症スペクトラム障害(ASD)　137

表5-2 ASDにうつ病性障害を併存した症例報告のまとめ

著者(年)	発症年齢	診断	抑うつ気分	意欲・興味の低下	体重変化	睡眠障害	精神運動制止
Wing(1981)	青年期初期	アスペルガー	○	記載なし	記載なし	記載なし	slow speech
Komoto(1984)	10	自閉症	○	記載なし	○	○	記載なし
Gillberg(1985)	8	アスペルガー	○	○	○	記載なし	記載なし
Sovner(1988 a)	24	自閉症	○	×	記載なし	○	記載なし
Sovner(1988 b)	25	PDD	○	○	○	○	記載なし
Clarke(1989)	23	自閉症	○	○	○	○	retardation
Ghaziuddin and Tsai(1991)	17	自閉症	記載なし	○	○	○	記載なし
Ghaziuddin(1991)	16	自閉症	○	○	○	○	記載なし
Hare(1997)	26	アスペルガー	○	記載なし	記載なし	記載なし	記載なし
Cooke and Thompson(1998)	6	ASD	○	記載なし	記載なし	○	記載なし
Clarke(1999 case 1)	37	非定型自閉症	○	○	○	○	記載なし
Clarke(1999 case 2)	23	アスペルガー	記載なし	記載なし	記載なし	○	記載なし
Clark(1999 case 3)	13	非定型自閉症	○	○	○	○	記載なし
Clark(1999 case 4)	15	自閉症	○	記載なし	記載なし	記載なし	記載なし
Long(2000)	19	自閉症	○	×	○	○	×
合計			13	7	9	11	2

著者(年)	易疲労性	罪責感	集中力の減退	希死念慮	治療
Wing(1981)	記載なし	○	記載なし	attempt	
Komoto(1984)	記載なし	記載なし	記載なし	記載なし	カルバマゼピン
Gillberg(1985)	記載なし	記載なし	記載なし	記載なし	リチウムにより8か月間エピソードなし
Sovner(1988 a)	記載なし	記載なし	記載なし	記載なし	ノルトリプチリン
Sovner(1988 b)	記載なし	記載なし	記載なし	記載なし	イミプラミン，アンフェタミンに反応し，トラドゾンで鎮静．リチウムで寛解
Clarke(1989)	○	記載なし	記載なし	記載なし	アミトリプチリンとクロルプロマジンで3か月後に寛解
Ghaziuddin and Tsai(1991)	記載なし	記載なし	記載なし	記載なし	fluoxeineで4週間後に寛解し，8か月後も持続
Ghaziuddin(1991)	記載なし	記載なし	記載なし	記載なし	fluoxetineで2週間以内に寛解
Hare(1997)	記載なし	記載なし	記載なし	記載なし	認知行動療法で寛解した
Cooke and Thompson(1998)	記載なし	記載なし	○	記載なし	季節性感情障害で光療法により寛解した
Clarke(1999 case 1)	記載なし	記載なし	記載なし	記載なし	クロルプロマジンとアミトリプチリンにより寛解したが，1月以内に再燃した
Clarke(1999 case 2)	記載なし	記載なし	○	記載なし	flupentixol(抗精神病薬)で寛解したが，自己中断により再燃．その後fluoxetineとクロルプロマジンにより寛解．
Clark(1999 case 3)	記載なし	記載なし	記載なし	記載なし	パロキセチンにより6週間後に寛解
Clark(1999 case 4)	記載なし	記載なし	記載なし	記載なし	パロキセチンとリチウムにより寛解し，それは6か月後も維持された
Long(2000)	×	×	×	×	パロキセチンとゾピクロンと心理療法により，劇的に不適応行動が改善した
合計	1	1	2	1	

のように述べている.「頻度として,約 2/3 の児童・思春期 ASD は,小児期のいずれかの時点で睡眠障害を生じていた.ASD 児の睡眠障害の多くは不眠であり,入眠障害や中途覚醒,睡眠時間が短いといった問題がある.入眠障害は寝る前の決まりごとや,不安などが原因となり,入眠に数時間かかるという報告は多い.中途覚醒の頻度は定型発達児と同じであるが,ASD 児では中途覚醒の時間が長く,2〜3 時間にも及び,しゃべったり笑ったり,大声で叫んだり,おもちゃなどで遊び始めることが特徴的である.睡眠時間については,定型発達児に比べて睡眠時間が短く,昼間の疲労感が強いという報告がある一方で,アスペルガー症候群では,総睡眠時間が増加し,過眠や日中の眠気を訴えるという報告もある.また,不眠に比べると少ないが,概日リズム障害,睡眠呼吸障害やパラソムニアも報告されている」

　睡眠障害の治療については,周囲や本人に対する睡眠衛生指導といった一般的なもののほかに,少量の抗精神病薬投与の効果があったという報告[35]やメラトニン投与が安全かつ有効であるという報告[36]もある.Hayashi ら[37]は,午後 9 時にメラトニン 6 mg を内服した場合は,早朝覚醒,睡眠の断片化が認められたが,午後 11 時に内服したところ,睡眠覚醒リズムが改善したと,内服時間による効果の違いを報告している.メラトニンに関しては,日本でも処方できるメラトニン受容体作動薬のラメルテオンが同様の作用をもつと期待されるが,ラメルテオンに関する報告はまだない.

3 | ASD におけるうつ病発症の心理社会的要因

　今まで ASD に併存するうつ病の疫学,症候学的特徴について述べてきた.疫学研究では,年齢,社会機能の高さとうつ病の併存に相関を指摘する報告が多い.

　Sterling ら[17]は次のように指摘している.認知機能や社会的スキルが高い,高機能の ASD 患者ほど,周囲からの期待は高く,より複雑で困難な社会状況に対処するよう求められ,また彼ら自身も社会的交流を築くことに関心をもつ傾向にある.しかし,対人関係を調整する能力がないままに繰り返し同じように社会から拒絶され続けるとうつ症状が出現してくる.さらに,学童期から思春期までの間に受けるいじめなどが自尊心の低下を招いており,それがうつの準備状態を形成しているという.

　三上ら[38]も,自殺企図歴のある青年期アスペルガー症候群患者の症例報告で,自殺準備因子として以下の 2 点を挙げている.1 つは,アスペルガー症候群患者は社会に溶け込んでいることが多く,そのことがかえって深刻な対人関係の問題を生じさせ,自己評価の低下をきたしたこと.また 2 つ目は,否定的なライフイベントに遭遇しても相談できず,社会的孤立感が次第に強くなっていったことである.そしてこの心理社会的な 2 つの準備因子が自殺を促進したと述べている.

　メラトニン:松果体でセロトニンを前駆体として合成されるアミンの 1 種.体内時計である視交叉上核と松果体は連動し,夜間(暗期)に血中濃度が上昇するという日内リズムをとり,睡眠を誘導する.

4 | うつ病は ASD の 2 次障害なのか？

先ほどは，うつ病が ASD の特性に起因する社会性の障害などから生じる二次障害であるという観点からの考察を紹介した．しかし，並木ら[16]は前述した論文のなかで，10.6% という高い気分障害の併存率を報告し，これだけ一般的な問題を偶発的な併存症として環境因だけから検討することには無理があり，生来的な器質因を考慮する必要があると述べている．今度はうつ病は ASD の 2 次障害ではなく，そもそも共通の生物学的基盤をもつのではないかという報告をみていく．

Smalley ら[39]は，自閉症の子どもをもつ 36 家族を，結節性硬化症やけいれん疾患といった自閉症以外の遺伝性疾患をもつ子どもの 31 家族を対照にして調べた．すると，自閉症の家族では第 1 親等内の 37.5% に大うつ病性障害の発症が認められ，さらに同胞の 32.4% に大うつ病性障害が発症した．対照群の第 1 親等内では 11.1% と一般人口と同程度で有意に低く，自閉症とうつの相関は遺伝的なものだろうと述べている．

母親が気分障害に罹患していると，ASD 児の認知機能が保護されるという報告もある．Cohen ら[40]は，122 人の広汎性発達障害児（小児崩壊性障害が 1 名含まれる）を，母親に①うつ病の病歴がない群，②大うつ病の反復エピソードのある群，③大うつ病の単一エピソードないし，抑うつ状態の既往がある群，の 3 群に分けて解析を行った．すると，母親に反復エピソードの病歴がある群では，適応行動や認知機能のスケールで有意に得点が高く，父親の病歴には関係がなかったとした．また，Lajiness-O'Neil ら[41]の調査でも ASD 児で，母親に気分障害がある群では，ない群に比べ，子どもの視空間認知機能がより高いことが示された．以上の結果から山下[31]は，自閉症と母親の反復うつ病はともに遺伝学的には多因子だが，一部を共有し，それらがおのおのの疾患の表現型を修飾するという修飾因子モデルを適用できるとしている．

今までは家族研究からうつと ASD の遺伝的共通性をみてきたが，次に生物学的研究からみた，共通の生物学的基盤を概観したい．共通の基盤としてセロトニンが注目を浴びているが，セロトニンと自閉症の関係を調べた最初の論文は，Schain ら[42]の 1961 年の研究にさかのぼる．そこでは，自閉症児の末梢血セロトニン濃度が上昇していることが示された．以降，さまざまな研究がなされてきたが，近年ではセロトニントランスポーターでの報告がなされている．

中村ら[43]は，高機能自閉症 20 名と年齢 IQ などを統制した対照群 20 名を比較し，高機能自閉症においてセロトニントランスポーターの機能が有意に低下していることを示した．気分障害の分野でも，Frokjaer ら[44]は，双子のうち，片方が気分障害を発症し，本人は発症していないという遺伝的に気分障害のリスクが高い群と，双子の

セロトニン：消化管ホルモン，神経伝達物質として働く．抗うつ薬の作用機序からモノアミン仮説として，気分障害の原因と考えられたが，今では不安障害，自閉症など，さまざまな疾患との関わりが論じられている．

うちどちらも気分障害を発症していない，遺伝的に気分障害のリスクが低い群を比較し，リスクが高い群にやはりセロトニントランスポーターの機能低下を報告している．

セロトニントランスポーター遺伝子多型について，気分障害では，遺伝子多型と抗うつ薬の治療反応性との相関が研究されている．一方自閉症の分野では，Bruneら[45]が，やはりSCL6A4多型と自閉症のコミュニケーション障害，常同行動の関連を報告しており，共通の生物学的基盤を想定することができる．

5 治療

(1) 心理社会的治療

ASDのうつ病性障害においてもやはり心理社会的治療が第1選択となる．先ほど紹介した三上ら[38]の報告では，患者本人，母親に対して疾病教育を行い，本人に対しては今まで対人関係で失敗してきたパターンを認識させ，母親に対しては親子関係の擦れ違いを認識させ，父親と患者の感情の離隔のすり合わせを依頼するという介入を行い，その後1年自殺企図をせずに経過している．

Sofronoffら[46]はアスペルガー障害に不安障害を併存した10～12歳の子ども71名を対象に認知行動療法（cognitive behavioral therapy：CBT）を行った研究を報告した．被験者を，参加者のみにCBTを行った群と，参加者と親にCBTを行った群，何もしない群に無作為に振り分けたところ，CBTを施行した群は有意に不安症状が軽減し，コーピング行動が増えたが，それは親も参加した群でさらに有意となった．

少数だが，成人でも3人のアスペルガー障害患者に対し，不安と気分をターゲットに集団CBTを行ったWeissら[47]の症例報告がある．3人とも大うつ病性障害を併存しており，うち2人はPTSDとパニック障害もそれぞれ伴っていた．日本でも販売されている「うつと不安の認知療法練習帳」[48]をテキストに週1回1時間のセッションを12回行った．その日にやることが決まっているという構造化されたセッションや実際に起きた行動を基にするというCBTの具体性，科学性などを患者は気に入り，皆熱心に取り組んだという．うつと不安の尺度が必ずしも改善したわけではないが，絶望を抱いていた参加者が「何か自分にもできるものがあると思う」と述べるようになるなど，その効果を伝えている．

当院でもASDに対するデイケアプログラムを開発している[49]．SST（social skills training）の技法を使った講義体験型やテーマに沿って話をするディスカッション型のものである．参加者はデイケアに対する感想を①学習の場，②居場所機能（話せる仲間が増えたのでよかった），③自己洞察の場（他者行動の洞察や他者と自分との比較），④不安・葛藤を感じる，と述べ，3か月間のプログラム前後で社会機能をみる自記式評価尺度SFS（Social Functioning Scale）[50]の総得点が有意に上昇するなどその効果を認めている．

(2) 薬物治療

前述したように ASD ではセロトニンの機能異常が想定されていて，不安，攻撃性，常同・反復行動に対しての有効性も報告されていることから，SSRI の無作為化試験が 5 件行われている[51]．しかし，これはうつ状態を併存した ASD に対して行われたわけではなく，そのなかの 1 つ Buchsbaum ら[52]の報告では臨床評価尺度として HAM-D もとっているのだが，cross-over のプラセボの期間と比較して有意差は出ていない．一方，オープンラベル試験をまとめた Kolevzon ら[53]によると，そのなかで常同・反復行動，攻撃性について改善したという報告はあるが，抑うつ症状についてのものはなかった．症例報告をまとめた Stewart ら[29]によると（表 5-2），今までの 15 ある症例報告のうち，薬物療法は 12 で用いられ，その内訳は，三環系抗うつ薬，SSRI，気分安定薬，睡眠薬であった．薬物療法の中でも SSRI（fluoxetine，パロキセチン）が最も効果的であり，7 症例中 6 症例でうつ症状を軽減したという．

以上から ASD に併存する抑うつ症状に対する SSRI の有効性について大規模サンプルで検討した報告はまだなく，症例報告レベルでは SSRI によい報告があることがわかる．したがって薬物療法としては，ASD に特徴的なものはなく，うつ病性障害の治療に準ずるのがよいであろうと思われる．

また，ASD に双極性障害を併存した際の薬物療法に関してはさらに報告がなく，棟居[19]も双極性障害の定型的な治療を行うことになるだろうと述べている．

薬物療法全般に関して，286 名の思春期〜成人 ASD（研究開始時の平均年齢 21.1 歳）の処方実態を 4.5 年にわたり調査した Esbensen ら[54]によると，研究開始時 57% であった向精神薬の使用率が，終了時には 64% に上昇したことを報告している．この結果から ASD では向精神薬の内服率が高く，いったん処方が始まるとなかなか止めることができていないと述べ，漫然と処方を続けることに警鐘を鳴らしていることは留意しておきたい．

注意欠如・多動（性）障害（ADHD）

1 疫学

ADHD（attention deficit hyperactivity disorder）は子どもに関わる行動上の障害で最も頻度が高く，多くの疫学調査ならびに DSM-Ⅳ-TR では，学齢期の ADHD 有病率は 4〜7% とされている．成人の有病率についての報告は少ないが，2006 年 Kessler ら[55]によって行われた大規模な疫学調査である，National Comorbidity Survey Replication を紹介する．

この調査は 18〜44 歳までの男女 3,199 人に対して行われ，成人 ADHD の有病率は 4.4% であった．この研究では併存症の割合を主に調べたのだが，成人 ADHD の 47.1% に不安障害が，38.3% に気分障害が，15.2% に物質使用障害が併存していた．気分障害のなかでは，大うつ病性障害が 18.6%，気分変調性障害が 12.8%，双極性障

害が19.4%認められた．また，気分障害のほうから併存症をみると，大うつ病性障害の9.4%，双極性障害の21.2%，気分変調性障害の22.6%にADHDが併存しており，ADHDに罹患していることは有意に気分障害発症のリスクを増加させていた．成人ADHDのうち，43.3%が精神科治療を受けていたが，ADHDとして治療を受けていたのは10.9%のみであった．

米国での疫学結果がそのままわが国に当てはまるとは限らず過剰診断という批判もあるが，以上から成人においてもADHDの有病率は高いこと，ADHDに気分障害の併存が多いことがわかる．また大うつ病性障害の約10%，双極性障害の約20%にADHDが併存していることからも，気分障害圏の患者を診たらADHDの診断可能性を考慮する必要があると思われる．

2 | 症候学的特徴

次にADHD患者が抑うつ症状を呈した際の症候学的特徴について述べる．レズニック[56]は，成人のADHD（とりわけ不注意優勢型）はうつ病の人と見分けることが困難で，時には区別が不可能なこともあると述べている．一方ウェンダー[57]は，成人ADHDの「落ち込み」は失望，落胆，退屈と表現されることが多く，罪悪感，自殺念慮，自律神経症状（食思不振，体重減少，性欲の低下，日内変動），睡眠障害（早朝覚醒），無快感症といった症状を経験することはないと，ADHD併存のない抑うつとの鑑別点を述べている．

また，両者ともADHD患者の気分特徴として，興奮から正常気分，うつ状態へと数分〜数時間のうちに変動する気分の易変性と，元来の特徴として，楽しみを体験する能力の乏しさを挙げている．

3 | 診断のポイント

成人のADHD患者は，例えば統合失調症のプレコクス感のような，対人接触からADHDを感じさせる全体的な印象を与えることは少なく，むしろ，診察場面においては人懐っこく，対人交流には問題がないかのようにみえる．したがって，パッと見ための直感でADHDを連想して診断の目星をつけるというのは難しいと思われる．

ウェンダー[57]は，その著書のなかで大人のADHDを疑うポイントについて述べている．主訴として多いのは，①抑うつ，②カッとなる，③日常のストレスに対処できないことなどである．①の抑うつは先ほど述べたように，変動しやすく，高揚や興奮する時期と交替する．②は，患者がこれまでの人生において，すぐにカッとなり，すぐに沈静することを繰り返してきているかどうか．③では，些細なストレスで容易にイライラしたり，混乱したりするので，家事や仕事などに支障が出てしまい，患者の知能，教育，機会などから期待されるよりも学業や職業上の成果が下回る．夫婦生活は不安定であり，患者の両親や同胞，子どもに過活動の病歴があることが多い．また

ADHDにはrestless leg syndromeが併存しやすいことにも留意する必要がある[58]．

こういった一群の症状，家族歴などを見た際にADHDを疑う必要があるが，その際には，大賀[59]が述べているように，7歳前にADHDの中核症状である不注意，多動・衝動性が目立っていたかどうか，小児期から成人期まで形を変えても連続して不注意，多動・衝動性の症状が認められたか確認することが重要である．そのために，小児期の行動の記録（幼稚園・保育園の連絡帳，小学校の通知表など），両親や配偶者，年長の同胞の証言などが有用であるのはASDと同じであろう．

4 ASDとADHDの併存，鑑別

DSM-Ⅳ-TRに基づいてADHDを診断する場合，広汎性発達障害を除外する必要があるが，実際にはASDとADHDの症状が併存している場合は多く，その鑑別は難しい．川谷ら[60]はADHDからASDに診断変更された症例を後方視的に検討した．当初ADHDと診断された201例のうち，66例（33％）に診断変更があり，その多くで言語発達遅滞または著しい多動を呈し，高機能例（IQ 85以上）が過半数を占めたと報告している．

同様にADHDとASDの併存，鑑別について言及した報告は近年相次いでいる．Jensenら[61]は，児童精神科に紹介されPDD-NOSと診断された19例のうち14例（74％）が当初ADHDと診断されていたと報告している．Yoshidaら[62]は，高機能ASD 53例のうち36例（68％）がADHD診断基準（DSM-Ⅳ）に合致し，不注意優勢型が多かったと報告した．Goldsteinら[63]もASD 27例のうち16例（59％）がADHDの診断基準（DSM-Ⅳ）を満たし，混合型が9例，不注意優勢型が7例あったとしている．Strumら[64]は，高機能ASD 101例を調査し，95％に注意障害があり，50％に衝動性の問題があると報告した．Sinzigら[65]は，83人のASD児童を対象とし，そのなかでDSM-ⅣによるADHDの診断基準を満たす群と満たさない群で比較をした．ASDの53％はADHDの診断基準に合致し，多動とコミュニケーションの障害，不注意と常同行為に相関があるとした．

以上のように，高機能ASDにはADHDの症状を高頻度に認めるため，ADHDと診断した場合には，ASDの有無や程度について慎重に検討することが必要であると思われる．しかし，多動や衝動性といった観察しやすい行動特性とは違い，ASDで認められるコミュニケーションや対人交流の問題は意外と見過ごされやすい．このような問題は同年齢他者との遊びなど，対等な関係をもつ場面でより顕在化するのであり，診察室や授業といった構造化された状況では，多動，衝動性といったADHD症状のほうが目立つからである．

5 薬物療法

ADHDに気分障害が併存した場合の薬物療法については，先ほど紹介した疫学

表 5-3 ADHD にうつ病性障害を併存した青年対象の薬理学的試験結果のまとめ

著者(年)	n	対象患者	研究デザイン	主な結果
Gammon and Brown(1993)	32	メチルフェニデート治療に抵抗性のある青年 ADHD 32 名中 25 名が気分変調性障害を併存し、6 名が大うつ病を併存	12 週間の前向き研究. メチルフェニデートは継続し、そこに fluoxetine を追加、漸増後、漸減中止する	fluoxetine を追加すると、ADHD 症状、抑うつ症状がともに改善した
Findling (1996)	11	ADHD と大うつ病性障害を併存した思春期、成人の患者のなかで、抑うつ症状が SSRI 単剤治療に反応した群を対象	SSRI は継続し、メチルフェニデートか、デキストロアンフェタミンを追加	SSRI と中枢刺激薬の併用は残存する ADHD 症状に効果的であった
Daviss, et al (2001)	24	ADHD と大うつ病性障害、または、気分変調性障害を併存した思春期の患者が対象	2 週間プラセボを投与後、8 週間 bupropion を用量を調整して投与	抑うつ症状の 88%、ADHD 症状の 63% に効果があった
Kratochvil, et al (2005)	173	抑うつ症状、不安症状がある、ADHD の青年が対象	アトモキセチンとプラセボの群と、アトモキセチンと fluoxetine の群に分け、8 週間の無作為割り付け試験	両方の群ともに、抑うつ、不安、ADHD 症状は改善された
Bangs, et al (2007)	142	ADHD と大うつ病性障害を併存した思春期患者が対象	9 週間、アトモキセチンとプラセボの無作為対象割り付け試験	アトモキセチン群では有意に ADHD 症状が改善したが、抑うつ症状は有意差がなかった

データからも,双極性障害の頻度が高いため,うつ病性障害と双極性障害の場合を分けてそれぞれ話をする.

(1) うつ病との併存

今までに行われた思春期,青年期を対象にした,ADHD にうつ病性障害を併存した際の薬物療法に関する報告をまとめると表 5-3 のようになる.このなかで Daviss[66]は,多くの研究は規模が小さく,プラセボや無作為化を欠いているが,bupropion 単剤による治療や中枢刺激薬,SSRI,アトモキセチンによる併用療法に,合理的な選択肢を与えるとしている.

また,Texas Children's Medication Algorithm Project (CMAP) のなかで Hughes ら[67]は,児童思春期の ADHD にうつ病性障害が併存した場合の薬物療法アルゴリズムについて以下のように述べている.

まず ADHD とうつ病性障害のどちらが生活に支障をきたしているかを判断し,より重症なほうをターゲットにして単剤治療を開始する.各々の改善は連動しており,片方を治療することでもう一方の疾患も改善する可能性があるからである.もし,ADHD による問題が大きいと判断すれば,最初に中枢刺激薬を試してみる.中枢刺激薬単剤でも,抑うつ症状,ADHD 症状がともに持続する場合には,SSRI へ置換する.仮に ADHD 症状が改善し,抑うつ症状が残存した場合には,SSRI を追加する.

抑うつ症状のほうがより重篤であれば,bupropion や三環系抗うつ薬を使用する前に,少なくとも 2 種類の SSRI を試してみる.SSRI により抑うつ症状は改善したが,

ADHD症状が持続する場合には，中枢刺激薬が追加されうる．もちろん，いずれの薬剤を選択するにせよ，気分の悪化，自殺念慮や薬剤性の躁状態出現といった危険性については，本人，家族に説明しなければならない．

以上は6～17歳を対象にした研究から作成したアルゴリズムであるが，これは成人に対しても非常に参考になると思われる．

(2) 双極性障害との併存

ADHDに双極性障害を併存した場合，中枢刺激薬を処方すると気分変動をより悪化させるのではないか？　という懸念が湧いてくる．

岡田[68]は今までの報告を概観し，中枢刺激薬投与歴のある患者のほうが双極性障害の発症年齢が早いという後方視的データはあるが，前方視研究ではないこと，気分安定薬で気分変動を安定化させた後に中枢刺激薬を追加投与すると，気分症状を悪化させることなくADHD症状を改善することが，リチウム，バルプロ酸，アリピプラゾール（ガバペンチンは症例報告のみ）で示されていることなどをふまえ，ADHDと双極性障害の併存例においては，中枢刺激薬の投与を避ける必要はないが，リチウム，バルプロ酸，アリピプラゾールといった気分安定化作用のある薬剤を先行して使用し，正常気分を呈したのちに中枢刺激薬を使用することが望まれるとしている．

● 症例

次に，実際の臨床例を扱っていく．臨床例は，①大うつ病性障害と診断されていたが，背景にアスペルガー障害が隠れていたもの，②抑うつ症状とともに対人関係における空気の読めなさなど，ASDの症状を主訴として来院したが，パーソナリティ障害の診断であったもの，の2例である．なお，症例については，プライバシーに配慮し，全体の趣旨を損なわない範囲で修正を加えた．

〈症例①：35歳，男性〉

主訴：何もやる気がしない

既往歴：特記事項なし

家族歴：精神科通院歴のある血縁者はいないが，祖父は当人と似ていてマイペースで「変わり者」として親戚では有名であった．

生活歴：同胞3名中第1子として出生．幼少期は運動音痴で友人も少なかった．地元の高校を卒業し，大学進学．その後大学院へも進み，卒業後は医療情報や医薬品の製品開発など，仕事上人と関わる場面が少ない職場で働いていた．

現病歴：X−2年　上司が同僚，部下の前で「給料泥棒」などの暴言を浴びせるようになり，徐々に突然の胸部苦悶感や不眠を認めるようになった．

X−1年　パニック発作が出現し，救急外来を受診した．その後同院精神科受診し，上司との関係が原因による「適応障害」と診断され，他院紹介されたが，通院先の

医師と相性が合わず自己中断した．

以降上司からあからさまな暴言はなくなったが，陰で「仕事をしないで給料を貰っている」などの噂を流されるようになった．

X年　パニック発作は起きなかったが，徐々に抑うつ気分，意欲低下，自責感，中途覚醒，食欲低下を認めるようになり，外出もできず，体重も2か月で4kg落ちるほどの状態となって入院した．

入院後経過：表情はうつろで変化に乏しかった．意欲低下，思考抑制が前景で，反応は鈍く，発言は同じ内容を繰り返すもので，若干まとまりに欠けた．大うつ病性障害の診断のもとに抗うつ薬を中心とした薬物療法が開始された．仕事でも携わっているため，医薬品知識が豊富な患者は，うつ病やその治療に対し，本人なりの見解を繰り返し述べ，経過に対し不安を訴えた．抑うつ症状は消長し，上司が面会に来るたびに不安感が強くなり，抗不安薬などの頓服を使用した．治療など自説を曲げず繰り返すさまや自尊心の傷つきやすさ，薬物療法にも反応しにくいことなどから自己愛性パーソナリティ障害も鑑別に挙がった．入院が長期化してきたため，退院の目標を当初の復職ではなく，自宅で穏やかにすごせることとし，外出を繰り返して入院から約5か月後に退院となった．

退院後経過：退院後も外来通院を続け，薬物調整，環境調整など行うも約2年間抑うつ症状は消長し，復職もできずに経過した．たまたま患者本人が「成人のアスペルガー症候群」に関する一般書を読み，自ら疑い，X+2年発達障害外来を受診するに至った．そこで幼少期のエピソードについて質問を受けると，保育園では1人でいるのが好きで誰とも遊ぼうとせず1人積み木遊びをしていたこと，始語は2歳で喃語はなく，発音も明瞭で周りの大人に驚かれたこと，保育園時代は列車や線路が好きで1日1回は線路を見せるようせがんだこと，ひたすら線路の絵を描き続けたこと，保育園には消毒薬のような独特の臭いがあり，それを忌避していたことなど，幼少期から現在まで続く典型的なASDの症状が語られ，アスペルガー症候群の診断がつけられた．

症例①のポイントは，治療が難渋し典型的な大うつ病性障害ではないと治療者も違和感を覚えていたのだが，ASDを鑑別診断に挙げなかったことである．生活歴の聴取においてもその視点がないため，「幼少期は運動音痴で，友人も少なかった」という情報だけにとどまり，また本人物心つく前の保育園時代などの聴取もできていなかった．ASDが鑑別診断の1つに入っていると，診察場面での視線の合いにくさや不自然さ，職場や入院環境での対人関係パターン，薬物治療や趣味に関する本人のこだわり，知識の偏りなどから一度疑ってみることはできると思われる．疑って幼少期のエピソードを聞いてみると，この方の場合それは典型的なものであった．現在この方は長年自分での感じていた違和感の説明がやっとつき，周囲の人の理解，協力を得て，復職することができた．

〈症例②：25歳，女性〉

主訴：気分が落ち込む，空気が読めない，人とうまく付き合えない

家族構成：養父，母親，長女（本人），弟

既往歴：なし

家族歴：母親と性格が似ているため，お互いの意見がぶつかり，喧嘩になることも多い

発達歴：普通分娩，生下時3,300g．初語・初歩ともに1歳で，特に言語の遅れはなかった．幼児期では，2歳下の弟とは仲がよく，弟の面倒をよくみていたし，一緒に変身ごっこをして遊んでいた．また寂しさを紛らわすために，大好きなバービー人形に話しかけていた．幼稚園は年中から入園したが，これまで弟しか遊び相手がいなかったため，同年代の子どもとの関わり方がわからなかった．そのためによくクラスの子どもと人形の玩具の取り合いで喧嘩になり，先生に叱られた．徐々にクラスのなかでは孤立していき，ほとんど1人でいることが多くなった．とても寂しかった．就学後は父親似の高圧的でリーダータイプの人は苦手であった．学校では仲のよい友人はほとんどいなかったし，いじめられることもあった．学校の成績では，歴史などの暗記科目が得意で体育は苦手だった．高校卒業後は，私立大学の文学部に進学し，商社に勤務するが対人関係の問題により転職を数回繰り返す．

両親については，母親には離婚歴があり，現在再婚相手である養父と暮らしているが，折り合いが悪い．幼少期のころから，母親は養父からドメスティック・バイオレンス（DV）を受けており，子どもたちはその状況を黙って見守るしかなかった．また子どもたちも養父から身体的虐待を受けていたが，本人（患者）は養父の暴力から弟を守りたいという気持ちが強かった．小学校高学年になると，養父から性的虐待を受けた．一方，本人は母親に対してコミュニケーションを求めたが，拒否されるためにいつも我慢していた．一度，母親のために折り紙で作ったチューリップを見せようとしたが，「うるさい」と顔を叩かれた後，母親の機嫌が悪くなった．その一件以来，弟以外の人とはほとんどの関わりを求めなくなった．

現病歴：高校1年生の夏ごろから，自分の前にいつも曇った壁があり，外界がぼやけて見えた．またどこにも自分の居場所がなかったので，常に生きた心地がしなかった．友人と関係がうまくいかなくなると，リストカットを繰り返し，自殺企図により大量服薬をして救急外来に運ばれたことが数回あった．その後はいったん症状が落ち着いたが，大学時代の恋人との関係がうまくいかなくなると，不安・抑うつ状態，焦燥感，過食，自傷行為が認められ，A心療内科のクリニックを受診した．しかし，主治医と合わないとの理由により，受診する専門機関を数回変えた．B大学病院附属精神科に転院すると，フルボキサミン，クロチアゼパムを投与されたが，症状の改善は認められなかった．その後，統合失調症を専門とするC大学病院附属精神科を受診すると，発達障害の可能性が示唆されたために，当院を受診することとなった．心理検査の結果は，WAIS-Ⅲ（FIQ 105，VIQ 110，PIQ 100）であった．初診で

は，母親との同伴より診察室に入室するが，しばらくすると，「あなたは何を専門としていますか？」，「指定医をもっていますか？」と高圧的，挑戦的な態度で医師に問いかけた．その問いに医師が答えると，納得し，やや落ち着いたが，その後のやり取りのなかで医師の口調や仕草，態度を気にすることが多く，怒っているのではないかと執拗に確認してきた．診察のなかでは，自分がアスペルガーだから仕方がないという思い込みの強さが感じられた．また医師とのやり取りのなかでは，情緒的なコミュニケーションを図ることが可能であり，共感性も備わっていた．

所見：発達歴では，幼少期のころ「よく世話をしていた」，「一緒にごっこ遊びをしていた」など弟との関係性から共感性を発揮することが可能であり，特にアスペルガー障害の中核障害である社会性には問題がない．また，「バービー人形に話しかけていた」というエピソードは人形へのこだわりというよりは，寂しさを紛らわすための愛情の代物として使用していたと思われる．この症例の発達歴からは，発達障害という視点よりも，むしろ虐待という環境要因が本人の性格に大きく影響したものと考えられる．現病歴では，DSM-Ⅳの診断基準に基づくと，対人関係，自己像，感情の不安定さ，著しい衝動性の広範な様式が成人期早期に始まっているという点から，境界性パーソナリティ障害と診断できる．

この症例のポイントは幼少期の遊びの質である．幼稚園などで仲間関係を築くことが困難で，孤立を余儀なくされており，量的には対人交流の問題が存在する．しかし，弟と遊ぶ際にはごっこ遊びなど共感性を発揮することができており，質においての障害は発達障害レベルではないと思われる．また，WAISにおいて，VIQ-PIQ＞10となることがASDにおいて多いのは知られているが，これはそれほど特異度が高いものではなく，やはり診断においては発達歴が優先されるべきである．

発達障害を併存するうつ状態の診立てなどについて，成人の自閉症スペクトラム障害を中心に書いた．見逃すのも過剰診断してしまうのも，「鍵」となっているのは丁寧な発達歴の聴取である．PARSなどを用いて両親から系統立てて聴取するのが特に有用であると思われる．過剰診断について少し話をさせていただいたが，それはいったん「発達障害」という診断をつけてしまうと，それは「発達障害のせい」であって「自分のせいではない」と，患者本人の努力をそいでしまう危険性を考えるからである．発達障害の診断がついてから自暴自棄となり，「どうせ自分は…」と両親に対し暴言を吐くようになり，本人が努力することを止めてしまった例をいくつもみてきている．それは社会学者のパーソンズ（Parsons T）が提唱した病者役割（sick role）[69]の混乱をきたすと思われる．典型的なうつではないといった違和感をもったときに発達障害とい

> 病者役割：①病気であることについて責任を問われない．②病者が正常なときに果たされていた役割を免除される．③しかしながら病気は役割遂行の点からは本来望ましくないので，よくなるよう努める義務がある．④病者やその家族は，回復のために援助を求める義務があり，同時に援助者に協力する義務がある．以上4つで定義される．発達障害は生来的なものであり，診断をつけることは②の役割義務をずっと免除されることとほぼイコールになると考える．

う診断可能性を考慮することは非常に大事であるが，その違和感を発達障害という概念がすべて埋めてくれるわけではないとも思うのである．

● 文献

1) American Psychiatric Association：Diagnostic and Statistical Manual of Mental Disorders, 4th Edition, Text Revision. APA, 2000
2) World Health Organization：The ICD-10 Classification of Mental and Behavioral Disorders：Diagnostic Criteria for Rsearch. Geneva, WHO, 1993
3) 金生由紀子：発達障害．児童青年精神医学とその近接領域 50：130-136, 2009
4) Kanner L：Autistic disturbances of affective contact. Nerv Child 2：217-250, 1943
5) Asperger H：Die 'Autistischen Psychopathen' im Kindesalter. Archiv für psychaitrie und Nervenkrankheiten 117：76-136, 1944
6) Wing L：Asperger's syndrome：a clinical account. Psychological Medicine 11：115-129, 1981
7) 傳田健三：うつ病，不安障害と広汎性発達障害の関係．臨床精神医学 37：1535-1541, 2008
8) Baron-Cohen S, Scott FJ, Allison C, et al：Prevalence of autism-spectrum conditions：UK school-based population study. Br J Psychiatry 194：500-509, 2009
9) Baird G, Simonoff E, Pickles A, et al：Prevalence of disorders of the autism spectrum in a population cohort of children in South Thames：the Special Needs and Autism Project(SNAP). Lancet 368：210-215, 2006
10) Ehlers S, Gillberg C：The epidemiology of Asperger syndrome. A total population study. J Child Psychol Psychiatry 34：1327-1350, 1993
11) Rosenberg RE, Law JK, Yenokyan G, et al：Characteristics and concordance of autism spectrum disorders among 277 twin pairs. Arch Pediatr Adolesc Med 163：907-914, 2009
12) Ghaziuddin M, Weidmer-Mikhail E, Ghaziuddin N：Comorbidity of Asperger syndrome：apreliminary report. J Intellect Disabil Res 42：279-283, 1998
13) Kim JA, Szatmari P, Bryson SE, et al：The prevalence of anxiety and mood problems among children with autism and Asperger syndrome. Autism 4：117-132, 2000
14) Mouridsen SE, Rich B, Isager T, et al：Psychiatric Disorders in Individuals Diagnosed with Infantile Autism as Children：A Case Control Study. J Psychiat Pract 14：5-12, 2008
15) Mouridsen SE, Rich B, Isager T, et al：Psychiatric disorders in adults diagnosed as children with atypical autism. A case control study. J Neural Transm 115：135-138, 2008
16) 並木典子，杉山登志郎，明翫光宜：高機能広汎性発達障害にみられる気分障害に関する臨床的研究．小児の精神と神経 46：257-263, 2006
17) Sterling L, Dawson G, Estes A, et al：Characteristics Associated with Presense of Depressive Symptoms in Adults with Autism Spectrum Disorder. J Autism Dev Disord 38：1011-1018, 2008
18) Akiskal HS：The bipolar spectrum：new concepts in classification and diagnosis. In Grinspoon L (ed)：Psychiatry Update：The American Psychiatric Association Annual review, pp271-292, American Psychiatric Press, Washington DC, 1983
19) Munesue T, Ono Y, Mutoh K, et al：High prevalence of bipolar disorder comorbidity in adolescents and young adults with high-functioning autism spectrum disorder：a preliminary study of 44 outpatients. J Affect Disord 111：170-175, 2008
20) Wozniak J, Biederman J, Faraone SV, et al：Mania in Children With Pervasive Developmental Disorder Revisited. J Am Acad Child Adolesc Psychiatry 36：1552-1559, 1997
21) DeLong R：Children with autistic spectrum disorder and a family history of affective disorder. Dev Med Child Neurol 36：441-448, 1994
22) 内山登紀夫：成人期の自閉症スペクトラム—診断と鑑別診断．そだちの科学 13(11)：26-31, 2009
23) 金井智恵子，湯川慶典，加藤進昌，岩波 明：自称アスペルガー障害と本物をどう見分けるか．精神科 18：314-320：2011
24) 安達 潤，市川宏伸，井上雅彦，ほか：広汎性発達障害日本自閉症協会評定尺度(Pervasive Developmental Disorders Autism Society Japan Rating Scale：PARS). スペクトラム出版社，2008
25) Baron-Cohen S, Wheelwright S, Skinner R, et al：The autism-spectrum quotient(AQ)：Evidence from asperger syndrome/high function autism, male and females, scientists and mathematicians. J

Autism Dev Disord 31:5-17, 2001
26) 若林明雄, 東條吉邦:自閉症スペクトラム(AQ)日本語版の標準化―高機能臨床群と健常成人による検討. 心理学研究 75:78-84, 2004
27) Woodbury-Smith MR, Robinson J, Wheelwright S, et al: Screening adults for asperger syndrome using the AQ: A preliminary study of its diagnostic validity in clinical practice. J Autism Dev Disord 35:331-335, 2005
28) Lord C, Rutter M, Le Couteur A: Autism Diagnostic Interview-Revised: a revised version of a diagnostic interview for caregivers of individuals with possible pervasive developmental disorders. J Autism Dev Disord 24:659-685, 1994
29) Stewart ME, Barnard L, Pearson J, et al: Presentation of depression in autism and Asperger syndrome. Autism 10:103-116, 2006
30) Matson JL, Nebe-Schwalm MS: Comorbid psychopathology with autism spectrum disorder in children: An overview. Res Dev Disabil 28:341-352, 2007
31) 山下 洋:広汎性発達障害に併存するうつ病の診断と治療. 児童青年精神医学とその近接領域 49:138-148, 2008
32) Fisman S, Wolf L: The handicapped child: psychological effects of parental, marital, and sibling relationships. Psychiatr Clin North Am 14:199-217, 1991
33) Gabriels RL, Cuccaro ML, Hill DE, et al: Repetitive behaviors in autism: relationships with associated clinical features. Res Dev Disabil 26:169-181, 2005
34) Richdale AL, Schreck KA: Sleep problems in autism spectrum disorders: prevalence, nature, & possible biopsychosocialaetiologies. Sleep Med Rev 13:403-411, 2009
35) Mukaddes NM, Abali O, Gurkan K: Short-term efficacy and safety of risperidone in young children with autistic disorder(AD). World J Biol Psychiatry 5:211-214, 2004
36) Andersen IM, Kaczmarska J, McGrew SG, et al: Melatonin for insomnia in children with autism spectrum disorders. J Child Neurol 23:482-485, 2008
37) Hayashi E: effect of melatonin on sleep-wake rhythm: The sleep diary of an autistic male. Psychiatry Clin Neurosci 54:383-384, 2000
38) 三上克央, 大屋彰利, 赤坂 邦, ほか:青年期アスペルガー障害における自殺企図の1例. 精神神経学 108:587-596, 2006
39) Smalley SL, McCracken J, Tanguay P: Autism, Affective Disorders, and Social Phobia. Am J Med Genet 60:19-26, 1995
40) Cohen IL, Tsiouris JA: Maternal Recurrent Mood Disorders and High-Functioning Autism. J Autism Dev Disord 36:1077-1088, 2006
41) Lajiness-O' Neill R, Menard P: Brief Report: An Autistic Spectrum Subtype Revealed Through Familial Psychopathology Coupled with Cognition in ASD. J Autism Dev Disord 38:982-987, 2008
42) Schain RL, Freedman DX: Studies on 5-hydroxyindole metabolism in autistic and other mental retarded children. J Pediatr 58:315-320, 1961
43) Nakamura K, Sekine Y, Ouch Y, et al: Brain Serotonin and Dopamine Transporter Bindings in Adults With High-Functioning Autism. Arch Gen Psychiatry 67:59-68, 2010
44) Frokjaer VG, Vinberg M, Erritzoe D, et al: High familial risk for mood disorder is associated with low dorsolateral prefronatal cortex serotonin transporter binding. Neuroimage 46:360-366, 2009
45) Brune CW, Kim SJ, Salt J, et al:5-HTTLPR Genotype-Specific Phenotype in Children and Adolescents With Autism. Am J Psychiatry 163:2148-2156, 2006
46) Sofronoff KS, Attwood T, Hinton S: A randomized controlled trial of a CBT intervention for anxiety in children with Asperger syndrome. J Child Psychol Psychiatry 46:1152-1160, 2005
47) Weiss JA, Lunsky Y: Group Cognitive Behavioural Therapy for Adults with Asperger Syndrome and Anxiety and Mood Disorder: A case series. Clin Psychol Psychother 17:438-446, 2010
48) デニス・グリーンバーガー, クリスティーン・A・パデスキー(著), 大野 裕(監訳), 岩坂 彰(訳):うつと不安の認知療法練習帳. 創元社, 2001
49) 五十嵐美紀, 横井英樹, 加藤進昌, ほか:アスペルガー障害に対するデイケア. 精神科 16:20-26, 2010
50) 根本隆洋, 藤井千代, 三浦勇太, ほか:社会機能評価尺度(Social Functioning Scale:SFS)日本語版の作成および信頼性と妥当性の検討. 社会精神医学 17:188-195, 2008
51) Williams K, Wheeler PM, Silove N, et al: Selective serotonin reuptake inhibitors(SSRIs)for autism

spectrum disorders(ASD)(Review). The Cochrane Collaboration. John Wiley & Sons, 2010
52) Buchsbaum M, Hollander E, Haznedar MM, et al : Effect of fluoxetine on regional cerebral metabolism in autistic spectrum disorders : a pilot study. Int J Neuropsychopharmacol 4 : 119-125, 2001
53) Kolevzon A, Mathewson KA, Hollander E : Selective Serotonin Reuptake Inhibitors in Autism : A review of Efficacy and Tolerability. J Clin Psychiatry 67 : 407-414, 2006
54) Esbensen AJ, Greenberg JS, Aman MG : Longitudinal Investigation of Psychotropic and Nonpsychiatropic Medication Use Among Adolescents and Adults with Autism Spectrum Disorders. J Autism Dev Disord 39 : 1339-1349, 2009
55) Kessler RC, Adler L, Barkley R, et al : The prevalence and Correlates of Adult ADHD in the United States : Results From the National Comorbidity Survey Replication. Am J Psychiatry 163 : 716-723, 2006
56) レズニック RJ(著)，大賀健太郎，霜山孝子(監訳)，紅葉誠一(訳)：成人の ADHD―臨床ガイドブック．東京書籍，2003
57) ウェンダー PH(著)，福島 章，延与和子(訳)：成人期の ADHD―病理と治療．新曜社，2002
58) Zak R, Fisher B, Couvadelli BV, et al : Preliminary study of the prevalence of restless legs syndrome in adults with attention deficit hyperactivity disorder. Percept Mot Skills 108 : 759-763, 2009
59) 大賀健太郎：成人期の ADHD 診断―その実際と留意点．精神科治療学 25 : 741-749, 2010
60) 川谷正男，中井昭夫，眞弓光文，ほか：注意欠陥/多動性障害から広汎性発達障害に診断変更された症例の後方視的検討．脳と発達 41 : 11-16, 2009
61) Jensen VK, Larrieu JA, Mac KK : Differential diagnosis between attention-deficit/hyperactivity disorder and pervasive developmental disorder—not otherwise specified. Clin Pediatr 36 : 551-561, 1997
62) Yoshida Y, Uchiyama T : The clinical necessity for assessing attention deficit/hyperactivity disorder(AD/HD)symptoms in children with high-functioning pervasive developmental disorder (PDD). European Child Adolesc Psychiatry 13 : 307-314, 2004
63) Goldestein S, Schwebach AJ : The comorbidity of pervasive developmental disorder and attention deficit/hyperactivity disorder : results of a retrospective chart review. J Autism Dev Disord 34 : 329-339, 2004
64) Strum H, Fernell E, Gillberg C : Autism spectrum disorders in children, with normal intellectual levels : associated impairments and subgroups. Dev Med Child Neurol 46 : 444-447, 2004
65) Sinzig J, Walter D, Doepfner M : Attention deficit/hyperactivity disorder in children and adolescents with autism spectrum disorder : symptom or syndrome? J Atten Disord 13 : 117-126, 2009
66) Daviss WB : A Review of Co-Morbid Depression in Pediatric ADHD : Etiologies, Phenomenology, and Treatment. J Child Adolesc Psychopharmacol 18 : 565-571, 2008
67) Hughes CW, Emslie GJ, Crismon ML, et al : Texas Children's Medication Algorithm Project : Update From Texas Consensus Conference Panel on Medication Treatment of Childhood Major Depressive Disorder. J Am Acad Child Adolesc Psychiatry 46 : 667-686, 2007
68) 岡田 俊：児童青年期双極性障害に併存する注意欠陥/多動性障害に対する中枢刺激薬の使用．臨床精神薬理 13 : 927-932, 2010
69) Parsons T : Scocial structure and dynamic process : the case of modern medical practice. The Social System. Chapter Ⅲ, Glencoe : The Free Press, 1951

● Further Reading
・Susan EL, David SM, Robert TS : Autism. Lancet 374 : 1627-1638, 2009
ASD に関する過去 10 年の主要論文をまとめた review．疫学，診断，治療から生物学的研究まで幅広く扱ってあり，最近の知見を把握しやすい．
・ウタ・フリス：新訂 自閉症の謎を解き明かす．東京書籍，2009
中枢性統合理論を提唱したウタ・フリスの書籍．さまざまな研究から浮き彫りになってきた ASD の特性を平易に書いてくれている．

（山田貴志，金井智恵子，岩波 明，加藤進昌）

第 6 章

統合失調症に併発したうつ病への対応

　統合失調症の経過中に，抑うつ症状あるいは状態が前景に現れることは珍しくない．しかし，その抑うつ状態をうつ病の併発ととらえられるかどうかは難しい問題である．さらに統合失調感情障害との異同も含めると，診断学的には大変複雑な様相を呈することになる．抑うつ状態をうつ病との併発ととらえる考え方もあろうが，一方，統合失調症の精神症状の一部として，陽性症状，陰性症状，認知機能障害とともに抑うつ症状を位置づける考え方もある．そもそも"depression"という用語が抑うつ感情(一過性の気分状態，状況に適応していれば病的とはいえない)を表すのか，抑うつ症状(苦痛感をもたらす悲しい気分状態，必ずしも十分期間持続しなかったり，他の特徴を伴わないためにうつ病の診断を満たさない場合もある)を表すのか，抑うつ症候群(抑うつ症状以外にもさまざまな特徴を伴い，うつ病の診断基準を満たすもの)を表しているのか，判然としないために統合失調症における"depression"の研究の妨げになっているとの指摘もある[1]．本章では，これら"depression"を便宜上"抑うつ状態"あるいは"抑うつ症状"と記すこととする．

　こうした定義や評価方法の違い(横断的・縦断的，症状重症度・症候学的基準，など)によって，統合失調症患者における抑うつ状態の出現率は 7～75% と研究報告によって大きく異なる．総じておよそ 25% と考えられているが[1]，病期によってもその割合は異なる．また，抑うつ状態を伴う場合，その経過や転帰に及ぼす影響についても抑うつ状態がどの病期で現れるかによって異なる．例えば，急性期にみられる抑うつ状態は，その後の治療反応性や転帰が良好であることの予測指標となるとの報告が散見される[2-4]．一方，慢性期にみられる抑うつ状態は，再発率や自殺の危険率の高さなど，社会的転帰の悪さと関連するとの報告が多い[5-7]．したがって，統合失調症の抑うつ状態について検討する際には，病期に分けて検討する必要がある．

　また，統合失調症の抑うつ状態を議論する際にしばしば問題となるのは陰性症状との異同である．陰性症状の少なくとも一部は抑うつ症状と内容が重複している．例えば，興味や楽しみの喪失や精神運動制止，意欲の低下，などは，抑うつ症状，陰性症状のいずれにも含まれる．一方，感情鈍麻は陰性症状に，抑うつ気分，罪業感や自殺念慮などは抑うつ症状に特異的であるように，両者はある程度区別することが可能である．横断的に相関関係を検討した研究では，抑うつ状態と陰性症状との関連を示唆する報告[8,9]もあれば，むしろ陽性症状との関連が強いとする報告もある[10]．一方，

縦断的な検討によれば，抑うつ状態は陰性症状より陽性症状との変動と強く関連することが示唆されている[11,12]．陰性症状がいわば欠陥状態を表しており，内的葛藤などの精神活動が乏しく，ストレス要因に対する反応性が乏しいのに対して，陽性症状や抑うつ状態はストレス要因から比較的影響を受けやすいことから，両者の間に縦断的な関連性が認められやすい可能性がある．特に再発の前駆症状として抑うつ状態は高頻度に認められ，それに引き続き，顕著な陽性症状を伴う再発をしばしばきたすことになる[13]．

初期の研究では，統合失調症の抑うつ状態の評価にハミルトンうつ病評価尺度（Hamilton Rating Scale for Depression：HRSD）[14]や陽性・陰性症状評価尺度（Positive and Negative Syndrome Scale：PANSS）の抑うつ症状に該当する一部の項目の総計点[3,4]が用いられていたが，いずれも必ずしも統合失調症の抑うつ状態を評価するうえで，十分な妥当性の検証は行われていない．そこで，Addingtonら[15]は，統合失調症の抑うつ症状に焦点をあてた評価スケール Calgary Depression Scale for Schizophrenia（CDSS）を作成，その信頼性および妥当性について検証した[16]．特に，陰性症状および錐体外路性副作用との違いを強調し，それらと区別して抑うつ症状を評価することを可能にした[17]．CDSSを用いたある研究では，重回帰分析を用いて，抑うつ症状が社会適応やQOLと関連を示すのに対して，陰性症状は精神症状の重症度と強い関連を示し，両者が統合失調症という疾患の異なる側面を反映することを明らかにしている[18]．

次項からは，病期に分けて抑うつ状態を取り上げることとする．

ARMSにおける抑うつ状態

統合失調症治療において，比較的一致した知見として，未治療期間の長さが長いほど転帰が不良となることが知られている[19]．そのため，治療開始時期をできるだけ早期にするために，顕在発症時期以前の前駆症状を把握し，早期介入する試みがとられるようになってきている．前駆症状としては，軽度の精神病症状（幻覚，関係念慮，魔術的思考，迷信），気分症状（不安，ディスフォリア，イライラ），認知関連症状（注意散漫，集中困難），社会的引きこもり，強迫行為などが挙げられる[20]．こうした症状の多くは非特異的なものであり，また必ずしも顕在発症につながらないため，前駆症状という呼称は必ずしもふさわしいとは思われず，この時期を前駆期というよりハイリスク期あるいは精神病発症危険状態（ARMS：at risk mental state）とよぶ傾向にある．Yungらがハイリスク者への介入を目的として創立したPACE（Personal Assistance and Crisis Evaluation）クリニックでの当初の研究では，非特異的な不安，抑うつ症状がみられ，第1度あるいは第2度親族に精神病エピソードあるいは統合失調型障害をもつ患者がいる，閾値下あるいは一過性の精神病症状を示す患者33名をハイリスク者として20か月追跡したところ7名（21％）が顕在発症に至ったと報告されている[21]．その後，予測精度を上げるために，家族歴について第1度親族までに絞っ

たところ，感度は40.8%まで上昇し，Cox回帰分析を用いて有意な予測因子を抽出すると，BPRS（Brief Psychiatric Rating Scale），SANS（Scale for the Assessment of Negative Symptoms），GAF（Global Assessment of Functioning）などとならんで，うつ症状評価尺度であるHRSD得点が挙げられている[22]．現時点では，ハイリスク者のうち誰が顕在発症にいたるのかを確実に予測することは難しいが，軽度あるいは短期間の精神病症状や社会機能の低下とともに抑うつ症状が精神病への移行を予測する重要な因子であることは興味深い．

米国でも同様の目的でPRIME（Prevention Through Risk Identification, Management, and Education）クリニックが4か所に立ち上げられ，ハイリスク者60名を対象に，オランザピンと偽薬の間で無作為化二重盲検法を用いて，1年間の精神病への移行率を主要評価項目として比較を行っている．その結果，実薬群では精神病への移行率が16.1%，偽薬群では37.9%と，実薬群では移行率が低かったが，その差は有意ではなかった[23]．その他の早期介入に関する研究においても，抗精神病薬あるいは心理社会的介入の精神病発症予防効果については明らかな結果は得られていない[24]．前向きのナチュラリスティック研究（対象者の選択基準，方法としてのランダム化，二重盲検など厳密な統制が行われていない研究）ではあるが，ハイリスク者に対する抗うつ薬と非定型抗精神病薬の精神病発症予防効果を比較検討した報告がある[25]．平均30.5か月の追跡期間中に48名中12名が精神病へ移行したが，いずれも非定型抗精神病薬投与群であった．しかし，その解釈は単純なものではない．実際，ナチュラリスティックであったためであろうが，開始時点での精神症状において，非定型抗精神病薬投与群のほうが"思考の解体"症状が重症であり，さらに精神病へ移行した12名のうち11名が服薬不遵守であった．抗うつ薬投与群では4名（20%）が服薬不遵守であったのに対して，非定型抗精神病薬投与群では17名（61%）が服薬不遵守で，そのうち11名が精神病へ移行したことになる．実臨床においてこの数字のもつ意味は重い．ハイリスク者にとって非定型抗精神病薬より抗うつ薬のほうが忍容性に優れ，服薬不遵守が精神病への移行につながると考えると，導入時の薬物として抗うつ薬を第1選択とみなす見方もできるかもしれない．前駆症状のなかで精神病症状の改善度においても両群間で差はなく，抗精神病薬が精神病症状に直接作用するのに対して，抗うつ薬は不安抑うつ症状を改善することで精神病の発症誘因となるストレスの緩和を通じて，効果をもたらす可能性がある．今後の早期介入研究において，アドヒアランスの要因，さらには抑うつ症状への対処は重要な鍵となる．後で記すが，抗精神病薬によって生じるディスフォリア（不快気分）がアドヒアランスに大きな影響を及ぼす点にも注意が必要である．

急性期における抑うつ状態

急性期は幻覚妄想を伴う精神運動興奮状態を呈することが多いため，抑うつ症状が明らかになりにくい病期である．しかし，初回エピソードあるいは再発時に抑うつ状

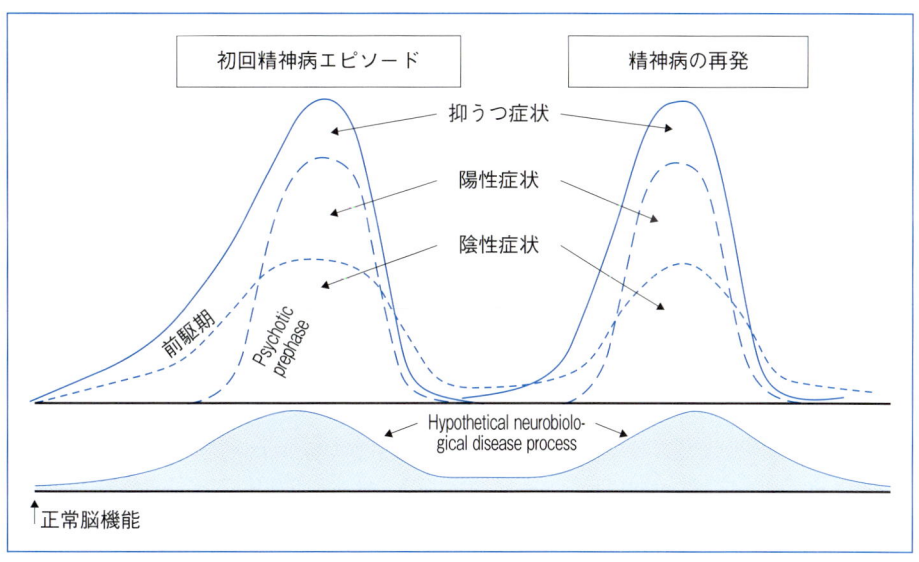

図6-1 統合失調症における抑うつ症状，陽性症状，陰性症状の前駆期から精神病エピソードにかけての継時的変化に関するモデル
(Häfner H, Maurer K, Trendler G, et al : The early course of schizophrenia and depression. Eur Arch Psychiatry Clin Neurosci 255 : 167-173, 2005 より)

態が出現する率が高くなることが知られている（図6-1）．Häfnerら[26]は，大部分が未治療の統合失調症およびうつ病と診断された初回入院患者それぞれ130名と健常対照者130名を対象に，後方視的調査法を用いて，発症時の症状について比較を行った．各疾患群で最も高頻度にみられた10症状を列挙したところ，13の症状のうち9の症状で発現頻度に差はなく，いずれの疾患群でも早期から抑うつ症状，陰性症状が認められ，入院時点に近づくにつれて，うつ病と比較して統合失調症患者では高頻度に陽性症状の発現頻度が増したが，同時に抑うつ症状の発現頻度も増大していた（20.6%→84.9%）．

　急性期における抑うつ症状は，すでに記したとおり，予後の良さと関連するとの報告が多い．Kay & Lindenmayer[2]は，急性期における抑うつ症状は，良好な病前機能，急速な発症，陰性症状などと並んで，21～33か月後の良好な転帰と関連していたと報告している．Emsleyら[3]も，より多くのサンプル数で，7年以上の経過のなかで，急性増悪期の不安抑うつ症状が治療における転帰のよさと関連することを報告している．また，Oosthuizenら[4]は，80名の初回エピソード患者を対象にベースラインにおける抑うつ症状が6週，12週，24週の陰性症状得点と負の相関を示すことを報告した．年齢，性，未治療期間などの変数を含む多重回帰分析の結果からも，12，24週時点での陰性症状得点に対して，ベースラインにおける抑うつ症状のみが有意な予測因子として抽出された．一方，いくつか否定的な報告も認められる[14,27]．Jägerら[14]は多施設共同研究において，200名の統合失調症および統合失調症様障害と診断された入院患者を対象に，入院時の抑うつ症状をPANSSおよびHRSDで評価し，6週の治療反応性の予測因子としての妥当性を検証した．治療反応性の指標とし

てPANSS総計点から抑うつ症状得点を差し引いた値の6週時点での評点および入院時から6週時点までの改善度を用いた．回帰分析の結果，6週時点での評点および改善度ともに入院時における抑うつ症状が有意な予測因子として抽出された．入院時の抑うつ症状が重症であるほど改善度は高かったが，一方6週時点での残遺症状は逆に顕著であったとの結果が得られた．入院時の抑うつ症状とPANSS総計点から抑うつ症状得点を差し引いた値との間には有意な正の相関が得られたことから，患者群を抑うつ状態群（HRSD≧16）と非抑うつ状態群に分けて，入院時のPANSS総計点から抑うつ症状を差し引いた値を共変量とした共分散分析を施行したところ，6週時点での評点および改善度のいずれについても有意な群の主効果は得られず，入院時の抑うつ症状は治療反応性の予測因子とは言い難いとの結論が得られた．急性期における抑うつ症状に関する研究では，陽性症状との関連を示唆するものが多く，また非服薬患者が多く含まれていることから，抑うつ症状が統合失調症の疾患の一部であるというとらえられ方がされており，抑うつ症状とその後の転帰に関する研究では，ベースラインにおけるその他の症状との関連を考慮した注意深い研究デザインが必要と思われる．

精神病後抑うつ状態（post-psychotic depression：PPD）

　急性期の抑うつ症状が陽性症状の改善とともに軽快することは多くの研究から明らかにされている．その一方で，陽性症状が軽快しているにもかかわらず，抑うつ状態が逆に出現する場合があることが知られている．精神病後抑うつ状態としてよく知られている現象であるが，当初は急性期直後に出現するもののみを指していた．現在は精神病エピソードが終焉してからかなりの時間が経過した後に出現するものも含まれる．精神病後抑うつ状態が精神病に対する心理的反応として出現するのか[28]，精神病の寛解に伴ってそれまでマスクされていた抑うつ状態が顕在化するのか[29]，あるいは薬物によって惹起されたディスフォリアととらえられるか[30]，については議論がある．いずれにしても精神病後抑うつ状態は絶望感や自殺念慮の誘因となる重要な臨床像である[31]．

　Birchwoodら[32]は，精神病後抑うつ状態について，105名の統合失調症圏の患者を対象に急性期から回復後12か月間（入院時，退院時，退院後4，8，12か月後の時点）追跡調査を行った．105名中78名が5時点のすべてで評価を実施されている．抑うつ症状の評価にはBDI（Beck Depression Inventory）とCDSSが用いられているが，両者の間には高い相関値（r＝0.91）が得られており，抑うつ状態の定義にはBDI≧15（中等度以上のうつ）を用いた．その結果，71％（n＝55）が入院時に抑うつ状態を呈し，そのうち87％（n＝48）が退院後のいずれかの時点で抑うつ状態から脱した．さらに48名のうち，26名（54％）は再び抑うつ状態を呈し，22名（46％）は抑うつ状態を呈することはなかった．入院時に抑うつ状態を認めなかった23名のうち，13名（57％）は退院後少なくとも1時点で抑うつ状態を呈し，9名（39％）は抑うつ状態を呈することな

く，1名(4%)は退院時に抑うつ状態を呈したが，退院後には抑うつ状態を呈することはなかった．この結果をまとめると，8名を除く患者は以下のように分類される．

- 精神病後抑うつ状態を呈した患者(PPD，n = 39)
  第1群：入院時に抑うつ状態，いったん改善した後，再び抑うつ状態(n = 26)
  第2群：入院時に非抑うつ状態，退院後の1時点以上で抑うつ状態(n = 13)
- 精神病後抑うつ状態を呈さなかった患者(non-PPD，n = 31)
  第3群：入院時に抑うつ状態，追跡期間のいずれの時点でも抑うつ状態を呈さない(n = 22)
  第4群：入院時に非抑うつ状態，追跡期間のいずれの時点でも抑うつ状態を呈さない(n = 9)

8名中5名は急性期から追跡期間を通じて抑うつ状態の回復がみられず，2名は最終時点，1名は退院時を除いて抑うつ状態の回復がみられなかった者である．PPD群では，抑うつ状態が認められた時点(PPD時点)の直前の時点をpre-PPD時点としたところ，退院時からpre-PPD時点およびPPD時点までは，それぞれ平均167.5日，248日であったため，non-PPD群では，デフォルトとしてpre-PPD時点，PPD時点をそれぞれ退院後4および8か月後として，その時点での評価を比較に用いた．

PPD群では退院後BDI得点が上昇するのに対して，陽性症状，陰性症状ともに著明な変化は認められなかった．また急性期には，第1，3群では抑うつ症状と陽性症状は並行して改善するのに対して，第2，4群では両者は異なる変化を示していた．PPD群とnon-PPD群の間で，入院時の陽性症状の重症度に差はなく，陽性症状と抑うつ症状との関連性は一部の患者でのみ認められる現象である可能性が示唆された．

さらに，PPD群において退院後の陽性症状の変化に着目すると，SAPS(Scale for the Assessment of Positive Symptoms)総計点が4以上増加した患者は11名であり，その11名についてはPPD時点でのSAPS得点が入院時のSAPS得点と有意差はなく，精神病の再発ととらえられるレベルであった．したがって，この11名を除いた28名(全体の36%)が真のPPD群と考えられた．

PPDの発現の誘因については，入院時の抑うつ状態の有無は必ずしも有意な影響を及ぼさず，発症年齢，罹病期間，入院回数，性，婚姻状況，人種についてもPPD群とnon-PPD群の間で有意な差は認められなかった．一方，初回エピソード患者のうち50%にPPDが認められたのに対して，複数のエピソードを体験している再発患者ではPPDは32%にしか認められておらず，有意差が認められた．

薬物の影響については，1日投与量のクロルプロマジン換算値および錐体外路性副作用の評価としてAIMS(Abnormal Involuntary Movement Scale)得点を用いてPPD群とnon-PPD群の間で比較を行ったところ，いずれの時点でも有意差は得られず，薬物がPPDに及ぼす影響については否定的であった．しかし，後で詳しく記すが，薬物が引き起こすディスフォリアの影響は必ずしも服用量のクロルプロマジン換算値や錐体外路性副作用と相関するわけではなく，完全に否定されるわけではない．

また，退院後12か月の間に中等度の抑うつ状態に絶望感を体験した患者は33.3％，中等度の抑うつ状態に自殺関連事象を体験した患者は20.5％に上った．

さらに，同じ著者のグループ[33]はPPDが発現するメカニズムを解明するために，抑うつ状態が出現する以前のpre-PPD時点における，患者の精神病に対する評価，抑うつに対する脆弱性（自尊心，自己効力感，自己批判，洞察），過去・現在・未来において自身が果たしうる役割および願望としての役割，についてPPD群とnon-PPD群とで群間比較を行っている．その結果，PPD群はnon-PPD群と比較して精神病の原因を外的な要因より自分自身に求める傾向が強く，自律性や価値ある役割の喪失を体験し，疾患による屈辱感や陥れられた感が強いことが明らかにされた．また，未来において自身が果たしうる役割については低く見積もり，その一方で，願望としての自身の役割のレベルについてはnon-PPD群との間に差は認められなかった．抑うつに対する脆弱性についても，抑うつ状態がみられていないpre-PPD時点でもPPD群はnon-PPD群と比較して自尊心が低く，自己批判的であることが明らかにされた．一方，洞察については，pre-PPD時点では群間差は見出せなかったが，PPD時点ではPPD群でより深い洞察が得られており，自尊心の低下や自己批判，喪失感，屈辱感や陥れられた感に拍車をかけているものと推察される．

筆者らはこうした結果をふまえて，精神病後抑うつは，精神病に対する個人的な体験およびそれを通じて得られた自身に関する評価，特に精神病によってもたらされた喪失感，自己批判，屈辱感や陥れられた感から生じるものと結論づけている．PPD患者において洞察がpre-PPD時点からPPD時点へと深まることからも，"精神病"が抑うつの原因であることを支持する所見といえる．また，精神病後抑うつを呈する患者は，未来に対して自身が果たしうると思う役割の水準については低い一方で，願望として果たしたいと思う役割の水準は抑うつを呈していない患者と比較しても低下はしていない．こうした内的葛藤が激しい喪失感，屈辱感，陥れられた感につながっているともとらえられる．重大な身体疾患でも同様であるが，内的葛藤の軽減のためには，洞察の獲得と同時に自身に関する認識をその与えられた状況に合わせて再調整する必要がある．著者らは，初回エピソード患者で精神病後抑うつの発現頻度が高いのは，再発を繰り返した患者と比較して，その過程に慣れておらず，困難をきたすためと考察している．

精神病後抑うつ状態に対する薬物療法としては，抗精神病薬に対するイミプラミンの付加療法およびその維持療法の有効性が報告されている[34,35]．特に維持療法の可否については，イミプラミンの付加療法を持続した群と比較して，偽薬に置換された群のほうが抑うつ状態の再発ばかりでなく，精神病状態の再発率も高かった．次項で記すように，抑うつ症状がストレスに対する代償不全として出現し，また抑うつ症状自体が患者へのストレスとして再発の誘因となるのに対して，抗うつ薬による抑うつ症状の改善効果がストレスの緩和につながることで再発予防に資する可能性が示唆される．

再発前駆症状としての抑うつ状態

1 │ 再発前駆症状

　病期に分けて検討すると，抑うつ症状は急性期に最も高頻度に認められる（22〜88％）[36]．一方，慢性期・安定期の抑うつ状態の発現率は，4〜25％の範囲内で平均すると約15％と報告されている[36]．すでに記したとおり，慢性期・安定期にみられる抑うつ状態は急性期のそれとは異なり，再発率や自殺の危険率の高さなど，社会的転帰の悪さと関連するとの報告が多い[5-7]．

　慢性期・安定期のなかで，統合失調症の再発に先行してストレスに対する代償不全を反映する非精神病性の症状として抑うつ症状が出現する時期がある．こうした時期は前駆期とよばれ，その際に生じる症状を前駆症状と呼んでいる．前駆期の期間は報告によって異なるが，Herzら[37]は再発前の約2〜4週の時点で最も前駆症状が出現しやすいとしている．再発前駆症状の臨床的重要性は，統合失調症の再発防止への有用性にある．

　1960年代にChapman[38]は統合失調症の前駆症状について主観的な知覚変容，認知機能障害と関連づけて報告している．その報告によると，訴えの内容は神経症的なものが多く，その基盤には刺激の受容過程でのフィルタリング障害による刺激過多の状態があることを示唆している．Dochertyら[39]は，統合失調症の発症に至る過程を5段階に分類した．すなわち，①過度の拡張，②意識の狭窄，③脱抑制，④精神的解体，⑤精神的解決，である．このうち，①，②の段階は，環境からのストレスによる生体反応を代償しようとする努力がうまくいかず，非精神病性の症状を呈する前駆状態と考えられる．

　統合失調症の前駆症状は狭義には代償不全を反映する非精神病性の症状を指すが，ARMSと同様，軽度の精神病症状が含まれる場合もある．Herzら[37]は145名の慢性統合失調症患者とその家族80名に対して2年間の再発状況について後方視的に検討し，再発を呈した患者の70％，家族の93％がその患者の前駆症状を認めたと報告している．前駆症状の内容としては，緊張，不眠，集中困難，食欲低下，抑うつ気分といったストレスに起因するディスフォリアともいうべき非精神病性の症状のほかに，「笑われている，あるいは何か言われている気がする」，「宗教的思考の増大」といった精神病症状も認められている．こうして聴取された前駆症状のうち頻度が高かった症状を抽出してESQ（Early Signs Questionnaire）が作成された．一方，Birchwoodら[40]も42名の患者およびその家族から入院前の症状変化について詳細に聴取した結果，頻度が高かった34項目からなるESS（Early Signs Scale）を作成した．ESSを用いた結果，入院前1か月の時点で59％，2週前には75％の家族が何らかの早期徴候を認めていた．また，2週前から入院時までの間に早期徴候の出現を認めた家族はわずか7％にすぎなかった．さらに34項目はそれぞれ不安・焦燥（6項目），抑うつ・引きこもり（10項目），脱抑制（7項目），初期精神病症状（11項目）の各カテゴリーに分類さ

れ，各項目について0～3点の4段階評価を用いた場合，十分な信頼性および構造妥当性が確認されている．再発予測についての妥当性も，ESSのカットオフポイントを30点とした場合，感度が63%，特異度が82%と比較的良好な成績が得られている．一方，Marderら[41]は維持的薬物療法を施行中の統合失調症患者についてESQとBPRS（Brief Psychiatric Rating Scale）の不安・抑うつサブスケールと各患者に特異的な症状に基づくIPS（Idiosyncratic Prodromal Scale）を用いて再発予測性について検討した．その結果，BPRSの不安・抑うつサブスケールとIPSについては有意な再発予測性が認められたが，ESQについてはその有用性は認められなかった．

前駆症状に精神病症状を含めることには異論もあるが[42]，精神病症状を含めた場合の方が再発予測可能性が高くなるようである．Tarrierら[43]も抑うつ症状のみを前駆症状の指標として再発予測性を検討した結果，感度が50%，特異度が81%であったのに対して，抑うつ症状と軽度の幻覚症状を組み合わせた指標を用いた場合は感度が62.5%，特異度が87.5%と値が高くなることを報告している．現時点では，前駆症状に軽度の精神病症状を加えた場合には，再発を予測するうえで臨床的により有用な情報が得られると考えられる．

これまでに記してきたように，抑うつ状態は急性期や精神病後など異なる病期で認められる非特異的な臨床像であるにもかかわらず，Tarrierら[43]の報告でも明らかなように，再発予測における特異度が比較的高い（81%）ことは注目に値する．前方視的，継時的に精神症状評価を行った研究でも，その他の病期と比較して再発前駆期に抑うつ症状が顕著であることが認められている[44]．一方，抑うつ症状が再発前駆期より，急性期における中核症状，あるいは精神病症状の代償不全に対する反応性の症状として出現するケースが多いと主張する研究者もいる[27,45]．Koreenら[27]は初回エピソードの統合失調症患者70名を対象に，前方視的に5年間にわたって追跡調査を行った．精神病症状を呈していた時点で抑うつ状態が認められた患者は26%，精神病症状が認められなかった時点では4%であり，一方，再発が認められた患者32名のうち，27名については再発前1か月以内の症状評価が行われており，抑うつ状態が認められた者はわずか7%であった．したがって，少なくとも初回エピソードの患者においては抑うつ状態が精神病症状と強く関連していること，非精神病性の前駆症状として出現することはまれであると結論づけている．

一般的には，顕著な精神病症状の増悪を伴う再発に先行して不安・抑うつ症状が出現する．一方で，初回エピソード患者については，軽度でとらえにくい精神病症状に対する反応性の症状である可能性はあるが，結論に達するにはより多くの知見を重ねる必要がある．

2 │ 前駆症状への介入

前駆症状としての不安，抑うつ状態はそれほど長く持続しない．したがって，陽性症状が一定期間以上安定している時期に不安，抑うつ状態が出現した場合，再発予防

を念頭に置きながら慎重に観察し，対処する必要がある．日常生活のなかで通常体験する一過性の失望感や悲哀感であるのか，再発前駆状態としての抑うつ状態であるのかを見分けるのは困難な場合も少なくない．再発予防を目的とする，前駆症状としての不安・抑うつへの対処法として，Herzら[46]は包括的な再発予防プログラム（PRP：program for relapse prevention）を提唱している．すなわち，通常の維持的薬物療法に加えて，心理教育，ESQによる前駆症状のモニタリング，前駆症状出現時における臨床的介入，患者および複数の家族を含む集団療法（毎週）を含むPRPは，前駆症状の同定，再発，再入院の予防に有用であること，さらに必要服薬量の減少をもたらしたと報告されている．

　前駆症状出現時の実際的な介入法としては，抗精神病薬の増量，環境調整が主たるものであるが，Carpenterら[47]は再発前駆期におけるジアゼパムの投与が抗精神病薬の増量と同様の効果をもたらすことを報告している．Lingjærde[48]も，抗精神病薬によって十分コントロールされない患者についてはベンゾジアゼピンを追加投与することが有効であると提唱している．その有効性は不安症状ばかりでなく，精神病症状にも及ぶとしている．再発予測における前駆症状の偽陽性所見が少なくないため，抗精神病薬の副作用を考慮して増量がためらわれる場合でも，ジアゼパムが有効であれば，その追加投与は比較的導入しやすい可能性がある．

　副作用が少ないこと，陰性症状や認知機能に対して有効性が示されていること，などから非定型抗精神病薬が汎用されている．Tollefsonら[49]は非定型抗精神病薬のうちオランザピンが統合失調症の抑うつ症状に対して有効であり，またその改善度が再発率の低下と関連することを報告している．さらに抑うつ症状が再発前4週以内に増悪することを認め，再発と抑うつ症状の関連性およびオランザピンが抑うつ症状の改善効果を通じて再発予防に有効である可能性を示唆している．著者らはリスペリドンについては同様の効果がみられないとしている．Sirisら[1]は，統合失調症に併存する抑うつ症状に対する非定型抗精神病薬の有効性を検証した研究をまとめて，オランザピン，リスペリドン，ziprasidoneには抗うつ作用が認められる可能性を示唆した．一方，Furtadoら[50]はより厳密に，統合失調症とうつ病の両方の診断が下されている患者に対する非定型抗精神病薬の有効性に関してRCTデザインを用いて検証された研究に絞って検証したところ，結論に達しうる十分なデータは得られていないと結論づけている．

3 | 慢性期・安定期の抑うつ状態への介入は？

　慢性期・安定期において持続する抑うつ状態に対して抗うつ薬の付加療法については，どうだろうか．Hogartyら[51]は，慢性期・安定期の統合失調症で抑うつ状態を呈している患者に対して，抗パーキンソン薬であるbenztropine，抗精神病薬の減量，デシプラミンあるいはリチウムの追加，のそれぞれの効果を検証し，デシプラミンの追加によって不安，抑うつ症状が改善するばかりでなく，残存する精神病症状の改善

ももたらし，リチウムも不安，抑うつに対して改善効果をもつことを明らかにした．したがって，抗うつ薬付加療法は，精神病後抑うつ状態とともに慢性期・安定期の抑うつ状態に対しても有効であり，前駆症状として出現する不安，抑うつ症状に対しても再発予防効果をもたらす可能性が示唆される．

　ある調査によれば，統合失調症とうつ病がみられる患者については，入院患者の30％，外来通院患者の43％に抗うつ薬が投与されているとされている[52]．しかし，そこで処方されることが多いSSRIをはじめとする新しい薬物については，十分なエビデンスが得られているわけではない[52]．統合失調症の慢性期・安定期の抑うつ状態に対する適正な治療法に関するエビデンスは，心理社会的治療も含めて，まだ十分にあるとはいえず，今後集積していく必要があると思われる．

薬物による抑うつ状態

1│薬原性ディスフォリア

　急性期には，抗精神病薬を服用することによって，一般的には陽性症状が改善するとともに抑うつ症状も改善する経過をとることはすでに記したとおりだが，逆に抗精神病薬によって抑うつ症状に類した主観的な不快感が惹起されることが，抗精神病薬が導入された1950年代より認識されていた[53]．抗精神病薬による主観的な不快感は，"薬原性欠陥症候群(neuroleptic-induced deficit syndrome)"，"薬原性ディスフォリア(neuroleptic dysphoria)"，"主観的錐体外路性副作用(subjective extra-pyramidal side effects)"，"薬原性分離不安症候群(neuroleptic separation anxiety syndrome)"，"薬原性心理的無関心(neuroleptic induced psychic indifference)"，"認知失調症候群(dyscognitive syndrome)"など，さまざまな呼称がつけられてきた．本章では，便宜的に薬原性ディスフォリアと表すが，表6-1に示すとおり，感情面，運動面，認知面の症状を含み，内容はさまざまである．錐体外路性副作用である閾値下のアキネジア[53]やアカシジア[54]についても，前者は自発的な運動の開始や維持を妨げるために，後者は運動を抑制することが難しくなるために，日常生活活動が困難となり，しばしば自信を喪失し，自責感や抑うつ気分が生じるが，これらを薬原性ディスフォリアに含めるか否かについては異論のあるところである．いずれにしても客観的な評価は困難で，患者の主観的報告に依存し，しばしば"だるい"，"何をやっても楽しくない"，"眠くて仕方がない"といった執拗な訴えを伴う．統合失調症の陰性症状と判別が困難な場合もあるが，抗精神病薬による治療経過中であれば，統合失調症に限らずその他の精神病性障害，トゥレット症候群や吃音の治療中でも出現し，その頻度は5～40％とされている[55]．初回服用後48時間以内でも認められ，その場合は特にIDR(initial dysphoric response)と呼ばれている[56,57]．身体的な副作用や精神病症状とは必ずしも関連せず，主観的QOL[58]や，その後のアドヒアランスの低下[56,59]，物質乱用の合併率の高さ[57]，転帰の悪さ[60,61]に関連する．

表6-1 薬原性抑うつの多様性

感情面の症状	感情反応の欠如
	不安
	人生の楽しみの喪失
	自発性・意志の喪失
	体験に対する感情の鈍麻
	活力の喪失
運動面の症状	焦燥・落ち着きのなさ
	精神運動抑制
	セルフコントロールの喪失
認知面の症状	思考抑制
	思考の狭窄
	思考の遅延
	集中困難
	注意欠陥
	記憶障害
	発想の欠如
	学習能力の低下

(Voruganti L, Awad AG : Neuroleptic dysphoria : towards a new synthesis. Psychopharmacology 171 : 121-132, 2004 より)

　薬原性ディスフォリアを引き起こす要因については，報酬系を司る中脳辺縁系，特に側坐核におけるドパミン遮断が関与すると考えられている．皮質のD_2受容体結合能と抑うつ状態が関連することを示唆する報告が散見される[62]．Voruganti ら[63]はカテコールアミン系の合成を阻害する AMPT(alphamethyl paratyrosine)を投与したところ抑うつ状態が生じ，さらに AMPT 投与前のドパミン活性が低い被験者は，より強いディスフォリアを生じることを明らかにした．同様に Fujita ら[64]も AMPT 投与前後の側頭葉におけるD_2受容体結合能を測定し，結合能が上昇した者ほど(AMPTによって内因性ドパミンによる結合が減少した者ほど)ディスフォリアが強く認められたことを報告した．今後，抗精神病薬によるドパミン受容体の遮断によって薬原性ディスフォリアが誘発された後のシナプスにおける構造的，機能的な変化や受容体のアップレギュレーションを含む適応反応のメカニズムが明らかになることによって，長期的な薬物への忍容性やアドヒアランスへの影響に関するよりよい理解につながると考えられる．

　一方，側坐核の core 領域と比較して，shell 領域はドパミン系神経が豊富で，物質乱用や精神病状態に関連することが知られている．定型抗精神病薬が core，shell の両領域に作用するのに対して，非定型抗精神病薬が主として側坐核の core 領域と内側前頭前皮質に作用することが知られており[65,66]，上記ドパミン系神経への作用の違いも考慮に入れると，非定型抗精神病薬は薬原性抑うつをきたしにくいことが予想される[67,68]．

2 | 主観的ウェルビーイング

薬原性ディスフォリアを含む，薬物に対する主観的反応に関連するさまざまな自己評価尺度が開発されている．例えば DAI（Drug Attitude Inventory）[69,70]は，はじめて薬物に対する主観的反応の定量化を試みたスケールであり，30項目からなる自己評価尺度である．その短縮版ともいえる DAI-10[70]は，薬物の試験に広く用いられている．Naber ら[71]は1995年に抗精神病薬治療下主観的ウェルビーイング評価尺度（SWN：Subjective Well-being under Neuroleptic drug treatment）を開発した．主観的ウェルビーイングとは，身体的，心理的，社会的側面といった広汎な領域における認知や感情に関する主観を表した用語であり，満足感，幸福感，不安，緊張，抑うつ，苦悩などと関連する．いわば，SWN は統合失調症患者自身による抗精神病薬治療に対する健康感の自己評価尺度であり，薬原性ディスフォリアをよく反映するス

表 6-2 主観的ウェルビーイング評価尺度短縮版（日本語版）の構成

下位尺度	質問	肯定的記述：まったく違う＝1点 とてもそう感じる＝6点	質問	否定的記述：まったく違う＝6点 とてもそう感じる＝1点
精神機能：思考の健全さ	3	楽に考えられる．	11	思考しにくく，考えがなかなか前に進まない．
	7	私は想像力やアイデアが豊富だ．	17	考えがあちこち飛んでしまってまとまらない．すっきりと考えられない．
セルフコントロール：自身の感覚	15	自分と他者をきっぱり区別することは容易である．	1	私は無力で自分自身をコントロールできないと感じる．
	19	私の気持ちや行動はその時々の状況にふさわしい．	12	私の気持ちや行動はその場の状況にそぐわない．ちょっとしたことにも不安になるのに重要なことは心に響いてこない．
感情調節：気分の良さ	18	私は自分の周りで起こっていることに関心があり，それらのことを大切に感じている．	4	将来に何の希望もない．
	20	何もかもすべてうまくいくという自信がある．	10	私の気持ちも感じ方も鈍くなっている．何もかもどうでもよいように思える．
身体機能：体調の良さ	2	自分の身体のことはよくわかっている．	9	私は弱々しく疲れ果てている．
	5	自分の身体は，自分にしっくりと調和しているように感じる．	16	自分のからだを重荷に感じる．
社会的統合：社会との融和の感覚	8	私は周囲の環境によくなれており，よく通じている．	6	人と知り合いになることに気後れする．
	13	周囲の人々と楽に付き合える．	14	周囲が普段と違って感じられ，奇妙で，こわい感じがする．
尺度合計点				

最高得点は120点で合計点が高いほど，主観的ウェルビーイングが良好であることを示す．
（渡辺美智代，松村人志：抗精神病薬治療下主観的ウェルビーイング評価尺度短縮版の日本語版作成とその信頼性と妥当性の検討．臨床精神薬理 6：905-912, 2003 より）

ケールと考えられる．元来は 38 項目から構成されていたが，その後 20 項目からなる短縮版 SWN(SWNS：SWN short form)が開発され[72]，ともに信頼性，妥当性が確認されている[73]．わが国でも渡辺ら[74]が SWNS の日本語版(SWNS-J)を作成し(表 6-2)，十分な信頼性および妥当性を確認している．SWN は，抗精神病薬治療におけるアドヒアランスの主要な決定要因であり，運動系障害，感情鈍麻，認知障害，自発性の欠如などの影響を受け，精神病症状との相関は低く，通常の精神症状評価尺度では反映されない患者の薬に対する評価を測ることが可能になる長所をもつ．図 6-2 に SWN の構成要素および相互作用に関するモデルを示した[75]．図 6-2 からもわかるように，薬物の副作用に関しては副作用の客観的な重症度より患者が主観的に感じる苦痛感が，また，病期を通じて抑うつ症状が主観的ウェルビーイングに大きな影響を及ぼす．また，心理社会的因子は主観的 QOL の改善を介することではじめて主観的ウェルビーイング，健康感につながることにも注目されたい．

主観的 QOL と心理社会機能の乖離

1 治療目標としての主観的満足感，QOL

統合失調症の治療目標は，幻覚妄想などの陽性症状の改善(薬物療法)，陰性症状や認知機能障害の改善を通じた心理社会機能の向上(リハビリテーション)，から患者の主観的満足感，QOL(エンパワーメント)が重視されるようになってきた．これらの

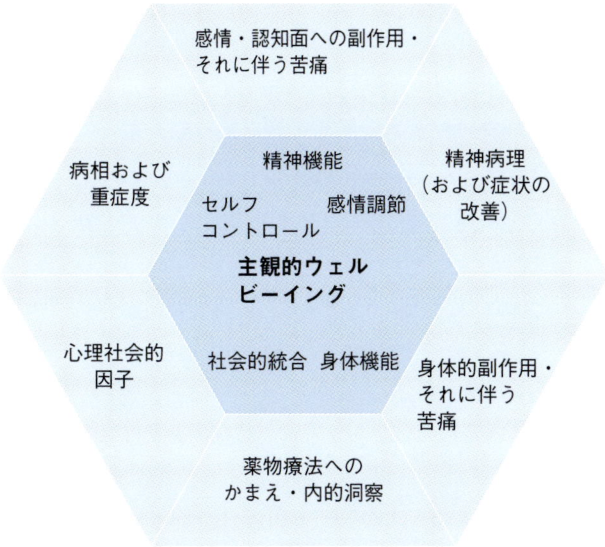

・**病相および重症度**
重症度が高いほど SW は低下．
急性期では，抑うつ，陰性症状，敵意が関連，回復期では抑うつ症状のみ関連．

・**精神病理**
抑うつと不安が最も SW と関連．
陽性症状のうち，妄想，現実検討能力の障害が関連．

・**心理社会的因子**
sQOL を介して SW と関連．

・**薬物療法へのかまえ・内的洞察**
薬物療法へのかまえと DAI(SW と関連)とが関連．

・**身体および感情・認知面への副作用・それに伴う苦痛**
副作用それ自身よりそれに伴う苦痛が SW と関連．

図 6-2 主観的ウェルビーイング(SW)のモデル
〔Lambert M, Schimmelmann BG, Karow A, et al：Subjective well-being and initial dysphoric reaction under antipsychotic drugs-concepts, measurement and clinical relevance. Pharmacopsychiatry 36(suppl 3)：181-190, 2003 より〕

側面すべてを考慮に入れた"回復（リカバリー）"という用語が精神医学の領域でもずいぶんと身近になってきたが，その意味は必ずしも一般的に用いられる意味と同一ではないだろう．一般的に回復とは，"一度失ったものを取り戻すこと，元のとおりになること"を意味し，うつ病における回復は"職業，心理社会機能の病前のレベルへの回復"を意味する．一方，神経発達障害という側面をもつ統合失調症における回復については，異なる概念が必要となる．Anthony[76]は，統合失調症における回復概念について，"疾患によってもたらされる制限にもかかわらず，満足できる，期待に満ちた，世間で役に立つ人生を送る生き方；精神疾患によってもたらされる悲劇的な影響を乗り越えて成長するなかで，人生において新たな意味や目的を見出すこと"と定義している．この回復概念には患者の主観的な満足感が重視されていることがわかる．こうした主観的な満足感を伴う回復は心理社会機能の向上によって得られるか，必ずしもそうとは言い切れない．

QOLは原則的に，個人の価値観や考え方の特性に基づいた主観的概念から構成される．しかし，精神科領域では，重症な患者には認知障害があるため，QOLについて自己評価を適切に行えないとする見方もあり，第三者による評価が混在している．しかし，近年は，多くの主観的な評価尺度の信頼性，妥当性が見直されている．一方，主観的QOLと第三者による客観的QOLとの間には乖離がみられることが報告されている[77-79]．慢性精神疾患患者のQOLは健常者と比較して，全般的に低いことが知られているが，客観的状況（住環境，経済状況）を考慮に入れると，比較的高いとされている[77,80]．また，長期入院あるいは通院患者と比較して，初回入院患者の客観的QOLは高いにもかかわらず，主観的QOLは低いと報告されている[81]．こうした主観的QOLに関する縦断的な変化は，致死性の身体疾患患者の場合にもみられる現象であり，おかれた状況に対する内的適応反応（response shift）ととらえられている[82]．Franzら[83]は，長期入院患者の満足度が短期入院患者より高いことを示し，その要因について，自身と比較する対象として，長期入院患者が院内の入院患者を選択するのに対して，短期入院患者は院外の健常者や家族を選択するためとしている．主観的QOLについて評価を行う際には，こうした状況依存性のresponse shiftの影響を考慮する必要がある．

2 | 統合失調症のQOLに寄与する構成概念は？

Awadら[84]は統合失調症のQOL評価に寄与する構成概念について検討を試みた．多重回帰分析の結果，PANSSの総合病理尺度，アカシジア，薬原性ディスフォリアは，主観的QOLに有意に寄与していたが，心理社会機能は有意な影響を示さなかった．その他の研究でも心理社会機能と主観的QOLとの関連については，一致した見解は得られていない．関連があるとする報告[85,86]がある一方で，否定的な報告もみられる[78,84,87]．Brekkeら[88]は，認知機能（遂行機能）が結果に影響を及ぼしている可能性を示唆している．著者らは，認知機能（遂行機能）が低下している群では，心理社会機

能が主観的 QOL と正の相関を示すのに対して，認知機能（遂行機能）が保たれている群では負の相関が得られたと報告している．その解釈として，以下のように説明している．すなわち，認知機能が保たれている群は，環境の把握，自己分析，複雑な刺激処理が可能であるため，ある一定基準を設定して相対的に自己評価を行うことが可能である．そのような患者の心理社会機能が高く，地域社会との接点が多くなればなるほど，その基準は高くなり，主観的 QOL が低下する結果に至る．認知機能が低下している患者には，そうした基準を設けられないために，心理社会機能が直接その主観的 QOL に反映される，と考えられる．こうした可能性は，認知機能が保たれている患者のリハビリテーションにおいて，重大な示唆を与えてくれる．リハビリテーションによって心理社会機能が向上した場合に，患者の自己効力感などの主観的満足度が低下している可能性がある．治療者は，患者が自己評価を行う際の基準の変化，すなわち response shift に敏感でなければ，知らずに患者を追い込むことになってしまう．

その他，一般的な生活環境要因は，主観的 QOL に大きな影響はないとされている[77,89,90]．一方，内面的要因としては，臨床症状，抗精神病薬による副作用，認知機能などが挙げられている．

臨床症状については，抑うつ症状[78,81,91,92]あるいは主観的な抑うつ[90]が主観的 QOL に大きな影響を及ぼすとの報告が多い．一方，陽性症状や陰性症状と主観的 QOL との関連については一致した見解は得られていない[78,84,86,90,91]．

抗精神病薬による副作用については，客観的に観察される運動系の副作用より，主観的な副作用（アカシジア，薬原性ディスフォリアなど）が特に主観的 QOL の低下につながると報告されている[84,86,93]．

3 | 主観的 QOL と心理社会機能レベルとの関連

認知機能が心理社会機能レベルと関連することはよく知られていることである[94,95]．果たして主観的 QOL についてはどうだろうか．Green ら[95]の総説によれば，認知機能と主観的 QOL との関連を認めている報告は少ない．Dickerson ら[96]は，患者自身の報告に基づく SFS（Social Functioning Scale）で評価した日常生活活動レベルと失語症スクリーニングテストや視覚運動機能との関連を報告し，さらに SFS の縦断的変化と認知機能との関連も認めている[97]．一方，Addington and Addington[98,99]は言語能力，言語記憶および遂行能力が問題解決能力（AIPSS：assessment of interpersonal problem solving skills）と横断的にも縦断的にも関連を示すが，SFS とは関連を示さないことを報告している．SFS は，主観的な心理社会機能を表す指標ではあるが，必ずしも主観的満足感を反映するとは限らない．いずれにしてもこの領域の知見はまだ十分得られておらず，今後の研究成果を待つほかない．

主観的 QOL および心理社会機能に寄与する各因子との関連について，図 6-3 に模式図で示した[100]．関連の強さを，それぞれ点線と実線の太さで表した．主観的 QOL

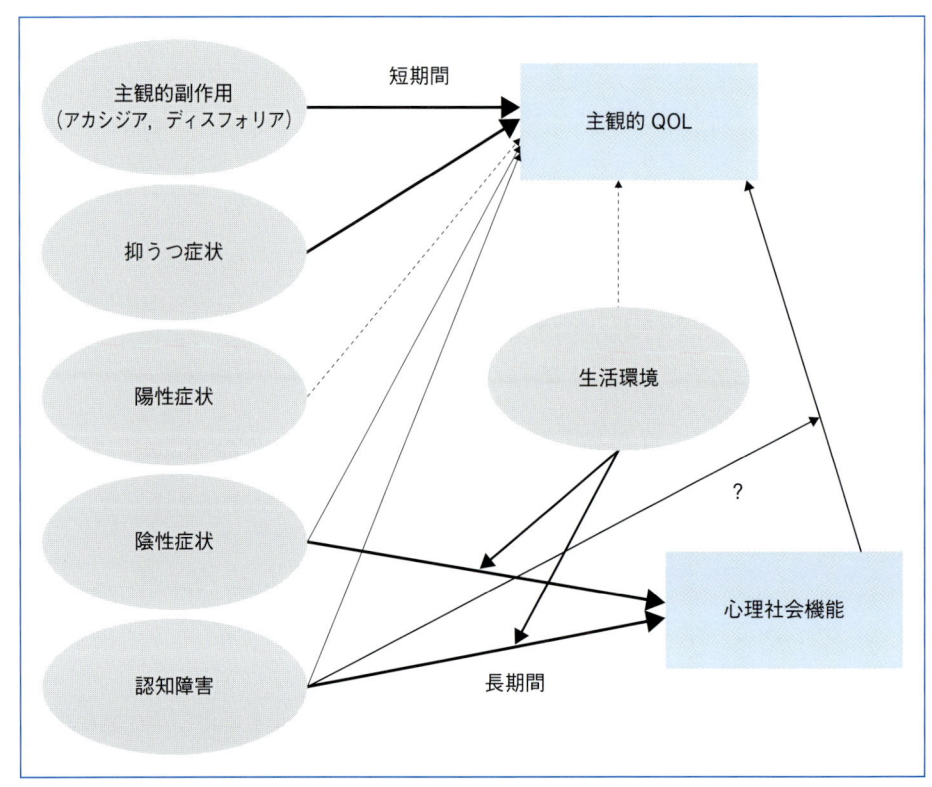

図 6-3 心理社会機能と主観的 QOL の構成概念に関する模式図
(中込和幸:統合失調症のアドヒアランス向上.脳 21 9:460-466, 2006 より一部改変)

は多分に相対的なものであり，抑うつ気分が大きく関与する．心理社会機能と主観的 QOL の関連性については，認知機能が介在している可能性がある．認知機能レベルの高い患者の場合，必ずしも高い心理社会機能が満足感をもたらすとは限らず，両方の側面に注意を払う必要がある．また，心理社会機能については，各因子の影響が明らかになるには，ある程度時間を要するのに対して，主観的 QOL に対する各因子の影響は比較的短期間のうちに認められ，response shift を引き起こす基準の変化も考慮に入れながら，治療にあたる必要があると思われる．

おわりに

　統合失調症患者の治療のさまざまな側面で抑うつ状態，抑うつ症状は重要な意味をもつ．しかし，本章の冒頭でも記したように，抑うつ感情，抑うつ症状，抑うつ症候群の違いは判然としない．一応，操作的診断基準においては，一定期間の持続と日常生活行動に与える影響の強さを用いて，抑うつ症候群(うつ病)を正常な心理的反応としての抑うつ状態とを区別するようになっているようだが，例えば家族や親しい人(あるいはペット)の突然の死に直面した場合などは，通常の日常生活行動がとれるようになるのにどれほど時間がかかるだろうか．日常臨床場面では，その抑うつ感情が

出現したきっかけとなる心因のインパクトの強さを臨床上の決断の際に考慮に入れると思われるが，DSM-Ⅳにはそうした記載はない．

　疾患としての抑うつ症候群（うつ病）と正常な心理反応としての抑うつ感情を区別するうえで，前者は脳内で何らかの機能異常が生じているという前提に立って判別することは可能だろうか．気分障害に関する神経機能画像研究から，多くの知見が得られてはいるが，多くのポジティブな所見は遺伝負因のある気分障害患者に対象を絞ったものが少なくない[101]．また，統合失調症とうつ病を併発している患者群についての生物学的研究は乏しい．セロトニントランスポーター遺伝子多型と統合失調症における抑うつ症状との間に関連を認める研究[102]やミエリン関連遺伝子である GPM6A (glycoprotein M6A) 遺伝子が抑うつ症状の強い統合失調症と関連するといった研究[103]などが散見される．後者は，GPM6A がストレスによる海馬への影響を調節する作用をもつことから，特に興味がもたれている．疾患単位を超えて特定の症状の発現に関連する遺伝子研究を通じて，抑うつに対する生物学的脆弱性の病態基盤が明らかになることが期待される．

●文献

1) Siris SG : Depression in schizophrenia : perspective in the era of "atypical" antipsychotic agents. Am J Psychiatry 157 : 1379-1389, 2000
2) Kay SR, Lindenmayer JP : Outcome predictors in acute schizophrenia. Prospective significance of background and clinical dimensions. J Nerv Ment Dis 175 : 152-160, 1987
3) Emsley RA, Oosthuizen PP, Joubert AF, et al : Depressive and anxiety symptoms in patients with schizophrenia and schizophreniform disorder. J Clin Psychiatry 60 : 747-751, 1999
4) Oosthuizen P, Emsley RA, Roberts MC, et al : Depressive symptoms at baseline predict fewer negative symptoms at follow-up in patients with first-episode schizophrenia. Schizophr Res 58 : 247-252, 2002
5) Johnson DA : The significance of depression in the prediction of relapse in chronic schizophrenia. Br J Psychiatry 152 : 320-323, 1988
6) Hirsch SR, Jolley AG : The dysphoric syndrome in schizophrenia and its implications for relapse. Br J Psychiatry (suppl 5) : 46-50, 1989
7) Cohen LJ, Test MA, Brown RL : Suicide and schizophrenia : data from a prospective community treatment study. Am J Psychiatry 147 : 602-607, 1990
8) Lindenmayer JP, Kay SR : Depression, affect and negative symptoms in schizophrenia. Br J Psychiatry (suppl 7) : 108-114, 1989
9) Kulhara P, Avasthi A, Chadda R, et al : Negative and depressive symptoms in schizophrenia. Br J Psychiatry 154 : 207-211, 1989
10) Barnes TR, Curson DA, Liddle PF, et al : The nature and prevalence of depression in chronic schizophrenic in-patients. Br J Psychiatry 154 : 486-491, 1989
11) Norman RM, Malla AK. Correlations over time between dysphoric mood and symptomatology in schizophrenia. Compr Psychiatry 35 : 34-38, 1994
12) Lysaker PH, Bell MD, Bioty SM, et al : The frequency of associations between positive and negative symptoms and dysphoria in schizophrenia. Compr Psychiatry 36 : 113-117, 1995
13) 中込和幸, 上島国利：特集 精神分裂病の不安/抑うつの薬物療法．精神分裂病の前駆症状としての不安/抑うつ．臨床精神薬理 5：281-287, 2002
14) Jäger M, Riedel M, Schmauss M, et al : Depression during an acute episode of schizophrenia or schizophreniform disorder and its impact on treatment response. Psychiatry Res 158 : 297-305,

---

GPM6A (glycoprotein M6A)：ミエリンプロテオリピド蛋白ファミリーに属し，膜貫通型蛋白質であり，中枢神経系の細胞表面蛋白質として知られるがその機能はまだ明らかにされていない

2008
15) Addington D, Addington J, Schissel B : A depression rating scale for schizophrenics. Schizophr Res 3 : 247-251, 1990
16) Addington D, Addington J, Maticka-Tyndale E, et al : Reliability and validity of a depression rating scale for schizophrenics. Schizophr Res 6 : 201-208, 1992
17) Addington D, Addington J, Maticka-Tyndale E : Specificity of the Calgary Depression Scale for schizophrenics. Schizophr Res 11 : 239-244, 1994
18) Rocca P, Bellino S, Calvarese P, et al : Depressive and negative symptoms in schizophrenia : different effects on clinical features. Compr Psychiatry 46 : 304-310, 2005
19) Lieberman JA, Perkins D, Belger A, et al : The early stages of schizophrenia : speculations on pathogenesis, pathophysiology, and therapeutic approaches. Biol Psychiatry 50 : 884-897, 2001
20) McGlashan TH : Early detection and intervention in schizophrenia : Research. Schizophr Bull 22 : 327-345, 1996
21) Yung AR, McGorry PD, McFarlane CA, et al : Monitoring and care of young people at incipient risk of psychosis. Schizophr Bull 22 : 283-303, 1996
22) Yung AR, Phillips LJ, Yuen HP, et al : Psychosis prediction : 12 month follow up of a high-risk ("prodromal") group. Schizophr Res 60 : 21-32, 2003
23) McGlashan TH, Zipursky RB, Perkins D, et al : Randomized, double-blind trial of olanzapine versus placebo in patients prodromally symptomatic for psychosis. Am J Psychiatry 163 : 790-799, 2006
24) Marshall M, Rathbone J : Early intervention for psychosis. Cochrane Database Syst Rev (4) : CD004718, 2006
25) Cornblatt BA, Lencz T, Smith CW, et al : Can antidepressants be used to treat the schizophrenia prodrome? Results of a prospective, naturalistic treatment study of adolescents. J Clin Psychiatry 68 : 546-557, 2007
26) Häfner H, Maurer K, Trendler G, et al : The early course of schizophrenia and depression. Eur Arch Psychiatry Clin Neurosci 255 : 167-173, 2005
27) Koreen AR, Siris SG, Chakos M, et al : Depression in first-episode schizophrenia. Am J Psychiatry 150 : 1643-1648, 1993
28) Rooke O, Birchwood M : Loss, humiliation and entrapment as appraisals of schizophrenic illness : a prospective study of depressed and non-depressed patients. Br J Psychiatry 37 : 259-268, 1998
29) Knights A, Hirsch SR : "Revealed" Depression and drug treatment for schizophrenia. Arch Gen Psychiatry 38 : 806-811, 1981
30) Van Putten T, May PR : "Akinetic depression" in schizophrenia. Arch Gen Psychiatry 35 : 1101-1107, 1978
31) Drake RE, Gates C, Cotton PG : Suicide among schizophrenics : a comparison of attempters and completed suicides. Br J Psychiatry 149 : 784-787, 1986
32) Birchwood M, Iqbal Z, Chadwick P, et al : Cognitive approach to depression and suicidal thinking in psychosis. 1. Ontogeny of post-psychotic depression. Br J Psychiatry 177 : 516-521, 2000
33) Iqbal Z, Birchwood M, Chadwick P, et al : Cognitive approach to depression and suicidal thinking in psychosis. 2. Testing the validity of a social ranking model. Br J Psychiatry 177 : 522-528, 2000
34) Siris SG, Morgan V, Fagerstrom R, et al : Adjunctive imipramine in the treatment of postpsychotic depression. A controlled trial. Arch Gen Psychiatry 44 : 533-539, 1987
35) Siris SG, Bermanzohn PC, Mason SE, et al : Maintenance imipramine therapy for secondary depression in schizophrenia. A controlled trial. Arch Gen Psychiatry 51 : 109-115, 1994
36) Baynes D, Mulholland C, Cooper SJ, et al : Depressive symptoms in stable chronic schizophrenia : prevalence and relationship to psychopathology and treatment. Schizophr Res 45 : 47-56, 2000
37) Herz M, Melville C : Relapse in schizophrenia. Am J Psychiatry 137 : 801-805, 1980
38) Chapman J : The early symptoms of schizophrenia. Br J Psychiatry 112 : 225-251, 1966
39) Docherty JP, van Kammen DP, Siris SG, et al : Stages of onset of schizophrenic psychosis. Am J Psychiatry 135 : 420-426, 1978
40) Birchwood M, Smith J, MacMillan F, et al : Predicting relapse in schizophrenia : the development and implementation of an early signs monitoring system using patients and families as observers, a preliminary investigation. Psychol Med 19 : 649-656, 1989

41) Marder SR, Mintz J, van Putten T, et al : Early prediction of relapse in schizophrenia : an application of receiver operating characteristic (ROC) methods. Psychopharmacol Bull 27 : 79-82, 1991
42) Norman RMG, Malla AK : Prodromal symptoms of relapse in schizophrenia. Schizophr Bull 21 : 527-539, 1995
43) Tarrier N, Barrowclough C, Bamrah JS : Prodromal signs of relapse in schizophrenia. Soc Psychiatry Psychiatr Epidemiol 26 : 157-161, 1991
44) Subotnik KL, Nuechterlein KH : Prodromal signs and symptoms of schizophrenic relapse. J Abnorm Psychology 405-412, 1988
45) Malla AK, Norman RMG : Prodromal symptoms in schizophrenia : a prospective investigation Br J Psychiatry 164 : 487-493, 1994
46) Herz MI, Lamberti JS, Mintz J, et al : A program of relapse prevention in schizophrenia. A controlled study. Arch Gen Psychiatry 57 : 277-283, 2000
47) Carpenter WT Jr, Buchanan RW, Kirkpatrick B, et al : Diazepam treatment of early signs exacerbation in schizophrenia. Am J Psychiatry 156 : 299-303, 1999
48) Lingjærde O : Benzodiazepines in the treatment of schizophrenia : an updated survey. Acta Psychiatr Scand 84 : 453-459, 1991
49) Tollefson GD, Andersen SW, Tran PV : The course of depressive symptoms in predicting relapse in schizophrenia : a double-blind, randomized comparison of olanzapine and risperidone. Biol Psychiatry 46 : 365-373, 1999
50) Furtado VA, Srihari V : Atypical antipsychotics for people with both schizophrenia and depression. Cochrane Database Syst Rev Jan 23(1): CD005377, 2008
51) Hogarty GE, McEvoy JP, Ulrich RF, et al : Pharmacotherapy of impaired affect in recovering schizophrenic patients. Arch Gen Psychiatry 52 : 29-41, 1995
52) Kasckow JW, Zisook S : Co-occurring depressive symptoms in the older patient with schizophrenia. Drugs Aging 25 : 631-647, 2008
53) Voruganti L, Awad AG : Neuroleptic dysphoria : towards a new synthesis. Psychopharmacology 171 : 121-132, 2004
54) Halstead SM, Barnes TR, Speller JC : Akathisia : prevalence and associated dysphoria in an inpatient population with chronic schizophrenia. Br J Psychiatry. 164 : 177-183, 1994
55) Weiden PJ, Mann JJ, Dixon L, et al : Is neuroleptic dysphoria a healthy response? Compr Psychiatry 30 : 546-552, 1989
56) Van Putten T, May PR, Marder SR, et al : Subjective response to antipsychotic drugs. Arch Gen Psychiatry 38 : 187-190, 1981
57) Voruganti LN, Heslegrave RJ, Awad AG : Neuroleptic dysphoria may be the missing link between schizophrenia and substance abuse. J Nerv Ment Dis 185 : 463-465, 1997
58) Awad AG, Hogan TP, Voruganti LN, et al : Patients' subjective experiences on antipsychotic medications : implications for outcome and quality of life. Int Clin Psychopharmacol 10(suppl 3) : 123-132, 1995
59) Fenton WS, Blyler CR, Heinssen RK : Determinants of medication compliance in schizophrenia : empirical and clinical findings. Schizophr Bull 23 : 637-651, 1997
60) Awad AG, Hogan TP : Early treatment events and prediction of response to neuroleptics in schizophrenia. Prog Neuropsychopharmacol Biol Psychiatry 9 : 585-588, 1985
61) Bartkó G, Herczeg I, Békésy M : Predicting outcome of neuroleptic treatment on the basis of subjective response and early clinical improvement. J Clin Psychiatry 48 : 363-365, 1987
62) de Haan L, Lavalaye J, Linszen D, et al : Subjective experience and striatal dopamine D2 receptor occupancy in patients with schizophrenia stabilized by olanzapine or risperidone. Am J Psychiatry 157 : 1019-1020, 2000
63) Voruganti L, Slomka P, Zabel P, et al : Subjective effects of AMPT induced dopamine depletion in schizophrenia : the correlation between D2 binding ratio and dysphoric responses. Neuropsychopharmacology 25 : 642-650, 2001
64) Fujita M, Verhoeff NP, Varrone A, et al : Imaging extrastriatal dopamine D2 receptor occupancy by endogenous dopamine in healthy humans. Eur J Pharmacol 387 : 179-188, 2000
65) Kuroki T, Meltzer HY, Ichikawa J : Effects of antipsychotic drugs on extracellular dopamine levels

in rat medial prefrontal cortex and nucleus accumbens. J Pharmacol Exp Ther 288 : 774-781, 1999
66) Taber MT, Das S, Fibiger HC : Cortical regulation of subcortical dopamine release : mediation via the ventral tegmental area. J Neurochem 65 : 1407-1410, 1995
67) Rabinowitz J, Bromet EJ, Davidson M : Short report : comparison of patient satisfaction and burden of adverse effects with novel and conventional neuroleptics : a naturalistic study. Schizophr Bull 27 : 597-600, 2001
68) Voruganti L, Cortese L, Owyeumi L, et al : Switching from conventional to novel antipsychotic drugs : results of a prospective naturalistic study. Schizophr Res 57 : 201-208, 2002
69) Hogan TP, Awad AG, Eastwood R : A self-report scale predictive of drug compliance in schizophrenics : reliability and discriminative validity. Psychol Med 13 : 177-183, 1983
70) Awad AG : Subjective response to neuroleptics in schizophrenia. Schizophr Bull 19 : 609-618, 1993
71) Naber D : A self-rating to measure subjective effects of neuroleptic drugs, relationships to objective psychopathology, quality of life, compliance and other clinical variables. Int Clin Psychopharmacol 10 : 133-138, 1995
72) Naber D, Moritz S, Lambert M, et al : Improvement of schizophrenic patients' subjective well-being under atypical antipsychotic drugs. Schizophr Res 50 : 79-88, 2001
73) de Haan L, Weisfelt M, Dingemans PM, et al : Psychometric properties of the subjective well-being under neuroleptic scale and the subjective deficit syndrome scale. Psychopharmacology 162 : 24-28, 2002
74) 渡辺美智代, 松村人志 : 抗精神病薬治療下主観的ウェルビーイング評価尺度短縮版の日本語版作成とその信頼性と妥当性の検討. 臨床精神薬理 6 : 905-912, 2003
75) Lambert M, Schimmelmann BG, Karow A, et al : Subjective well-being and initial dysphoric reaction under antipsychotic drugs-concepts, measurement and clinical relevance. Pharmacopsychiatry 36 (suppl 3) : 181-190, 2003
76) Anthony WA : Recovery from mental illness : the guiding vision of the mental health service system in the 1990s. Psychosocial Rehabilitation Journal 16 : 11-23, 1993
77) Atkinson M, Zibin S, Chuang H, et al : Characterizing quality of life among patient with chronic mental illness : A critical examination of self-report methodology. Am J Psychiatry 154 : 99-105, 1997
78) Dickerson FB, Ringel NB, Parente F : Subjective quality of life in out-patients with schizophrenia : clinical and utilization correlates. Acta Psychiatr Scand 98 : 124-127, 1998
79) Skantze K, Malm U, Dencker S, et al : Comparison of quality of life with standard of living in schizophrenic out-patients. Br J Psychiatry 161 : 797-801, 1992
80) Sullivan G, Wells KB, Leake B : Quality of life of seriously mentally ill persons in Mississippi. Hosp Commun Psychiatry 42 : 752-754, 1991
81) Priebe S, Roeder-Wanner UU, Kaiser W : Quality of life in first-admitted schizophrenia patients : a follow-up study. Psychol Med 30 : 225-230, 2000
82) Sprangers MA, Schwartz CE : Integrating response shift into health-related quality of life research : a theoretical model. Soc Sci Med 48 : 1507-1515, 1999
83) Franz M, Meyer T, Reber T, et al : The importance of social comparisons for high levels of subjective quality of life in chronic schizophrenic patients. Qual Life Res 9 : 481-489, 2000
84) Awad AG, Voruganti LNP, Heslegrave RJ : A conceptual model of quality of life in schizophrenia : Description and preliminary clinical validation. Qual Life Res 6 : 21-26, 1997
85) Ristner M, Modai I, Endicott J, et al : Differences in quality of life domains and psychopathologic and psychosocial factors in psychiatric patients. J Clin Psychiatry 61 : 880-889, 2000
86) Ristner M, Ponizovsky A, Endicott J, et al : The impact of side-effects of antipsychotic agents on life satisfaction of schizophrenia patients : a naturalistic study. Eur Neuropsychopharmacol 12 : 31-38, 2002
87) Brekke J, Levin S, Wolkon G, et al : Psychosocial functioning and subjective experience in schizophrenia. Schizophr Bull 19 : 599-608, 1993
88) Brekke JS, Kohrt B, Green MF : Neuropsychological functioning as a moderator of the relationship between psychosocial functioning and the subjective experience of self and life in schizophrenia. Schizophr Bull 27 : 697-708, 2001
89) Barry MM, Crosby C : Quality of life as an evaluative measure in assessing the impact of

community care on people with long-term psychiatric disorders. Br J Psychiatry 168 : 210-216, 1996
90) Carpiniello B, Lai GL, Pariante CM, et al : Symptoms, standards of living and subjective quality of life : a comparative study of schizophrenic and depressed out-patients. Acta Psychiatr Scand 96 : 235-241, 1997
91) Gaite L, Vázquez-Barquero JL, Borra C, et al : Quality of life in patients with schizophrenia in five European countries : the EPSILON study. Acta Psychiatr Scand 105 : 283-292, 2002
92) Sullivan G, Wells KB, Leake B : Clinical factors associated with better quality of life in a seriously mentally ill population. Hosp Commun Psychiatry 43 : 794-798, 1992
93) Gerlach J, Larsen EB : Subjective experience and mental side-effects of antipsychotic treatment. Acta Psychiatr Scand 98 : 113-117, 1999
94) Green MF : What are the functional consequences of neurocognitive deficits in schizophrenia? Am J Psychiatry 153 : 321-330, 1996
95) Green MF, Kern RS, Braff DL, et al : Neurocognitive deficits and functional outcome in schizophrenia : Are we measuring the "right stuff?" Schizophr Bull 26 : 119-136, 2000
96) Dickerson F, Boronow JJ, Ringel N, et al : Neurocognitive deficits and social functioning in outpatients with schizophrenia. Schizophr Res 21 : 75-83, 1996
97) Dickerson F, Boronow JJ, Ringel N, et al. : Social functioning and neurocognitive deficits in outpatients with schizophrenia : a 2-year follow-up. Schizophr Res 37 : 13-20, 1999
98) Addington J, Addington D : Neurocognitive and social functioning in schizophrenia. Schizophr Bull 25 : 173-183, 1999
99) Addington J, Addington D : Neurocognitive and social functioning in schizophrenia : a 2.5 year follow-up study. Schizophr Res 44 : 47-56, 2000
100) 中込和幸：統合失調症のアドヒアランス向上. 脳21 9 : 460-466, 2006
101) Drevets WC : Neuroimaging studies of mood disorders. Biol Psychiatry 48 : 813-829, 2000
102) Golimbet VE, Alfimova MV, Shchebatykh TV, et al : Serotonin transporter polymorphism and depressive-related symptoms in schizophrenia. Am J Med Genet B Neuropsychiatr Genet 126B : 1-7, 2004
103) Boks MP, Hoogendoorn M, Jungerius BJ, et al : Do mood symptoms subdivide the schizophrenia phenotype? Association of the GMP6A gene with a depression subgroup. Am J Med Genet B Neuropsychiatr Genet 147B : 707-711, 2008

〔中込和幸〕

索引

和文

あ

アクティベーション　73
アスペルガー症候群　130
アパシー，老年期うつ病との鑑別
　　106
アパシーの診断基準　107
アリピプラゾール，老年期うつ病に
　対する　117
アルコール，療養指導　83
アルツハイマー病　103

い

イミプラミンの付加療法，精神病後
　抑うつ　158
医原性アブセンティイズム　71
怒り発作，非定型うつ病　60
閾値下感情気分変調障害　11

う

うつ病
　――，現代型の　**1, 4,** 38
　――，現代型（松浪）　7
　――，職場結合性　9
　――，新型　4
　――，生活習慣病としての　**67,** 87
　――，統合失調症に併発した　152
　――，発達障害からみた　129
　――，非定型　13
　――，未熟型　8
　――，薬剤性　100
　――とアパシーの症状　107
　――と自閉症スペクトラム障害の
　遺伝的共通性　139
　――と自閉症スペクトラム障害の
　併存　132
　――と注意欠如・多動(性)障害の
　併存　144
　――にみられる認知パターン
　　121
　――の古典的分類　4
うつ病性仮性認知症　103

うつ病モデル，北米の　30
運動習慣，療養指導　83
運動療法，非定型うつ病　55
運動療法，老年期うつ病　122

え・お

エスシタロプラム　45

オランザピン，老年期うつ病に対す
　る　117

か

カフェイン，療養指導　83
可逆性 MAO-A 阻害薬　42
仮性認知症　103
　――と認知症の鑑別　104
過食への対処，非定型うつ病　53
過眠への対処，非定型うつ病　52
過労モデル　30
回復　166
概日リズム障害の併存，自閉症スペ
　クトラム障害　136
空の巣症候群　**78, 101**

き

気分安定薬，双極スペクトラムに対
　する　24
気分安定薬，非定型うつ病に対する
　　46
起立性調節障害　69
逆植物症状　**32,** 34
拒絶に対する過敏性　**31,** 49
恐怖への対処，非定型うつ病　56
境界性パーソナリティ障害，非定型
　うつ病との合併　60

く

クエチアピン，双極スペクトラムに
　対する　**19, 21,** 24
クエチアピン，老年期うつ病に対す
　る　117

け

経頭蓋磁気刺激療法，老年期うつ病
　　122, 124
軽躁病エピソード　6
警告うつ病　100
激励禁忌　85
血管性うつ病　99
月経前症候群，非定型うつ病　57
月経前不機嫌障害，非定型うつ病
　　57
倦怠感への対処，非定型うつ病　54
現代型うつ病（松浪）　7
　――の治療　17
現代型のうつ病　**1, 4,** 38
　――との治療関係　21
　――の位置づけ，日本と欧米の比
　較　13
　――の鑑別ポイント　16
　――の研究　6
　――類型のまとめ　14

こ

コラム法　121
ことさらな精神療法　93
甲状腺機能障害，老年期うつ病の要
　因　100
甲状腺ホルモン，老年期うつ病に対
　する　116
広汎性発達障害　129
広汎性発達障害日本自閉症協会評定
　尺度　135
抗うつ薬の選択，老年期うつ病
　　108
抗精神病薬，老年期うつ病に対する
　　116
抗精神病薬治療下主観的ウェルビー
　イング評価尺度　164
抗精神病薬による抑うつ状態　162
抗不安薬の併用，老年期うつ病
　　113
高照度光（刺激）療法，老年期うつ病
　　123

高齢者のうつ病　97
高齢者の不眠　82
混合性不安/うつ病　35

● さ

サフラジン　42
最小精神療法　88
三環系抗うつ薬，老年期うつ病に対する　111
産業精神保健における療養指導　85

● し

シーソー現象　56
シロスタゾール，老年期うつ病に対する　118
思春期におけるうつ病診断　68
思春期における睡眠相後退と療養指導　69
自動思考　122
自閉症　130
自閉症スペクトラム障害　130, 131
── とうつ病の併存　132
── と睡眠リズム障害　136
── と双極性障害の併存　133
── と注意欠如・多動(性)障害の併存，鑑別　143
── の疫学　131
── の過剰診断　135
── の症候学的特徴　133
── の心理社会的治療　140
── の治療　140
── の薬物治療　141
── を疑う患者の特徴　134
自閉症スペクトラム指数　135
時間生物学　90
疾患喧伝　87, 92
社交不安障害の合併，非定型うつ病　56
主観的ウェルビーイング　164
── のモデル　165
主観的錐体外路性副作用　162
習慣飲酒者　83
── のディプレッション　75
女性の宿疾　30
食欲のコントロール，非定型うつ病　53
植物症状　32
職場結合性うつ病　9
── の治療　18
職場復帰，現代型のうつ病　22
心理社会的要因，老年期うつ病　101
身体的要因，老年期うつ病　99
神経症性うつ病　4
神経性大食症の合併，非定型うつ病　53

新型うつ病　4

● す

スキーマ　122
ストレス過少によるディプレッション　77
スルピリド，老年期うつ病に対する　110
睡眠時間と抑うつの関係　80
睡眠相後退症候群　68, 69
睡眠相後退によるディプレッション，若年者の　67
睡眠相の安定化，療養指導　81
睡眠導入薬の併用，老年期うつ病　114
睡眠のコントロール，非定型うつ病　52
睡眠の絶対量，療養指導　80
睡眠不足によるディプレッション，ビジネスマンの　70
睡眠不足による不安発作，働く女性の　73
睡眠リズム障害，自閉症スペクトラム障害と　136

● せ

セルトラリン　45
──，老年期うつ病に対する　109
セレギリン　43
── の経皮吸収型製剤　44
セロトニン症候群　109
セロトニンと自閉症の関係　139
セロトニントランスポーター遺伝子多型　140
セロトニン・ノルアドレナリン再取り込み阻害薬，非定型うつ病に対する　46
セロトニン・ノルアドレナリン再取り込み阻害薬，老年期うつ病に対する　108, 110
生活習慣指導
──，低侵襲精神療法としての　88
── とは何でないか　91
── の限界　93
── の利点　89
生活習慣病　79
── としてのうつ病　67, 87
生活習慣病概念における睡眠の軽視　79
性生活，療養指導　84
精神病後抑うつ状態　156
精神病発症危険状態　153
精神療法
──，ことさらな　93
── の禁欲原則　74
── の侵襲性　88

精神療法的補完作業，非定型うつ病の薬物治療における　51
線維筋痛症，非定型うつ病との合併　58
潜在性甲状腺機能低下症　100
選択的 MAO-B 阻害薬　43
選択的セロトニン再取り込み阻害薬，非定型うつ病に対する　27, 44
選択的セロトニン再取り込み阻害薬，老年期うつ病に対する　108, 109

● そ

双極Ⅰ型障害うつ病相に対する薬物療法　23
双極Ⅱ型障害　6, 19
双極Ⅱ型障害うつ病相に対する薬物療法　24
双極スペクトラム(障害)　11, 19, 33
── の自己学習治療　19
── の診断ポイント　21
── の病前性格　21
── の薬物療法　23
双極性障害と自閉症スペクトラム障害の併存　133
双極性障害と注意欠如・多動(性)障害の併存　145
増強療法，老年期うつ病　115

● た

対人関係療法，老年期うつ病　120
対人関係療法/社会リズム療法　53
対人交流，療養指導　84
体重増加への対処，非定型うつ病　53
大うつ病エピソード　5
大うつ病性障害　5
大脳深部白質病変の関与，老年期うつ病　99
炭酸リチウム，老年期うつ病に対する　116
断酒　75, 83
断眠療法，老年期うつ病　123

● ち

中断症候群，SSRI　110
注意欠如・多動(性)障害　129, 141
── とうつ病との併存　144
── と自閉症スペクトラム障害の併存，鑑別　143
── と双極性障害との併存　145
── の疫学　141
── の症候学的特徴　142
── の診断のポイント　142

て

ディスチミア親和型　9
　── の治療　18
　── の特徴　10
ディスフォリア，薬原性　162
ディプレッション　67
　── に対する療養指導の実際　80
デイケア，自閉症スペクトラム障害　140
デュロキセチン　46
　──，老年期うつ病に対する　110
低侵襲精神療法としての生活習慣指導　88
電気けいれん療法(ECT)，非定型うつ病　46
電気けいれん療法(ECT)，老年期うつ病　122, 123

と

トピラマート，非定型うつ病に対する　54
トラゾドン，老年期うつ病に対する　110
時計描画テスト，老年期うつ病　105
逃避型抑うつ　7, 38
　── の治療　16
疼痛への対処，非定型うつ病　58
統合失調症
　── 急性期における抑うつ状態　154
　── 再発前駆症状としての抑うつ状態　159
　── 再発前駆症状への介入　160
　── に併発したうつ病　152
　── の主観的QOLと心理社会機能の乖離　165
　── の前駆症状　159
　── の抑うつ状態　152
　── 慢性期・安定期の抑うつ状態　161

な・に

内因性うつ病　4, 13
ニート　78
認知行動療法　17
　──，自閉症スペクトラム障害　140
　──，老年期うつ病　120
認知失調症候群　162
認知症と仮性認知症の鑑別　104
認知症と老年期うつ病との鑑別　103

の

ノルアドレナリン作動性・特異的セロトニン作動性抗うつ薬　111
脳器質的要因，老年期うつ病　98
脳血管性病変の関与，老年期うつ病　98
脳卒中後うつ　98
脳波検査，老年期うつ病　106
脳由来神経栄養因子　118

は

バセドウ病，老年期うつ病の要因　100
パーソナリティ障害，非定型うつ病との合併　59
パーソナリティ障害論とうつ病　10
パニック障害の合併，非定型うつ病　56
パニック性不安うつ病　56
パロキセチン，老年期うつ病に対する　109
長谷川式簡易知能スケール，老年期うつ病　104
橋本病，老年期うつ病の要因　100
発達障害　129
　── からみたうつ病　129
発達障害者支援法　129
汎適応症候群仮説　78

ひ

ヒステリー　32
ピコリン酸クロム，非定型うつ病に対する　54
非定型うつ病　13, 19, 26
　──，治療の対象となる　29
　── に対する薬物治療　26
　── の診断基準　12
　── のスペクトラム　36
　── の治療の原則　47
　── の治療のジレンマ　39
　── の特徴　26
　── の病像，DSM-Ⅳの診断基準に該当する　34
　── の薬物治療における精神療法的補完作業　51
　── の薬物治療の実際　52
　── の薬物療法のエビデンス　40
　── を双極性障害ととらえる立場　33
非定型うつ病診断スケール　40
非定型抗精神病薬
　──，双極スペクトラムに対する　19, 21, 24
　──，非定型うつ病に対する　46
　──，老年期うつ病に対する　116
非メランコリー型大うつ病，TaylorとFinkの　14
光療法，老年期うつ病　123
病者役割　148

ふ

不安障害の合併，非定型うつ病　56
不安への対処，非定型うつ病　56
不安・抑うつ発作　56
不眠への対応，老年期うつ病　114
分類不能の状態　35

へ

ベンゾジアゼピン系睡眠薬の頓服　76
ベンゾジアゼピン誘導体，老年期うつ病に対する　113
ペロスピロン，老年期うつ病に対する　117
片頭痛，非定型うつ病との合併　58

ま

麻痺への対処，非定型うつ病　54
慢性期の非定型うつ病の薬物治療　61
慢性甲状腺炎，老年期うつ病の要因　100
慢性疲労症候群　55

み・む

3つ組の障害　131
ミアンセリン，老年期うつ病に対する　110
ミルタザピン，老年期うつ病に対する　110
ミルナシプラン，老年期うつ病に対する　110
未熟型うつ病　8, 38
　── の治療　17

むちゃ食い，非定型うつ病　53

め

メラトニン　138
メランコリー型　13
メランコリー型-非定型-双極うつ病のスペクトラム　36
迷走神経刺激療法，老年期うつ病　124

● も

モノアミン酸化酵素阻害薬　27, 41
問題行動への対処，非定型うつ病　59

● や

薬原性欠陥症候群　162
薬原性心理的無関心　162
薬原性ディスフォリア　162
薬原性分離不安症候群　162
薬剤性うつ病　100
薬物治療，慢性期の非定型うつ病の　61
薬理学的分割　41
薬理学的彷徨　40, 48

● よ

抑うつ症状の症候学的特徴，自閉症スペクトラム障害　135
抑うつ状態，統合失調症の　152
抑うつスペクトラム病　10
抑うつと睡眠時間の関係　80
抑うつパーソナリティ障害　11

● ら

ラメルテオン，自閉症スペクトラム障害に対する　138
ラメルテオン，老年期うつ病に対する　115

● り・る

リカバリー　166
リスペリドン，老年期うつ病に対する　117
リチウム中毒　116
リワーク　17
離脱，SSRI　110
療養指導　67
―― の実際，ディプレッションに対する　80
―― の侵襲性　88
―― の利点　89

類ヒステリー性不機嫌症　31

● れ

レジリアンス　18, 48
レマネンツ　9

● ろ

老年期うつ病　97
―― の疫学　97
―― の鑑別診断　103
―― のケア　124
―― の診断と臨床特徴　102
―― の精神療法　120
―― の治療アルゴリズム　109
―― の発症要因　98
―― の非薬物的身体療法　122
―― の薬物療法　106
―― の予後　126

欧文

A

Aタイプ 32
Alzheimer's disease(AD) 103
at risk mental state(ARMS) 153
——における抑うつ状態 153
attention deficit hyperactivity disorder(ADHD) 129,141
Atypical Depressive Disorder Scale(ADDS) 40
atypical depression 26
Autism Diagnostic Interview-Revised(ADI-R) 135
Autism-Spectrum Quotient(AQ) 135
autistic spectrum disorder(ASD) 130,131

B

binge eating 53
brain-derived neurotrophic factor(BDNF) 118
bupropion 46,54

C

Calgary Depression Scale for Schizophrenia(CDSS) 153
cAMP response element binding protein(CREB) 118
chronic fatigue syndrome(CFS) 55
Clock Drawing Test(CDT), 老年期うつ病 105
cognitive behavioral therapy(CBT) 140
——, 老年期うつ病 120
conditions not elsewhere classified(CNEC) 35

D

depression 31,67,152
depression spectrum disease 10
depressive personality disorder 11
developmental disabilities 129
disease mongering 87
DSM-Ⅳ 5
DSM-5 11,35
dyscognitive syndrome 162
dysphoria, neuroleptic 162

E

electroconvulsive therapy(ECT)
——, 非定型うつ病 46
——, 老年期うつ病 122,123

F

female malady 30
fluoxetine 44

G

Ghaemi & Goodwin の診断基準, 双極スペクトラム障害 12
glycoprotein M6A(GPM6A) 169

H

hysteroid dysphoria 31

I

initial dysphoric response(IDR) 162
interpersonal and social rhythm therapy(ISRT) 53

L

lifestyle education 67
lifestyle-related disease 67

M

Mini Mental State Examination, 老年期うつ病 104
mixed anxiety/depression 35
moclobemide 42
monoamine oxidase inbitor(MAOI) 27,41
MRI-defined vascular depression 99
MRI 検査, 老年期うつ病 105

N

neuroleptic dysphoria 162
neuroleptic-induced deficit syndrome 162
neuroleptic induced psychic indifference 162
neuroleptic separation anxiety syndrome 162
noradrenergic and specific serotonergic antidepressant(NaSSA) 111

P

Personal Assistance and Crisis Evaluation(PACE) 153
Pervasive Developmental Disorders Autism Society Japan Rating Scale(PARS) 135
pervasive developmental disorder(PDD) 129
pharmacological dissection 41
phenelzine 41
post-psychotic depression(PPD) 156
post-stroke depression(PSD) 98
premenstrual dysphoric disorder(PMDD) 57
premenstural syndrome(PMS) 57
Prevention Through Risk Identification, Management, and Education(PRIME) 154
Prozac 現象 44

R

response shift 166
reversible inhibitor of MAO-A(RIMA) 42

S

safrazine 42
selective serotonin reuptake inhibitor(SSRI)
——, 非定型うつ病に対する 27,44
——, 老年期うつ病に対する 108,109
——の代謝酵素と併用禁忌, 注意 108
Selye の汎適応症候群仮説 78
serotonin-noradrenaline reuptake inhibitor(SNRI)
——, 非定型うつ病に対する 46
——, 老年期うつ病に対する 108,110
sick role 148
social skills training(SST), 自閉症スペクトラム障害 140
soft bipolar spcctrum 33
STAR*D 111
subaffective dysthymic diosrder 11

Subjective Well-being under Neuroleptic drug treatment (SWN) 164
subjective extra-pyramidal side effects 162

● T

Taylor と Fink の非メランコリー型
大うつ病 14
Texas Medication Algorithm Project (TMAP) 111
transcranial magnetic stimulation (TMS), 老年期うつ病 122,124

● V

Vタイプ 32

vagus nerve stimulation (VNS), 老年期うつ病 122,124
vascular depression (VD) 99
venlafaxine 46
voxel-based morphometry (VBM) 106